MELANIE WITTICH

GESUNDE HÄNDE

im Handumdrehen

Bibliografische Information der Deutschen Nationalbibliothek
Die Deutsche Nationalbibliothek verzeichnet diese Publikation in der Deutschen Nationalbibliografie. Detaillierte bibliografische Daten sind im Internet über https://dnb.de abrufbar.

Für Fragen und Anregungen
info@m-vg.de

Wichtige Hinweise
Dieses Buch ist für Lernzwecke gedacht. Es stellt keinen Ersatz für eine individuelle medizinische Beratung dar und sollte auch nicht als solcher benutzt werden. Wenn Sie medizinischen Rat einholen wollen, konsultieren Sie bitte einen qualifizierten Arzt. Der Verlag und die Autorin haften für keine nachteiligen Auswirkungen, die in einem direkten oder indirekten Zusammenhang mit den Informationen stehen, die in diesem Buch enthalten sind.

Ausschließlich zum Zweck der besseren Lesbarkeit wurde auf eine genderspezifische Schreibweise verzichtet. Alle personenbezogenen Bezeichnungen sind somit geschlechtsneutral zu verstehen.

Originalausgabe
1. Auflage 2024

Türkenstraße 89
80799 München
Tel.: 089 651285-0

Redaktion: Simone Fischer
Umschlaggestaltung: Sabrina Pronold
Umschlagabbildung: Shutterstock/Marish, Pranch, tibori, Valedi (Vorderseite), Bettina Theisinger (Rückseite)
Layout und Satz: Daniel Förster, Belgern
Druck: Firmengruppe APPL, aprinta Druck, Wemding
Printed in Germany

ISBN Print 978-3-7423-2634-8
ISBN E-Book (PDF) 978-3-7453-2425-9
ISBN E-Book (EPUB, Mobi) 978-3-7453-2424-2

Wir produzieren nachhaltig
www.m-vg.de

Weitere Informationen zum Verlag finden Sie unter
www.rivaverlag.de
Beachten Sie auch unsere weiteren Verlage unter www.m-vg.de

MELANIE WITTICH

GESUNDE HÄNDE

im Handumdrehen

Vorbeugen, behandeln, heilen und stärken

riva

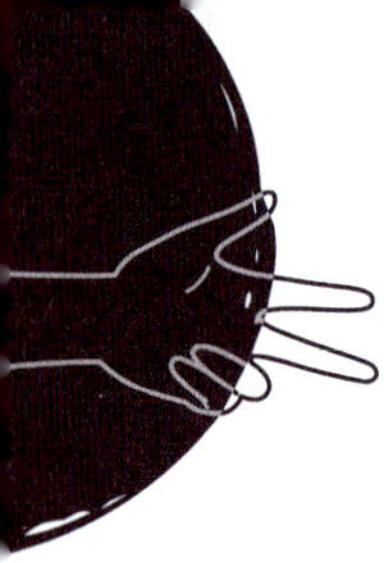

INHALT

GESUNDE HÄNDE - JEDER KANN ETWAS DAFÜR TUN

Unsere Hände verdienen viel mehr Aufmerksamkeit, als sie tatsächlich bekommen. Das Bewusstsein für das, was unsere Hände leisten müssen, gerät völlig in Vergessenheit, weil alle alltäglichen Verrichtungen zu automatisierten Abläufen geworden sind. Dabei sind unsere Hände wahre Alltagshelden. Die Körperhygiene, der Umgang mit Messer und Gabel, das Binden einer Schleife am Schuh, das Schreiben mit dem Stift, die Gartenarbeit, das Spielen eines Instruments, das Radfahren oder die Bedienung des Smartphones sind nur einige wenige Beispiele.

Im Kindesalter sind die Hände unsere wichtigsten Werkzeuge, denn mit ihnen entdecken wir die Welt. Das Zugreifen gewinnt in dieser Zeit an großer Bedeutung. In den ersten Lebensjahren lernen Kinder nach und nach, ihre Arme, Hände und Finger zu bewegen und zu koordinieren, um später gezielt Dinge greifen zu können. Und so entwickeln sich unsere Hände im Laufe des Lebens zu einem sehr wichtigen Greif- und Tastorgan. Vom Kleinkind bis hin zum Erwachsenenalter bieten unsere Hände uns die größtmögliche Selbstständigkeit. Ob im Alltag oder im Beruf, bis hin zu allen Freizeitaktivitäten – zwei gesunde Hände erleichtern das Leben ungemein. Dabei ist der Einsatz unserer Hände unglaublich vielfältig. Durch unbewusste Gesten unterstreichen wir beispielsweise gesprochene Worte und verstärken diese sogar. Und eine durch Handbewegungen geformte Kommunikation ist die Gebärdensprache. Hierbei spielt die Funktionalität der Hände und der Finger eine sehr wichtige Rolle, damit schwerhörige und gehörlose Menschen sich untereinander verständigen können.

Doch leider schätzen wir die Wichtigkeit und die Bewegungsgrade und hochkomplexen Mechanismen unserer Hände oftmals erst, wenn sie aufgrund von einem Unfall, degenerativen Veränderungen oder Überbelastung nicht mehr vollumfänglich funktionieren. Eine Verletzung oder spürbare funktionelle Veränderungen, akute oder chronische Schmerzzustände verändern nämlich die Einsatzmöglichkeiten der Hand. Nicht selten treten infolge einer Einschränkung der Hände und dadurch bedingten unphysiologischen sowie Kompensationsbewegungen weitere Probleme am gesamten Körper auf.

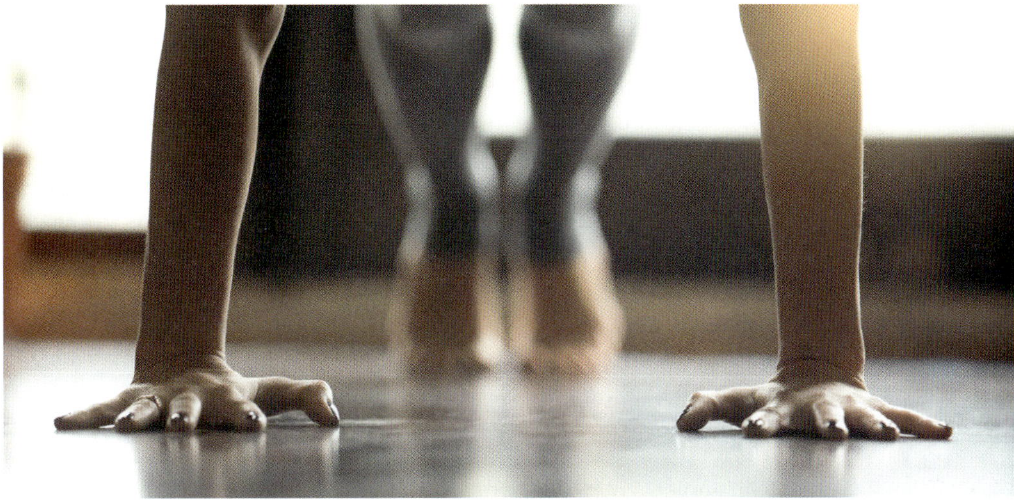

Unsere Hände müssen viel aushalten, deswegen sollten sie immer gut behandelt und trainiert werden.

Umso wichtiger ist es, unsere Hände so mobil wie möglich zu halten und bis ins hohe Alter zu pflegen. Dabei muss nicht immer gleich der Weg zum Arzt und Therapeuten die erste Wahl sein. Jeder kann etwas für sich tun und selbstständig an seiner Handgesundheit arbeiten.

Dieses Buch gibt Ihnen einen Einblick in die beeindruckende Anatomie der Hände und zeigt Ihnen, welche funktionellen Besonderheiten uns den Einsatz der Hand ermöglichen. Wie mit allen anderen Dingen muss man sich auch mit dem Thema Hand zunächst einmal etwas genauer auseinandersetzen, um sich dann selbst etwas Gutes tun zu können. Mit ein bisschen Hintergrundwissen und einer guten Anleitung für eine zielführende Bewegung kann man in Eigeninitiative schon selbst sehr viel erreichen – und dies ist das Ziel dieses Buches, damit Ihre Hände bis ins hohe Alter beweglich und gesund bleiben.

SCHON GEWUSST?

Auch für unsere Hände gibt es eine Zauberformel:
Zeit für sich selbst + Aktivität + Motivation + Geduld = gesunde Hände

KAPITEL

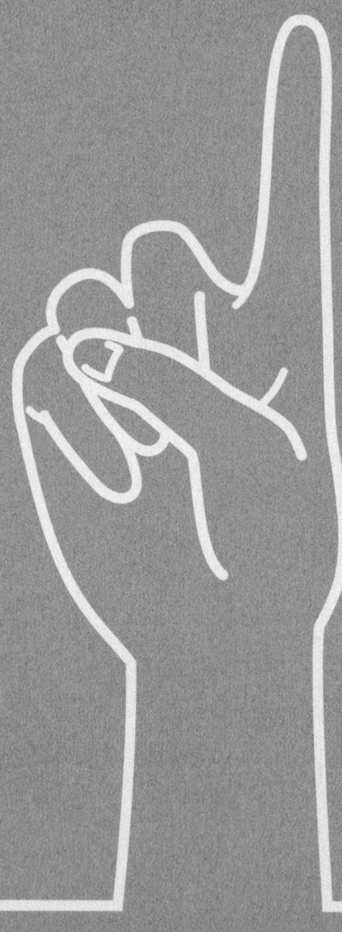

DAS WUNDERWERK DER MENSCHLICHEN HAND

UNSERE HÄNDE: FILIGRAN UND DOCH SO STARK

Die menschliche Hand ist in ihrer Vielseitigkeit äußerst beeindruckend. Sie kann Dinge ertasten, greifen, halten, hochheben, sie kann streicheln, schreiben, malen und auf etwas zeigen. Die Hand kann feinste Bewegungen der Finger, die für präzise Aufgaben wie das Knöpfen eines Hemdes, das Nähen oder das Spielen eines Instruments erforderlich sind, koordinieren, und sie ermöglicht es uns, Werkzeuge und Instrumente zu benutzen, um komplexe Aufgaben zu bewältigen, sei es beim Kochen, Reparieren oder beim Umgang mit technologischen Geräten. Dieser faszinierende Körperteil ist in seiner Beweglichkeit und seinen Fertigkeiten enorm beeindruckend, was sich durch seine komplexe Anatomie mit zahlreichen Knochen, Muskeln und Gelenken, die genau aufeinander abgestimmt sind, erklärt. So fingerfertig und stark die Hand auch ist, so ist sie doch auch filigran und verletzlich, weil ihre zarten Knochen, Sehnen, Nerven und Blutgefäße direkt unter der Haut liegen und nur von einer dünnen Schicht aus schützendem Muskel- und Fettgewebe bedeckt sind.

DIE ANATOMIE DER HAND

Die Hand *(Manus)* des Menschen besteht aus 27 Knochen, 36 Gelenken und 39 Muskeln. Die Knochen verteilen sich dabei auf 8 Handwurzelknochen, 5 Mittelhandknochen und 14 Fingerknochen – ein komplexer und feingliedriger knöcherner Aufbau. Um dieses knöcherne Konstrukt in Bewegung zu bringen, gibt es zahlreiche Gelenke, die einen vielseitigen Einsatz unserer Hände ermöglichen. Fein abgestimmte Bewegungen und eine optimale Kraftübertragung durch Muskulatur und Sehnen sorgen für einen kraftvollen Faustschluss, bieten uns aber auch die Möglichkeit der Ausführung von präzisen Greifformen.

Das Handskelett und der Knochenaufbau der Hand

Die menschliche Hand setzt sich also aus insgesamt 27 Einzelknochen zusammen. Diese sind durch Gelenke und Bänder miteinander verbunden und werden in die drei folgenden Abschnitte unterteilt:

- Handwurzel *(Carpus)*
- Mittelhand *(Metacarpus)*
- Fingerglieder *(Digiti manus)*

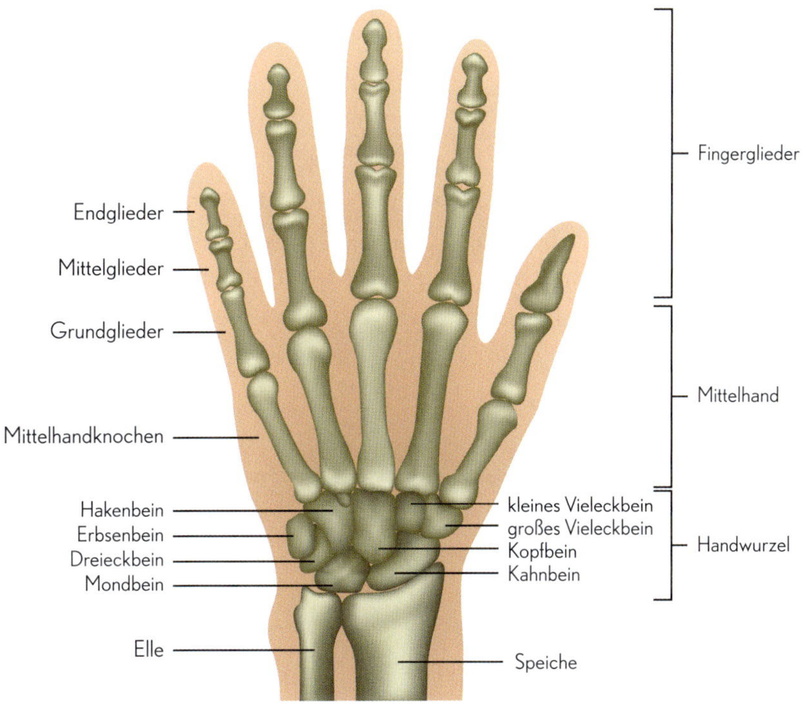

Die Knochen der Hand werden in drei Abschnitte unterteilt: die Handwurzel, die Mittelhand und die Fingerglieder.

Röhrenknochen

Das Handskelett des Menschen besteht überwiegend aus langen Knochen, den sogenannten Röhrenknochen *(Ossa longa)*. Eine Ausnahme ist der Handwurzelbereich, hier spricht man von kurzen Knochen *(Ossa brevia)*. Die Röhrenknochen setzen sich zusammen aus einem Knochenschaft *(Diaphyse)* und zwei Knochenenden, der Basis *(distale Epiphyse)* und dem Kopf *(proximale Epiphyse)*. Die Knochenenden sind über einen kurzen Abschnitt *(Metaphyse)* zwischen dem Kopf beziehungsweise der Basis mit dem Knochenschaft verbunden. Der gesamte Knochen wird von einer Knochenhaut *(Periost)* umhüllt, die aus Bindegewebe mit reichlich Nerven und Blutgefäßen besteht. Die Knochenhaut versorgt den Knochen mit Nährstoffen und Blut und schützt ihn vor Verletzungen. Sie dient zusätzlich als Ansatz von Sehnen und Bändern. Da sie viele Nerven und Blutgefäße enthält, ist sie leider auch sehr schmerzempfindlich – wer sich schon einmal die Hand an etwas angestoßen hat, der weiß, wie sensibel und verletzlich diese Knochenstruktur sein kann. Unter der Knochenhaut befindet sich die Knochenrinde. Sie sorgt für ausreichend Stabilität. Die Knochenrinde *(Kortikalis)* wird an den Knochenenden an den jeweiligen Gelenkflächen durch eine schützende Knorpelschicht

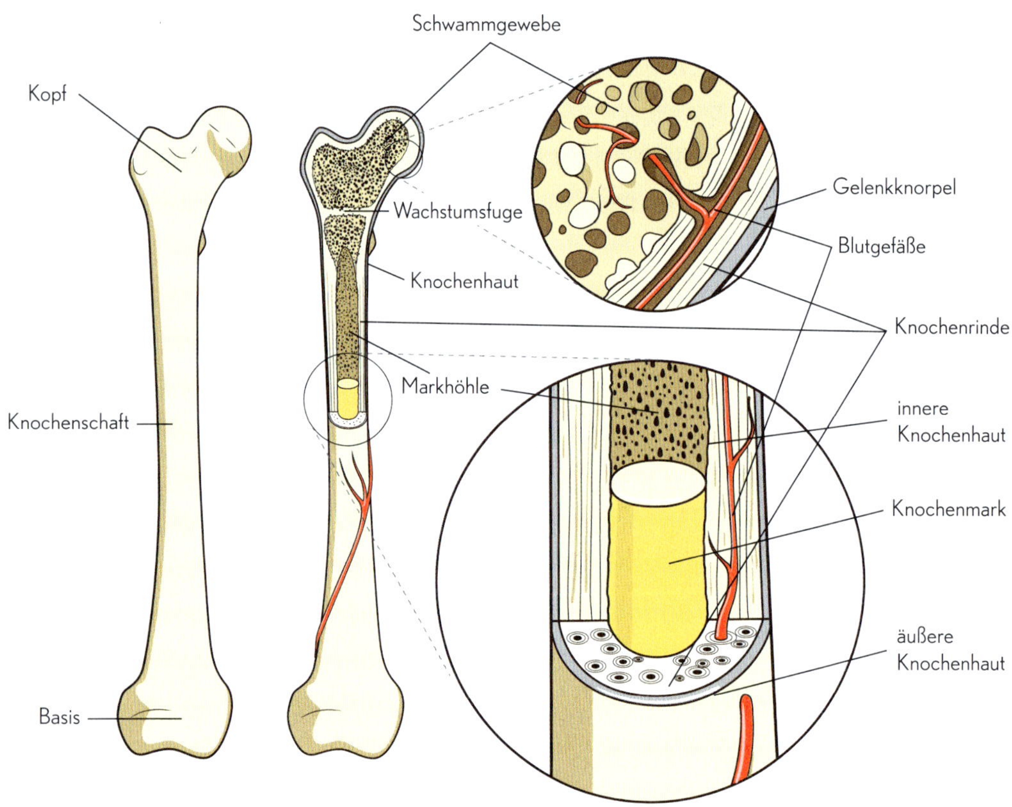

Der Aufbau eines Röhrenknochens zeigt außen den Knochenschaft mit Basis und Kopf sowie der Knochenhaut und im Inneren die Knochenmarkhöhle, in der sich das Knochenmark befindet.

SCHON GEWUSST?

Ein Röhrenknochen muss viel Gewicht tragen können, darf aber selbst nicht viel wiegen.

verstärkt. Der Knorpel bildet eine glatte Oberfläche und sorgt dafür, dass die gelenkbildenden Knochenanteile bei Bewegungen so wenig wie möglich aneinanderreiben. Das Innere des Röhrenknochens ist ausgekleidet mit einem schwammartigen Gewebe *(Spongiosa)*, das aus feinen Knochenbälkchen besteht. Sie sorgen für eine optimale Statik des Knochens. Die Anordnung der Knochenbälkchen verändert sich im Laufe des Lebens. Belastungsreize wie Druck und Zug ändern die Struktur und Dichte. Dieses Konstrukt sorgt für Stabilität des Knochens, ohne dass dieser viel Gewicht aufweist. Im Inneren des Knochens, in der Knochenmarkhöhle *(Cavitas medullaris)*, befindet sich das Knochenmark *(Medulla ossium)*, das den kompletten Knochenschaft ausfüllt und unter anderem der Produktion von Blutzellen, einschließlich roter Blutkörperchen und weißer Blutkörperchen, sowie der Aufrechterhaltung der Knochenstruktur und -stärke dient.

Die Handwurzelknochen

Die Handwurzel hat einen komplexen Aufbau, der ein Beugen und Strecken im Handgelenk, die Rotationsbewegungen und die bekannte Bewegung, die Geste des Begrüßens und Verabschiedens, ermöglicht. Die Handwurzel enthält acht Handwurzelknochen *(Ossa carpalia)*, die in zwei Handwurzelreihen angeordnet sind:

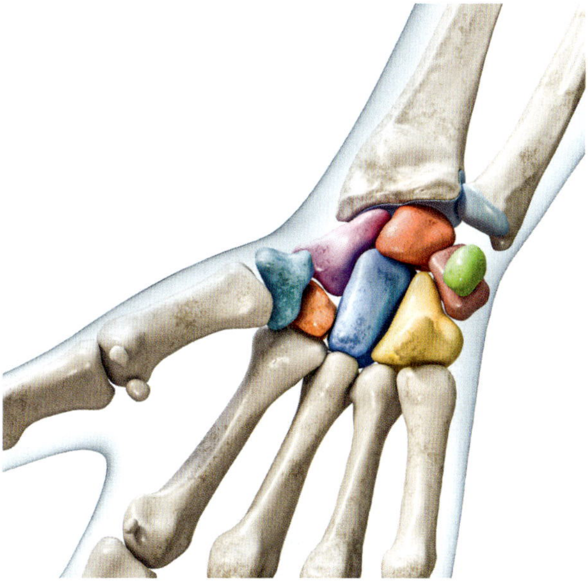

Die acht Handwurzelknochen sind in zwei Handwurzelreihen mit jeweils vier Knochen aufgeteilt.

Die erste Handwurzelreihe, die körpernahe Reihe, auch proximale Reihe genannt, geht eine gelenkige Verbindung mit den zwei Unterarmknochen Speiche *(Radius)* und Elle *(Ulna)* ein. Sie umfasst folgende Knochen:

- Kahnbein *(Os scaphoideum)*
- Mondbein *(Os lunatum)*
- Dreieckbein *(Os triquetrum)*
- Erbsenbein *(Os pisiforme)*

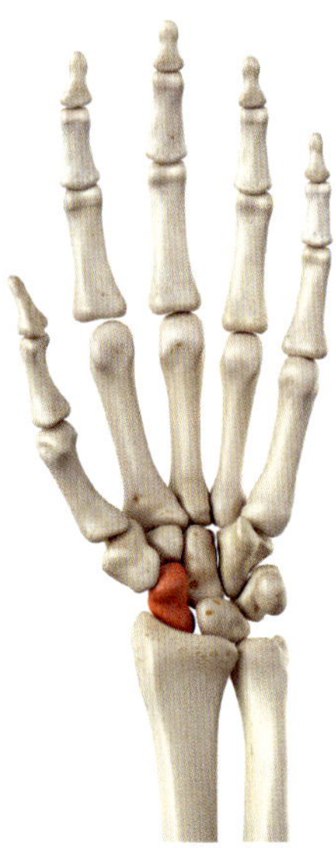

Das Kahnbein ist der größte Handwurzelknochen der ersten Reihe und liegt an der Daumenseite der Handwurzel. Es verbindet die beiden Handwurzelreihen miteinander.

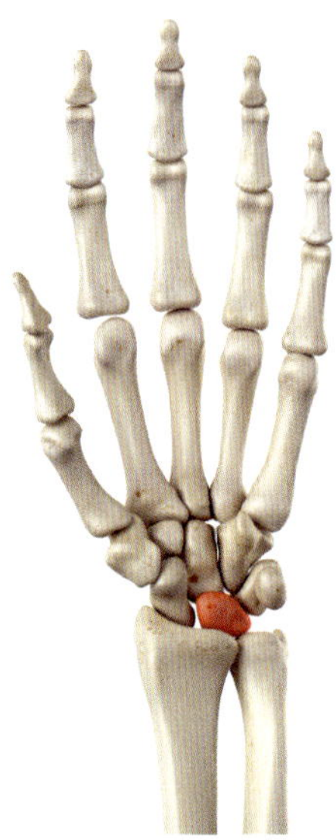

Das halbmondförmige Mondbein liegt zwischen dem Kahn- und dem Dreieckbein und bildet mit dem Kahnbein die Verbindung der Handwurzel mit derSpeiche.

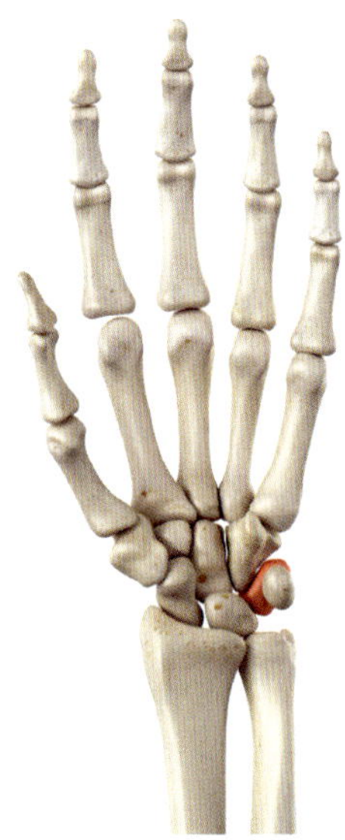

Das Dreieckbein, das seine Bezeichnung aufgrund seiner dreieckigen Form erhalten hat, befindet sich auf der Seite des Handgelenks, die dem kleinen Finger zugewandt ist.

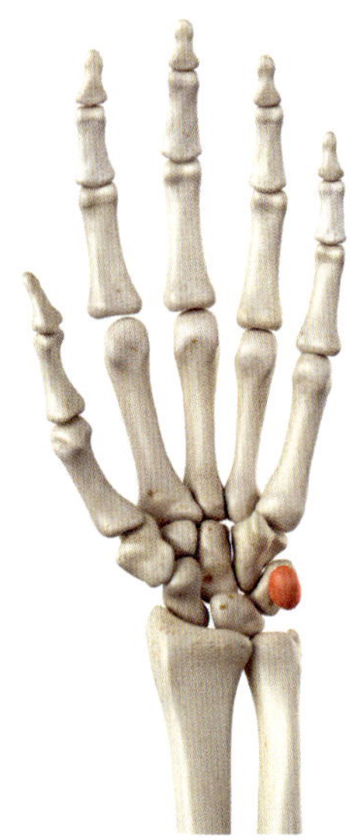

Das rundliche Erbsenbein ist der kleinste der Handwurzelknochen und liegt dem Dreieckbein auf.

Die zweite Handwurzelreihe, die körperferne Reihe, auch als distale Reihe bekannt, liegt zwischen der proximalen Handwurzelreihe und den Mittelhandknochen. Sie umfasst folgende Knochen:

- großes Vieleckbein *(Os trapezium)*
- kleines Vieleckbein *(Os trapezoideum)*
- Kopfbein *(Os capitatum)*
- Hakenbein *(Os hamatum)*

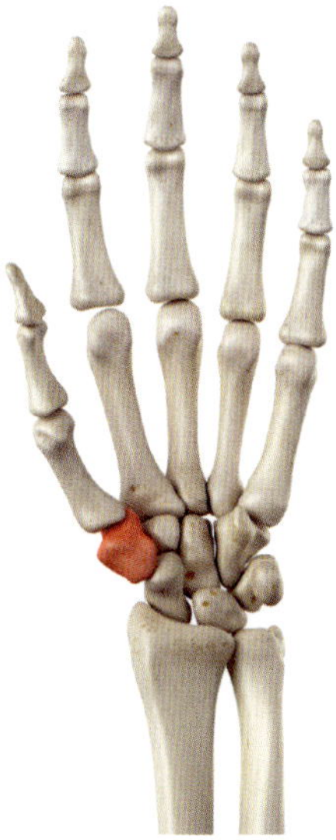

Das große Vieleckbein befindet sich auf der Daumenseite der Hand und schließt an den Mittelhandknochen des Daumens an.

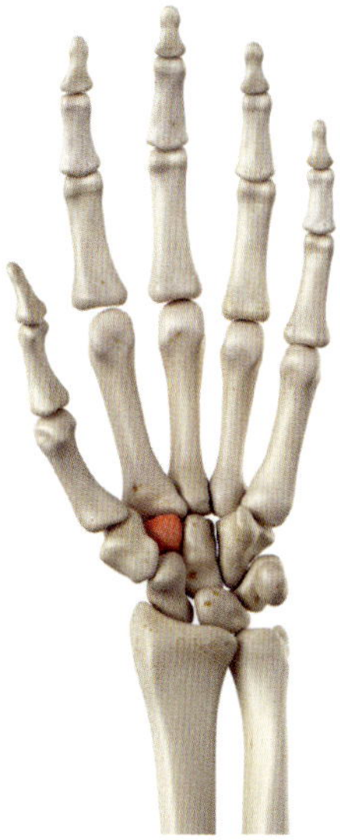

Das kleine Vieleckbein liegt neben dem großen Vieleckbein und ist mit dem Zeigefinger verbunden.

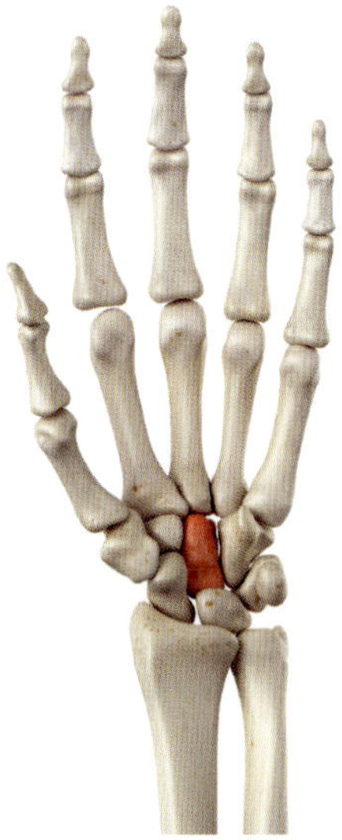

Das Kopfbein ist der größte der acht Handwurzelknochen und wird deshalb manchmal auch als Os magnum *bezeichnet. Es liegt ungefähr in der Mitte der distalen Handwurzel.*

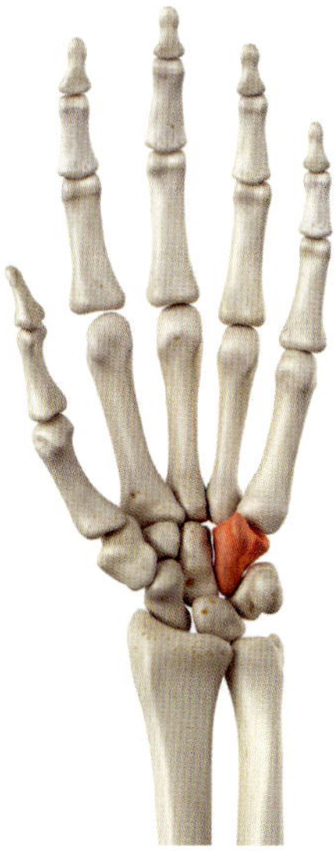

Das Hakenbein hat an der Seite der Handfläche einen hakenförmigen Knochenvorsprung, dem es seinen Namen verdankt.

SCHON GEWUSST?

Eine Eselsbrücke, um sich die Handwurzelknochen in ihrer Reihenfolge Kahnbein, Mondbein, Dreieckbein, Erbsenbein, großes Vieleckbein, kleines Vieleckbein, Kopfbein und Hakenbein zu merken, lautet wie folgt:

Ein Kahn, der fuhr im Mondenschein
im Dreieck um das Erbsenbein.
Ein Vieleck groß, ein Vieleck klein,
der Kopf, der muss am Haken sein.

Beide Handwurzelreihen bilden ein in sich verzahntes Scharniergelenk, dadurch ist ein seitliches Verschieben der beiden Reihen begrenzt.

Durch die besondere Form, entsprechende Anordnung und Lage jedes einzelnen Handwurzelknochens bildet sich der Karpaltunnel *(Canalis carpi)*, welcher zusätzlich mit einem Bindegewebsband *(Retinaculum flexorum)* überspannt ist.

Das von den Handwurzelknochen vorgegebene Handgewölbe setzt sich im Bereich der Mittelhand fort. Der dritte Mittelhandknochen bildet das Zentrum des gesamten Mittelhandgewölbes. Ein aktiv gut ausgeformtes Hohlhandgewölbe ermöglicht es uns, den Daumen entspannt dem Zeigefinger und Mittelfinger gegenüberzustellen.

Die Mittelhandknochen

Die fünf Mittelhandknochen *(Ossa metacarpalia)* befinden sich zwischen der Handwurzel und den Fingerknochen. Durch die strahlenförmige Anordnung der Mittelhandknochen werden die Langfinger und der Daumen in ihrer Beweglichkeit, Dinge unterschiedlichen Durchmessers zu greifen, unterstützt. Die Hand gewinnt durch die fünf Mittelhandknochen an Stabilität bei der maximalen Ausnutzung der Handspanne bei Greifbewegungen und Haltebewegungen.

In der Medizin und Wissenschaft werden die Mittelhandknochen mit Ziffern bezeichnet, wobei die Zählung bei lateral, also von der Körpermitte abgewandt, beginnt und zu den medialen Knochen weitergeht, also denjenigen, die zur Körpermitte gelegen sind:

- Mittelhandknochen I *(Os metacarpale primum)*
- Mittelhandknochen II *(Os metacarpale secundum)*
- Mittelhandknochen III *(Os metacarpale tertium)*
- Mittelhandknochen IV *(Os metacarpale quartum)*
- Mittelhandknochen V *(Os metacarpale quintum)*

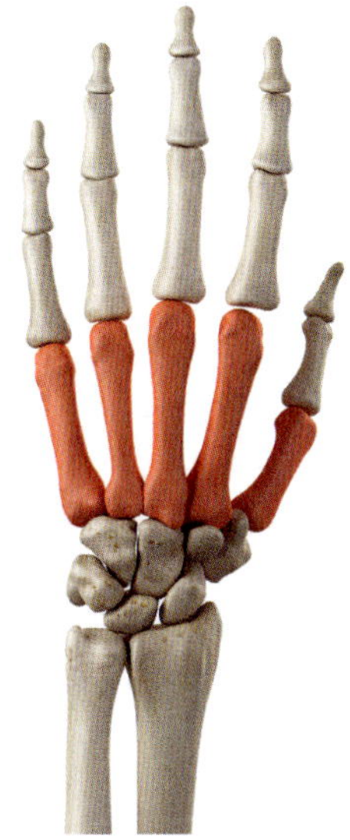

Die fünf Mittelhandknochen sind typische Röhrenknochen und bilden die knöcherne Grundlage der Mittelhand.

Die Mittelhandknochen gliedern sich jeweils in drei Abschnitte:

- Basis *(Basis ossis metacarpi)*
- Schaft beziehungsweise Körper *(Corpus ossis metacarpi)*
- Kopf *(Caput ossis metacarpi)*

Die Basis liegt jeweils über den Handwurzelknochen, der dreieckige Schaft liegt darüber, und darauf befindet sich der Kopf, an den schließlich die Fingerglieder anschließen.

Die Fingerglieder

Die fünf Finger *(Digiti manus)* der Hand bestehen aus insgesamt 14 Fingerknochen *(Ossa digitorum manus)*, die allesamt Röhrenknochen sind. Dabei bestehen die Finger aus Fingergliedern *(Phalangen)*, die sich wie die Mittelhandknochen aus jeweils einer Basis, einem Schaft und einem Kopf zusammensetzen. Die sogenannten Langfinger der Hand bestehen jeweils aus den drei folgenden Fingergliedern:

- Grundglied des Fingers *(Phalanx proximalis)*
- Mittelglied des Fingers *(Phalanx media)*
- Endglied des Fingers *(Phalanx distalis)*

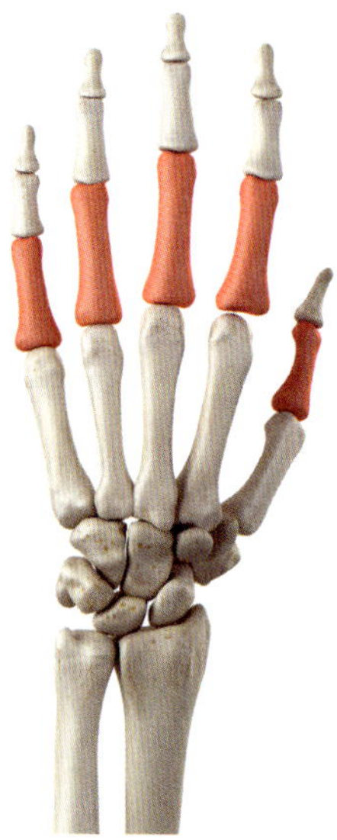

Die fünf Fingergrundglieder, auch proximale Phalangen genannt, schließen sich unmittelbar an die Mittelhandknochen an.

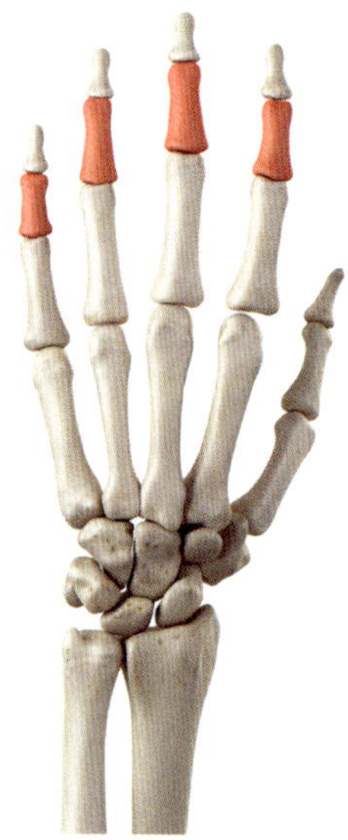

Die vier Fingermittelglieder, auch mediale Phalangen genannt, befinden sich mit Ausnahme des Daumens, der kein Mittelglied besitzt, über den Fingergrundgliedern.

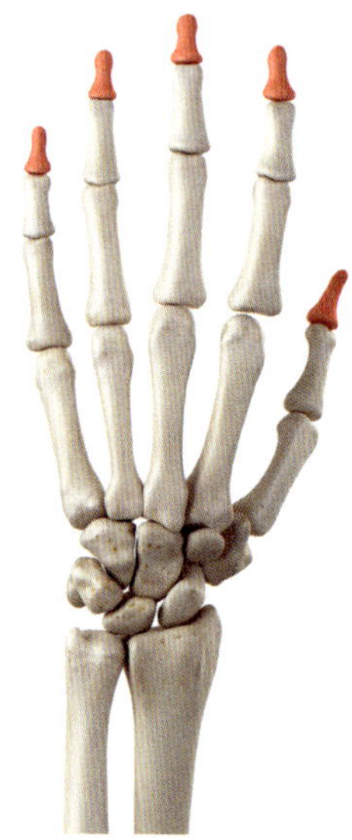

Die fünf Fingerendglieder, auch distale Phalangen genannt, schließen sich an die Mittelglieder, beim Daumen an das Grundglied an.

Die Langfinger mit ihren jeweils drei Fingergliedern haben ihre Bezeichnung aufgrund der längeren Struktur im Vergleich zum Daumen erhalten. Der Daumen stellt in seinem Aufbau eine Besonderheit dar, da er aus nur zwei Fingergliedern besteht, nämlich aus dem Grund- und dem Endglied. Er besitzt kein Fingermittelglied *(Phalanx media)*.

Aufgrund der gelenkigen Verbindung zum Handwurzelknochen – großes Vieleckbein – und der speziellen Gelenkform ist eine Gegenüberstellung zum gemeinsamen Griff mit Zeigefinger, Mittelfinger, Ringfinger und Kleinfinger möglich.

Gelenke und Bänder sorgen für Beweglichkeit

Jeder Knochen der Hand geht mit dem angrenzenden Knochen eine Verbindung über ein Gelenk ein. Zudem sind die Knochen über Bänder miteinander verbunden, die für eine optimale Stabilität und Unterstützung der Hand sorgen.

Die Gelenke

Als Fingergelenke *(Articulationes digitorum manus)* bezeichnet man die Gelenke zwischen den Knochen der Fingerglieder und dem Mittelhandknochen und zwischen den einzelnen Knochen der Fingerglieder, die man Interphalangealgelenke nennt. Dabei unterscheidet man die folgenden Gelenke:

- Fingergrundgelenke *(Articulationes metacarpophalangeales)*
- Fingermittelgelenke *(Articulationes interphalangeales proximales)*
- Fingerendgelenke *(Articulationes interphalangeales distales)*

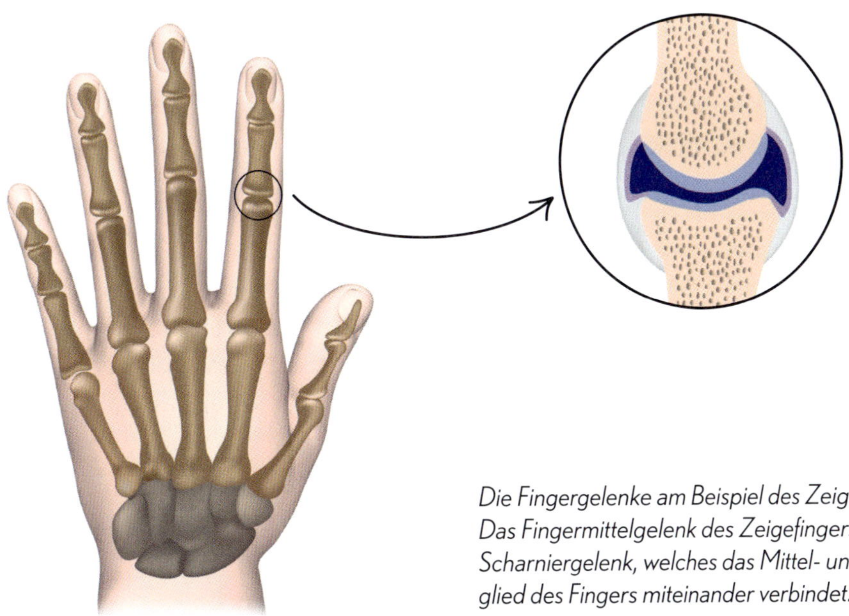

Die Fingergelenke am Beispiel des Zeigefingers: Das Fingermittelgelenk des Zeigefingers ist ein Scharniergelenk, welches das Mittel- und das Endglied des Fingers miteinander verbindet.

Wie auch bei den Fingergliedern bildet der Daumen hier eine Ausnahme, denn da er nur zwei Fingerglieder besitzt, hat er auch nur zwei Gelenke:

- Daumengrundgelenk *(Articulatio metacarpophalangea pollicis)*
- Daumenendgelenk *(Articulatio interphalangea pollicis)*

Die fünf Fingergrundgelenke befinden sich jeweils zwischen dem entsprechenden Mittelhandknochen und dem Grundglied des Fingers. Anatomisch betrachtet handelt es sich aufgrund ihrer Form bei ihnen um Kugelgelenke, funktionell werden sie aufgrund ihrer eingeschränkten Rotationsmöglichkeit aber zu den Eigelenken gezählt.

Die vier Fingermittelgelenke liegen beim kleinen Finger, Ringfinger, Mittelfinger und Zeigefinger jeweils zwischen dem Grund- und dem Mittelglied des entsprechenden Fingers. Bei diesen Gelenken handelt es sich um Scharniergelenke.

Die fünf Fingerendgelenke verbinden jeweils das Mittel- und das Endglied der entsprechenden Finger miteinander. Auch die Endgelenke sind Scharniergelenke.

Die Gelenke sind von einer drei bis vier Millimeter dicken Knorpelschicht umgeben, die sie bei Bewegung schützt und zudem einen optimalen Bewegungsablauf ermöglicht. Das Zusammenspiel des Gelenkknorpels mit der Gelenkschmiere, die im Gelenkraum verteilt ist, und der Gelenkkapsel, die das Gelenk umhüllt, sorgt für harmonische und flüssige Bewegungen und Stabilität. Ein Gelenk besteht grundsätzlich aus zwei Gelenkpartnern, dem Gelenkkopf und der Gelenkpfanne. Diese werden von Bändern zusammengehalten und von einer Gelenkkapsel umgeben.

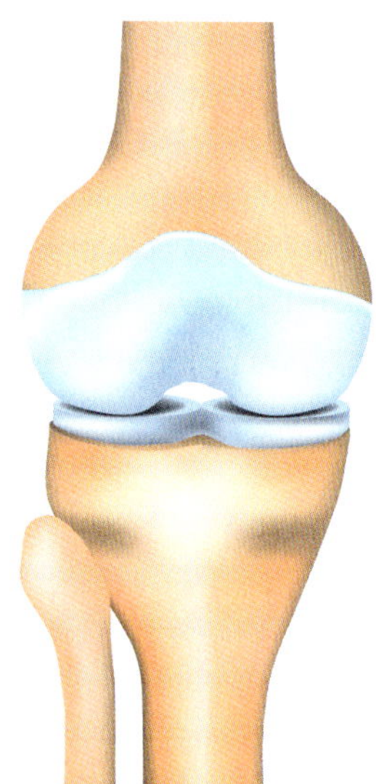

Die Knorpelschicht eines Gelenks reduziert die Reibung zwischen den Knochen und schützt damit das Gelenk.

SCHON GEWUSST?

Kapselverletzungen und -risse sind sehr schmerzhaft, weil in der Gelenkkapsel viele Rezeptoren für die Schmerzwahrnehmung enthalten sind. Die Symptome eines Kapselrisses ähneln denen eines Bänderrisses oder einer Bänderdehnung, bei denen sehr ähnliche Schmerzen auftreten.

Die Gelenkkapsel umhüllt das Gelenk und schützt alle innen liegenden Strukturen. Sie besteht aus einer inneren Schicht *(Membrana synovialis)* aus zartem Bindegewebe, in der die Produktion der Gelenkflüssigkeit stattfindet, sowie einer äußeren Schicht *(Membrana fibrosa)* aus derbem faserigem Bindegewebe, die der Kapsel Festigkeit verleiht und sie wie ein Schutz umhüllt. Die Dicke der Gelenkkapsel variiert je nach Größe des Gelenkes. In der äußeren Schicht verlaufen zahlreiche Nervenfasern für den Lagesinn und die Schmerzwahrnehmung. Sie dienen auch der Wahrnehmung der Stellung des Gelenkes ohne visuelle Kontrolle.

Die Gelenke werden anhand ihrer Beweglichkeit in die folgenden Klassen unterteilt:

- **Scharniergelenk:** Fingermittelgelenk, Fingerendgelenk, Daumenendgelenk, Handwurzel, Ellenbogengelenk (Oberarm und Elle)
- **Eigelenk:** Fingergrundgelenk
- **Sattelgelenk:** Daumensattelgelenk
- **Drehgelenk:** körperfernes Ellen-Speichen-Gelenk, körpernahes Ellen-Speichen-Gelenk
- **Kugelgelenk:** Fingergrundgelenk, Schultergelenk, Ellenbogengelenk (Oberarm und Speiche)

SCHON GEWUSST?

Bei den Gelenken wird oftmals von einer Wölbung gesprochen, die Sie sich wie folgt merken können:

- konvex = Gelenkfläche nach außen gewölbt
- konkav = Gelenkfläche nach innen gewölbt

Scharniergelenk

Das Scharniergelenk erinnert an ein Türscharnier, mit dem die Tür am Türrahmen befestigt wird. Ein Gelenkpartner ist nach innen (konkav) rinnenförmig gewölbt und der andere nach außen (konvex) walzenförmig. Es ist an folgenden Bewegungen beteiligt:

- Beugung und Streckung

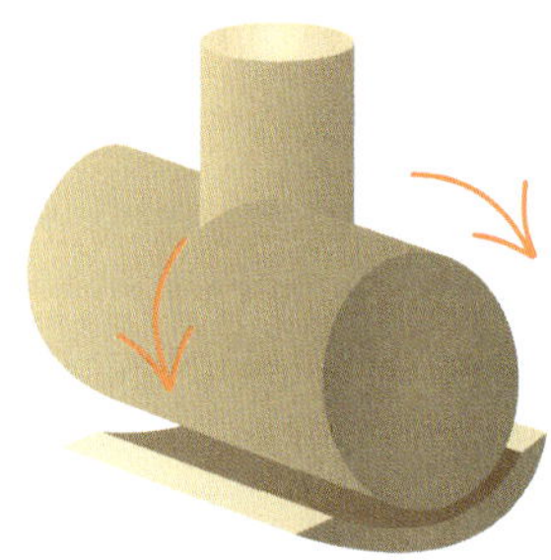

Das Scharniergelenk ermöglicht Bewegungen in eine Richtung nach vorne und nach hinten, zum Beispiel beugen und strecken.

Eigelenk

Das Eigelenk wird durch zwei unterschiedlich gewölbte Gelenkflächen geformt. Ein Gelenkpartner ist nach außen gewölbt (konvex) und der andere nach innen (konkav). Dies ist wichtig für diese Bewegungen:

- Beugung und Streckung
- Seitliches Abspreizen und Heranführen

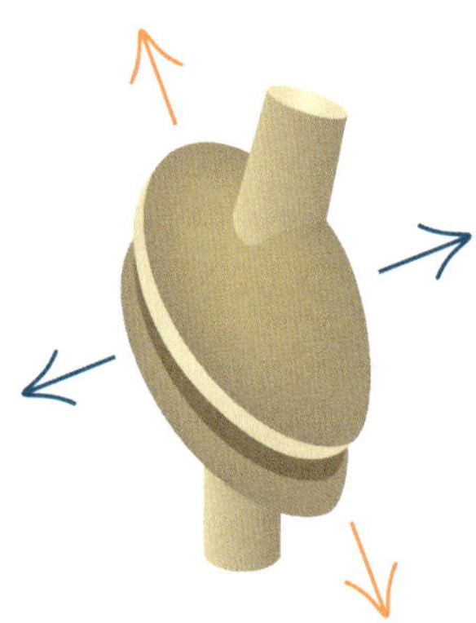

Das Eigelenk kann strecken und beugen und eine Seitwärtsbewegung nach links und rechts ausführen.

Sattelgelenk

Das Sattelgelenk wird seinem Namen gerecht, da das Gelenk der Form eines Reitsattels ähnelt. Beide Gelenkflächen sind nach innen gewölbt (konkav) und sitzen über Kreuz aufeinander. Für diese Bewegungen ist das Sattelgelenk besonders wichtig:

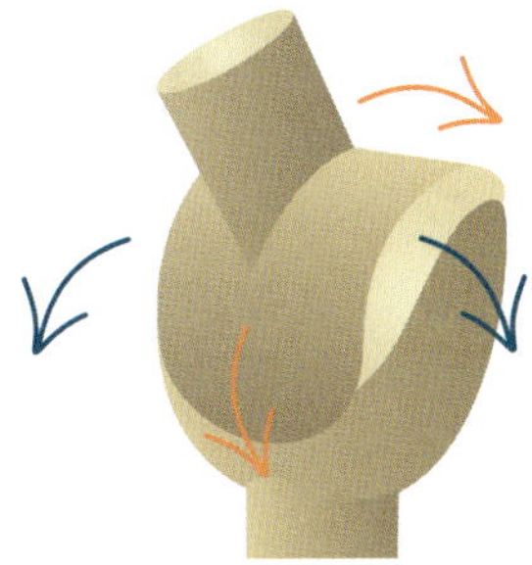

Das Sattelgelenk lässt sich in zwei Richtungen bewegen, zur Seite sowie auf und ab.

- Beugung und Streckung
- Seitliches Abspreizen und Heranführen

Drehgelenk

Die Besonderheit von einem Drehgelenk ist, dass sich ein Gelenkpartner um den anderen dreht. Die sich drehende Gelenkfläche ist nach außen (konvex) gewölbt und das Gegenstück rillenförmig nach innen (konkav). Keine Überraschung, dass das Drehgelenk essenziell ist für:

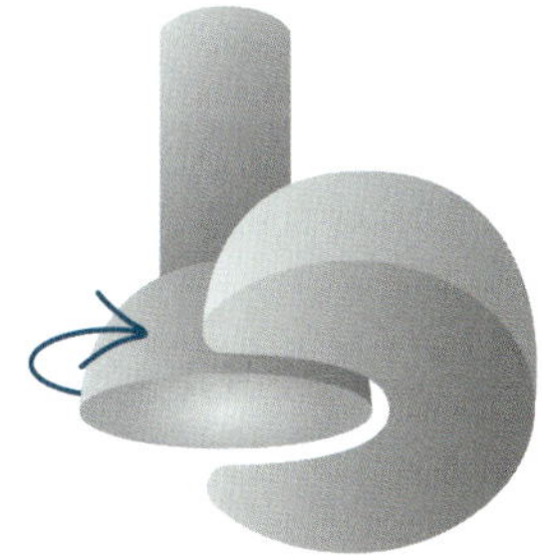

Das Drehgelenk ermöglicht Rotationsbewegungen nach innen und außen.

- Rotationsbewegungen, also Einwärtsdrehung und Auswärtsdrehung

Kugelgelenk

Das Kugelgelenk ermöglicht durch seine Form Bewegungen in alle Richtungen. Ein Gelenkpartner ist nach außen gewölbt (konvex) wie eine Kugel und das Gegenstück nach innen (konkav). Bewegungsmuster des Kugelgelenks sind:

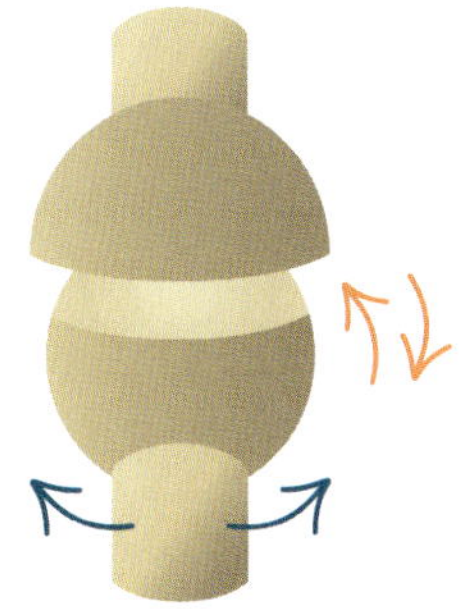

Das Kugelgelenk ermöglicht die größte Bewegungsfreiheit, da es sich nach vorne und hinten, nach oben und unten sowie im Kreis bewegen kann.

- Beugung und Streckung
- Seitliches Abspreizen und Heranführen
- Rotationsbewegungen, also Einwärtsdrehung und Auswärtsdrehung

Die Bänder

Der Bandapparat von Hand und Fingern sorgt für Stabilität und Unterstützung der Handmuskulatur. Es gibt verschiedene Arten von Bändern:

- Ringbänder
- Kreuzbänder
- Seitenbänder
- Palmare Platte

Ringbänder

Ringbänder *(Ligamentum anularia)* haben die Aufgabe, die Beugesehne nah am Knochen zu führen. Jeder Finger hat fünf ringförmig verlaufende Ringbänder, beginnend mit dem A1-Ringband vom Übergang der Mittelhandknochen zu den Fingerknochen, aufwärts zählend bis zum A5-Ringband auf Höhe des Fingerendgelenkes.

Kreuzbänder

Die Kreuzbänder *(Ligamenta obliqua)* sind kreuzförmig verlaufende Bänder, die zusätzlich zu den Ringbändern die Beugesehnen beim Beugevorgang der Finger fixieren. Sie verlaufen zwischen den Ringbändern der Langfinger. Die Kreuzbänder werden mit dem Buchstaben C benannt, C0, C1, C2 und C3.

Seitenbänder

Bei dieser Art von Bändern handelt es sich um kräftige Bandstrukturen, die an beiden Seiten der Fingergelenke anliegen und ein seitliches Abknicken der Finger verhindern. Sie werden auch als Kollateralbänder *(Ligamenta collateralia)* bezeichnet.

Palmare Platte

Die palmare Platte *(Ligamentum palmare)* dient der Verstärkung der Gelenkkapsel an der Fingerinnenseite im Bereich der Fingergrundgelenke, Fingermittelgelenke und Fingerendgelenke. Sie schützt die Gelenke vor einer übermäßigen Überstreckung. Diese Faserplatte ist zusätzlich eine Führungsrinne für die tiefe Beugesehne. Beide Strukturen geben dem Gelenk Stabilität.

Die Bänder des Handgelenks

Die Bandstrukturen am Handgelenk stabilisieren und bestimmen das Bewegungsausmaß in den jeweiligen Freiheitsgraden. Es gibt Bandstrukturen zwischen:

- den Unterarmknochen und den Handwurzelknochen,
- den Handwurzelknochen,
- den Handwurzelknochen und der Mittelhand.

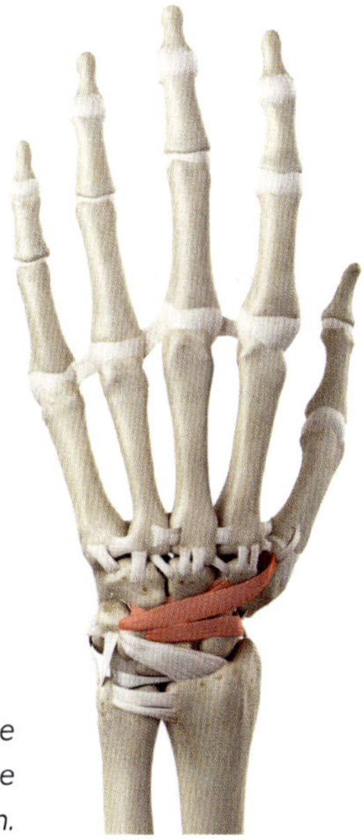

Die Ligamenta intercarpalia dorsalia *sind verschiedene Bänder auf der Dorsalseite der Handwurzel, welche die Handwurzelknochen miteinander verbinden.*

SCHON GEWUSST?

Die Bandstrukturen haben alle eine bestimmte Funktion. Bei einer Immobilisierung, etwa durch eine Lagerungsschiene, muss auf die Gelenkstellung, nämlich die Intrinsic-Plus-Stellung geachtet werden, um Verkürzungen der Bänder und kontrakte Gelenke zu vermeiden.

Muskulatur, Sehnen und Faszien für optimale Handbewegungen

Unsere Hände können kraftvoll zupacken, aber auch feinmotorische Höchstleistungen vollbringen. Der komplexe Aufbau der Muskulatur wird häufig gar nicht in Verbindung mit dem Unterarm gebracht. Erst wenn man sich richtig mit der Hand auseinandersetzt, wird einem bewusst, dass die Kraft, die wir aufbringen können, nicht nur aus der Hand selbst kommen kann.

Die Muskulatur der Hand

Die Muskeln der Hände werden in extrinsische und intrinsische Muskeln unterteilt. Dabei haben extrinsische Handmuskeln ihren Ursprung außerhalb der Hand im Unterarm und intrinsische Muskeln haben ihren Ursprung und Ansatz in der Hand selbst.

Die extrinsischen Handmuskeln werden auch als lange Handmuskeln bezeichnet. Dazu gehören:

1. **Handgelenksseitwärtsneiger** *(Musculus flexor carpi ulnaris)*: zuständig für die Flexion, also die Beugung, im Handgelenk sowie die seitliche Wegführung der Hand in Richtung der Elle
2. **Langer Hohlhandmuskel** *(Musculus palmaris longus)*: zuständig für die Beugung im Handgelenk sowie die Spannung der Sehnenplatte in der Handinnenfläche
3. **Speichenseitiger Handbeuger** *(Musculus flexor carpi radialis)*: zuständig für die Beugung und die seitliche Wegführung im Handgelenk
4. **Ellenseitiger Handstrecker** *(Musculus extensor carpi ulnaris)*: zuständig für die Ulnarabduktion, also die seitliche Wegführung und die Streckung im Handgelenk
5. **Langer speichenseitiger Handstrecker** *(Musculus extensor carpi radialis longus)*: zuständig für die Beugung im Ellenbogengelenk, die seitliche Wegführung und die Streckung im Handgelenk

6. **Kurzer speichenseitiger Handstrecker** *(Musculus extensor carpi radialis brevis)*: zuständig für die Beugung im Ellenbogengelenk, die Streckung im Handgelenk und die seitliche Wegführung der Hand in Richtung Speiche
7. **Oberflächlicher Fingerbeuger** *(Musculus flexor digitorum superficialis)*: zuständig für Beugung im Handgelenk und des Grund- und Mittelgelenks im zweiten bis fünften Finger
8. **Tiefer Fingerbeuger** *(Musculus flexor digitorum profundus)*: zuständig für die Beugung im Handgelenk und der Grund-, Mittel- und Endgelenke des zweiten bis fünften Fingers
9. **Fingerstrecker** *(Musculus extensor digitorum)*: zuständig für die Streckung im Handgelenk, das seitliche Wegführen der Hand in Richtung Elle sowie die Streckung der Fingergrund, -mittel- und -endgelenke des zweiten bis fünften Fingers
10. **Zeigefingerstrecker** *(Musculus extensor indicis)*: zuständig für die Streckungim Handgelenk sowie die vollständige Streckung des Zeigefingers
11. **Kleinfingerstrecker** *(Musculus extensor digiti minimi)*: zuständig für die Streckung des Handgelenks und die vollständige Streckung des kleinen Fingers
12. **Langer Daumenbeuger** *(Musculus flexor pollicis longus)*: zuständig für die Beugung im Handgelenk, das seitliche Wegführen der Hand in Richtung Speiche und die Beugung von Grund- und Endgelenk des Daumens
13. **Kurzer Daumenbeuger** *(Musculus flexor pollicis brevis)*: zuständig für die Beugung im Sattelgelenk und im Grundgelenk des Daumens sowie die Gegenüberstellung des Daumens zu den Langfingern
14. **Langer Daumenstrecker** *(Musculus extensor pollicis longus)*: zuständig für die Streckung und das seitliche Wegführen des Daumens
15. **Kurzer Daumenstrecker** *(Musculus extensor pollicis brevis)*: zuständig für die Streckung im Handgelenk, das seitliche Wegführen der Hand in Richtung der Speiche sowie die Streckung des Sattel- und des Grundgelenks des Daumens

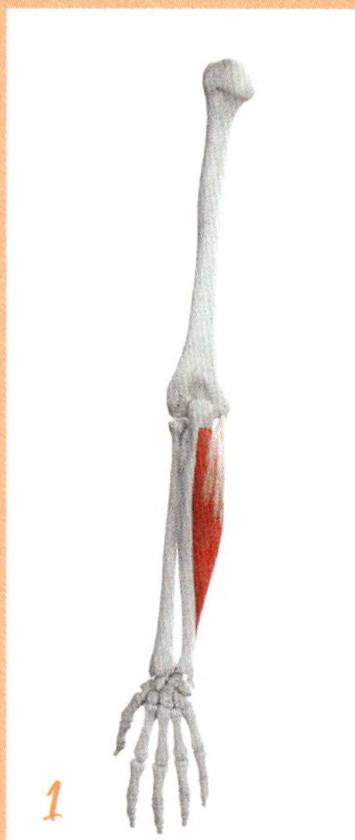

Handgelenksseit-
wärtsneiger

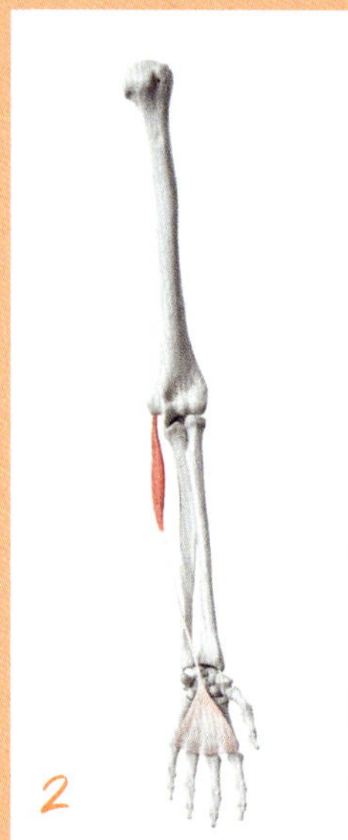

Langer Hohlhandmuskel

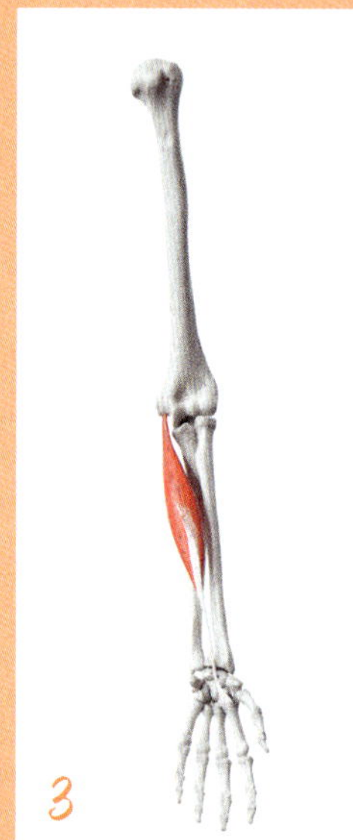

Speichenseitiger
Handbeuger

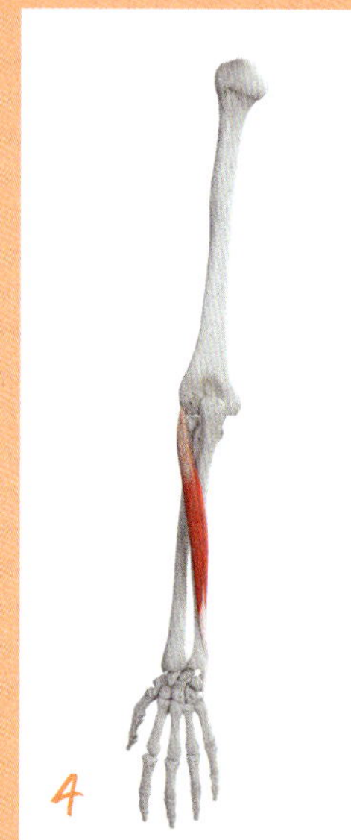

Ellenseitiger
Handstrecker

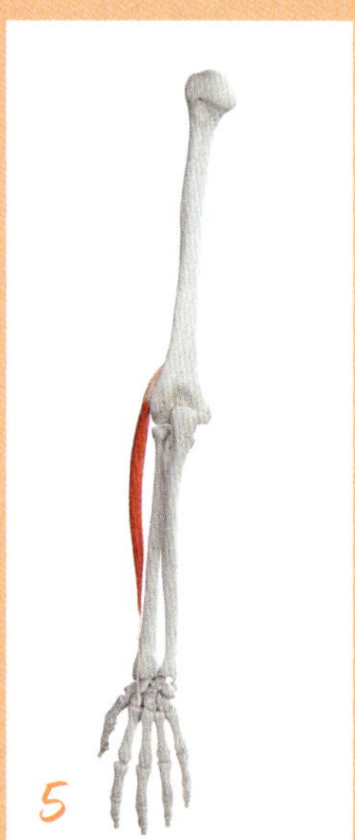

Langer speichen-
seitiger Handstrecker

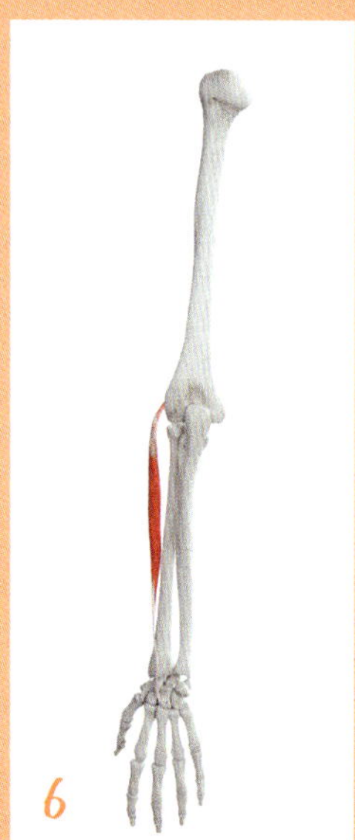

Kurzer speichen-
seitiger Handstrecker

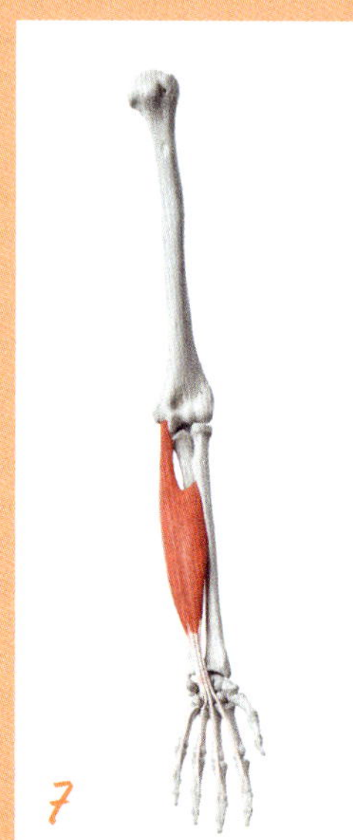

Oberflächlicher
Fingerbeuger

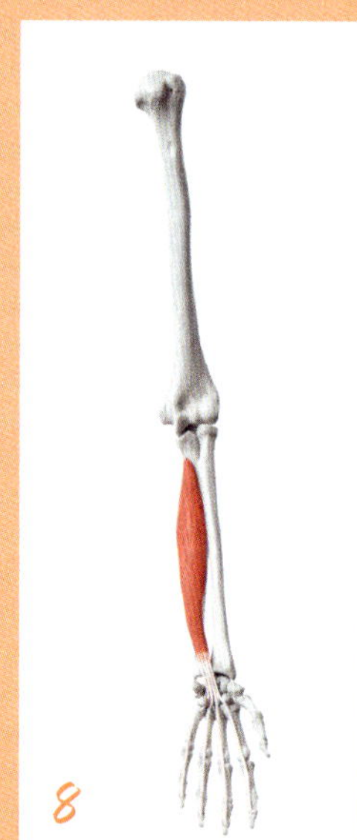

Tiefer Fingerbeuger

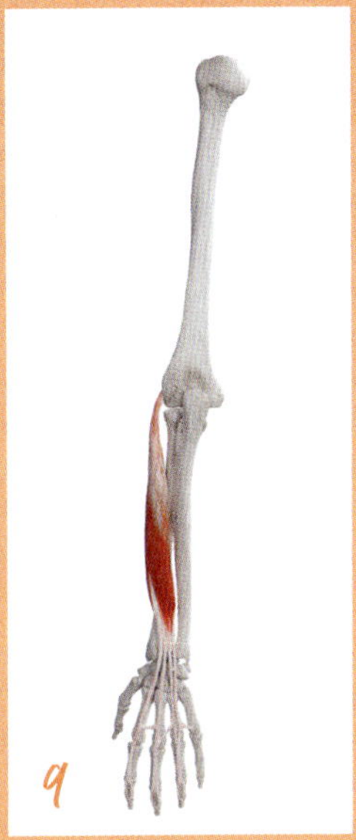

Fingerstrecker

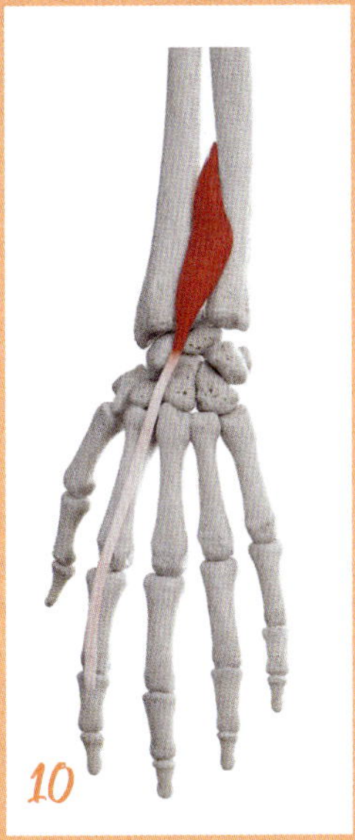

Zeigefingerstrecker

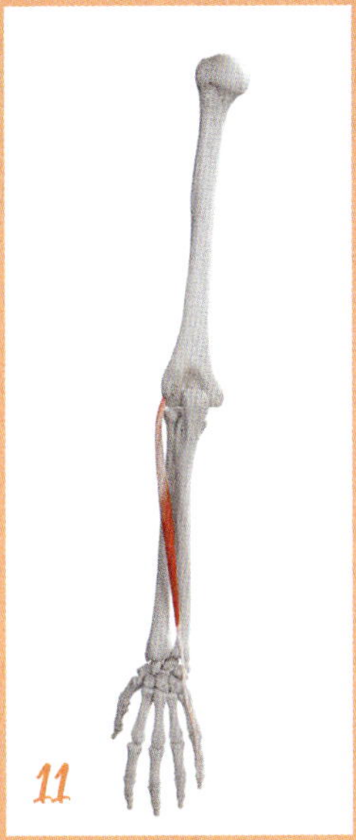

Kleinfingerstrecker

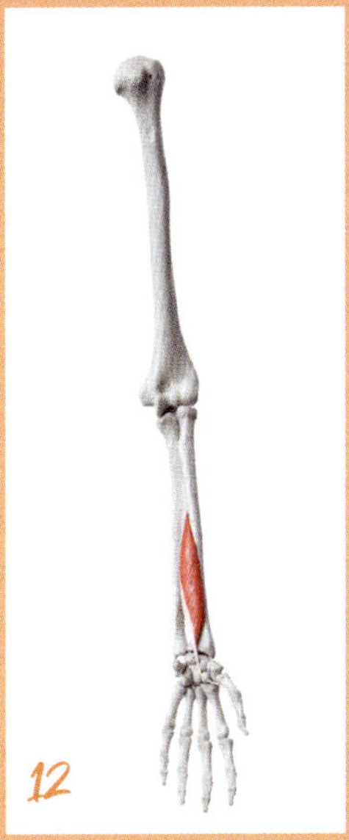

Langer Daumenbeuger

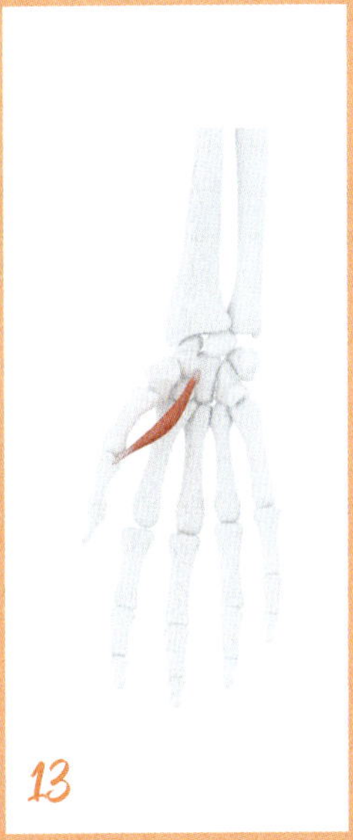

Kurzer Daumenbeuger

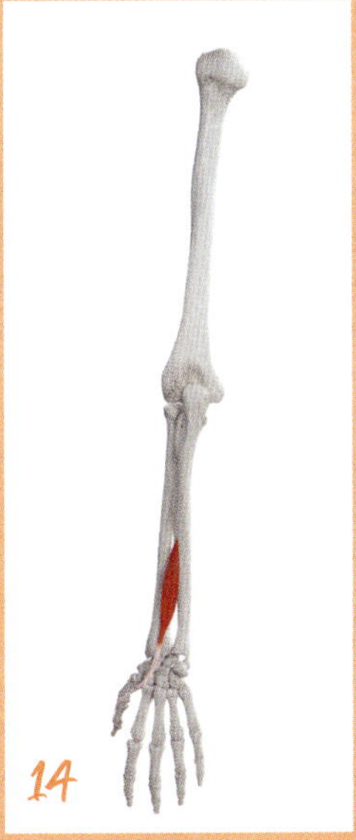

Langer Daumenstrecker

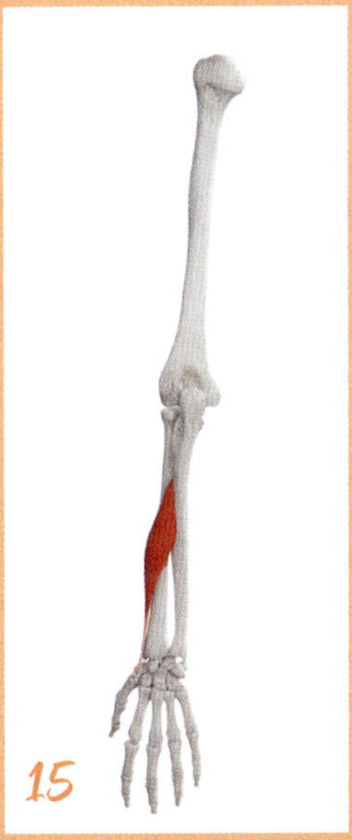

Kurzer Daumenstrecker

Die intrinsische Handmuskulatur besteht aus kurzen Muskeln, die sich auf der Beugeseite der Hand befinden. Sie werden unterteilt in die Muskulatur des Daumenballens, der Mittelhand und des Kleinfingerballens.

Zu den intrinsischen Handmuskeln gehören:

16. **Fingerspreizer** *(Musculi interossei dorsalis)*: zuständig für das Abspreizen der Finger in den Grundgelenken; er unterstützt die Beugung in den Grundgelenken und die Streckung in den Mittel- und Endgelenken
17. **Fingerheranführer** *(Musculi interossei palmaris)*: zuständig für das Heranführen der Finger in den Grundgelenken; er unterstützt die Beugung in den Grundgelenken sowie die Streckung in den Mittel- und Endgelenken
18. **Fingergrundgelenksbeuger und Fingermittelgelenks- und Endgelenksstrecker** *(Musculi lumbricales)*: zuständig für die Beugung in den Grundgelenken der Finger und die Streckung in den Mittel- und Endgelenken
19. **Kurzer Daumenspreizer** *(Musculus abductor pollicis brevis)*: zuständig für das Abspreizen des Daumens; er unterstützt die Gegenüberstellung des Daumens zu den Langfingern
20. **Daumenheranführer** *(Musculus adductor pollicis)*: zuständig für das Heranführen des Daumens und die Gegenüberstellung zu den Langfingern
21. **Daumengegenübersteller** *(Musculus opponens pollicis)*: zuständig für das Gegenüberstellen des Daumens zu den Langfingern
22. **Kleinfingerspreizer** *(Musculus abductor digiti minimi)*: zuständig für das Abspreizen des Kleinfingers, die Beugung im Grundgelenk und die Streckung im Mittel- und Endgelenk
23. **Kurzer Kleinfingerbeuger** *(Musculus flexor digiti minimi brevis)*: zuständig für die Beugung des Kleinfingers im Grundgelenk
24. **Kleinfingergegenübersteller** *(Musculus opponens digiti minimi)*: zuständig für die Gegenüberstellung des Kleinfingers in Richtung des Daumens
25. **Kurzer Hohlhandmuskel** *(Musculus palmaris brevis)*: zuständig für die Spannung der Sehnenplatte im Bereich des Kleinfingerballens

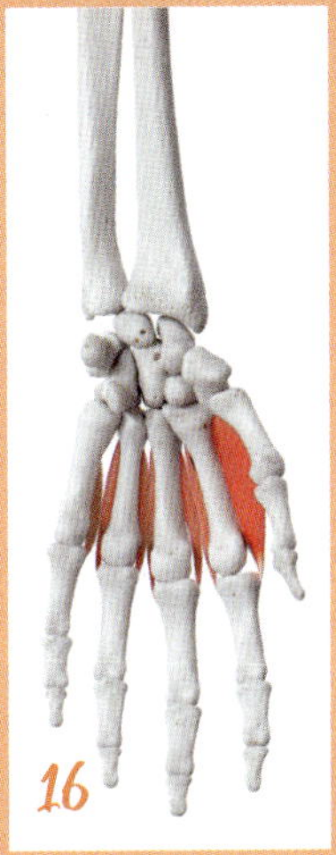

Fingerspreizer

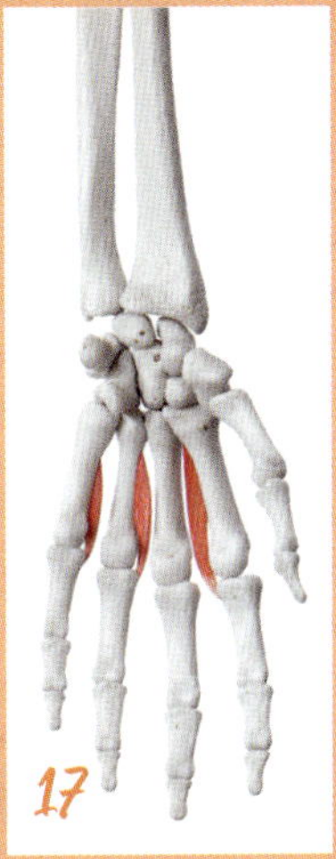

Fingerheranführer

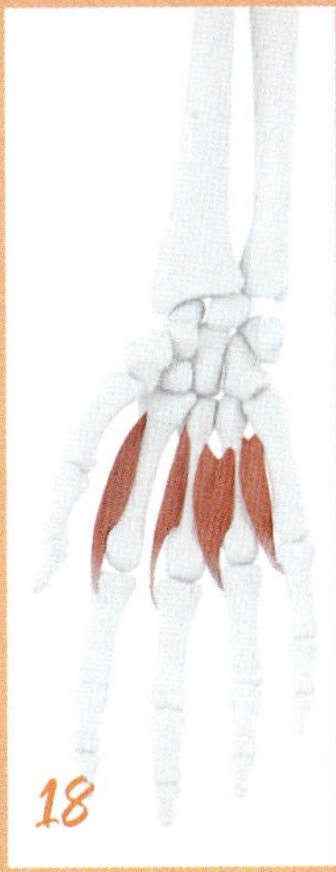

Fingergrund-
gelenksbeuger
und Fingermittel-
gelenks- und
Endgelenksstecker

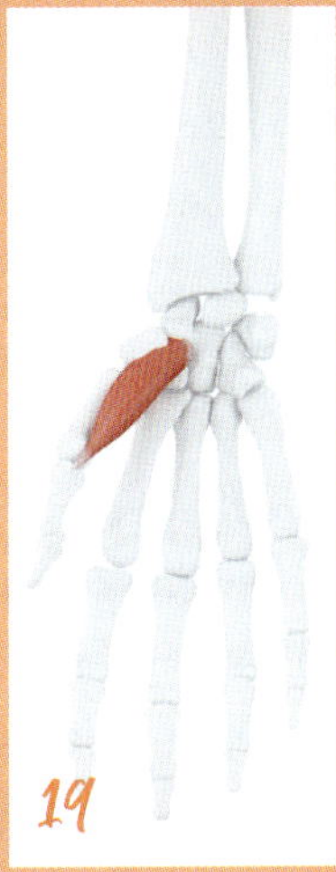

Kurzer Daumen-
spreizer

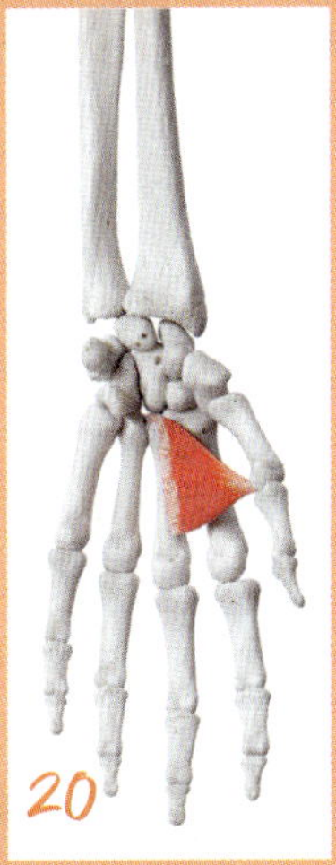

Daumen-
heranführer

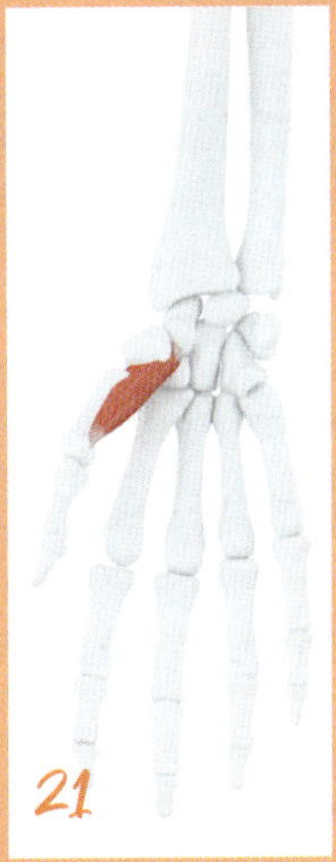

Daumengegen-
übersteller

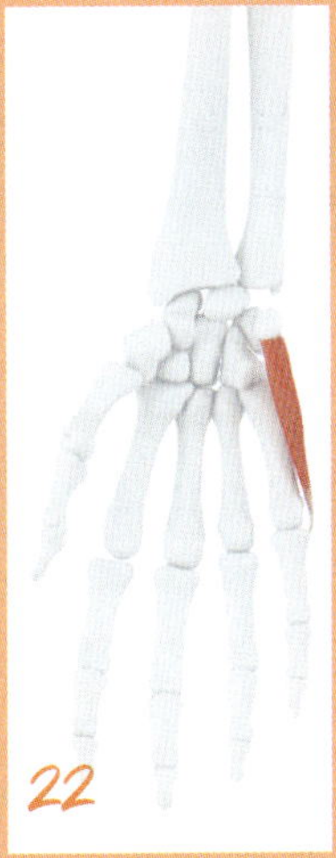

Kleinfingerspreizer

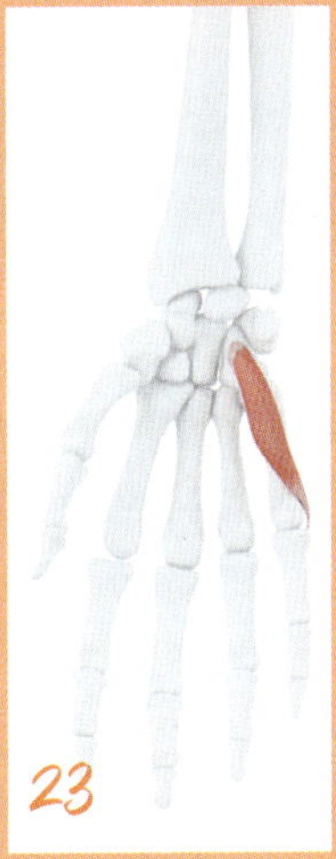

Kurzer Klein-
fingerbeuger

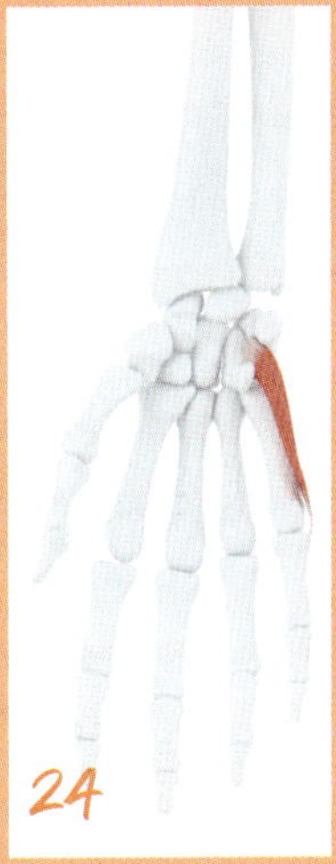

Kleinfinger-
gegenübersteller

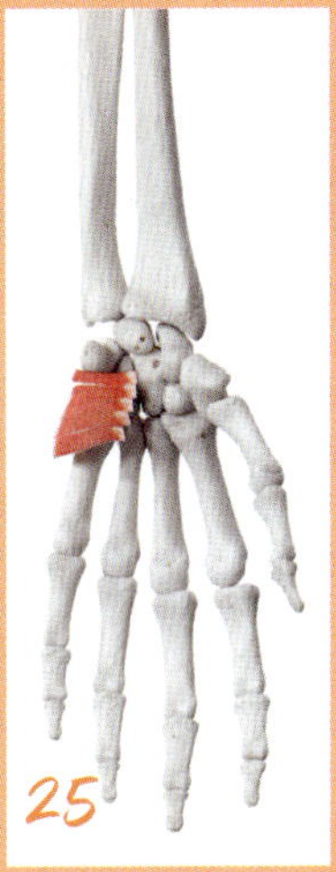

Kurzer Hohl-
handmuskel

Die Sehnen

Sehnen verbinden die Muskeln und Knochen miteinander und übertragen die Muskelkraft auf den Knochen. Dies kann man sich so vorstellen: Wenn sich die Muskeln zusammenziehen, ziehen die Sehnen an den Knochen, wodurch sich beispielsweise ein Finger bewegt. Die Sehnen bestehen aus Bindegewebe, aus stabilen gebündelten Fasern, und sind daher zwar sehr reißfest, aber nicht besonders gut dehnbar. Da sie im Gegensatz zu den Muskeln nicht so stark durchblutet sind, sind sie leichter anfällig für Überlastungen, die nur langsam ausheilen.

Die Sehnen sind an manchen Stellen, zum Beispiel dort, wo sie über Gelenke oder Knochenvorsprünge verlaufen, von einer schützenden Bindegewebshülle umgeben, die man als Sehnenscheiden bezeichnet. Diese Sehnenscheiden sind mit Flüssigkeit gefüllt, wodurch die Sehnen ohne Reibung über den Knochen gleiten können. In der Hand und im Handgelenk finden sich zwei Gruppen von Sehnen: Strecksehnen und Beugesehnen.

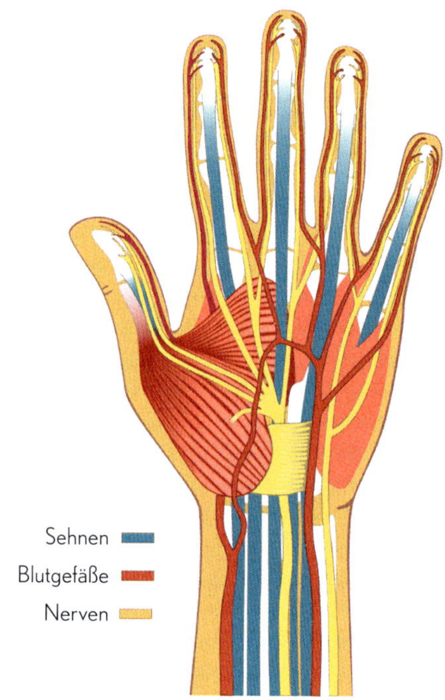

Neben Blutgefäßen, Muskeln und Nerven sind die Hände auch von Sehnen (hier in Blau) durchzogen.

Strecksehnen

Die Strecksehnen ziehen außenseitig vom Unterarm aus über das Handgelenk und den Handrücken vor bis zu den Endgliedern der Langfinger und des Daumens. Die Langfinger besitzen alle eine gemeinsame Strecksehne. Der Zeigefinger und Kleinfinger haben jeweils eine zusätzliche Strecksehne, die unabhängig voneinander selektive Fingerbewegungen ermöglicht. Die Strecksehnen dienen dazu, die Finger, die Hand und das Handgelenk zu strecken und zu begradigen. Die Streck- und Beugesehnen der Hand ermöglichen ganz unterschiedliche Bewegungen und auch Gesten.

Beugesehnen

Die Beugesehnen verlaufen vom körpernahen Unterarm innenseitig über das Handgelenk und die Handinnenfläche zu den Langfingern. Hierbei gibt es eine Besonderheit. Jeder Langfinger besitzt eine tiefe und eine oberflächliche Beugesehne. Beide Sehnen kreuzen sich auf Höhe der Grundglieder. Die oberflächliche Sehne setzt an den Basen der Mittelglieder an und die tiefe Sehne zieht weiter bis zu den Basen der Endglieder vor. Die Beugesehnen dienen dazu, die Finger, die Hand und das Handgelenk zu beugen beziehungsweise zu krümmen.

Die Faszien

Faszien sind Bindegewebsstrukturen, die den gesamten menschlichen Körper wie ein Geflecht durchziehen und die sich wie eine Schutzhülle um Knochen, Muskeln, Bänder, Nerven, Gefäße und Organe legen. Man kann sich Faszien wie ein stützendes und schützendes Netzwerk des Körpers vorstellen, das den Körper zusammenhält und Muskeln sowie Organe dort fixiert, wo sie sein sollen. Zusätzlich dazu übertragen Faszien die Kräfte von den Muskeln auf die Knochen und helfen so beim Ausführen von Bewegungen.

Faszien bestehen überwiegend aus Kollagen und Elastin. Je nach Faszienart und Funktion ändert sich die Dehnbarkeit, Formgebung und Stabilität dieser Gewebehülle. Bleibt der Körper immer in Bewegung, bleiben auch die Faszien glatt und elastisch. Bewegen wir uns nicht ausreichend oder viel zu einseitig, können schmerzhafte Verspannungen entstehen, die Bewegungen einschränken und Schmerzen auslösen.

Faszien lassen sich im Allgemeinen in vier Gruppen unterteilen:

- **Tiefe Faszien** umschließen jeden einzelnen Knochen sowie die Gelenke, Muskulatur, Sehnen, Gefäße und Nerven. Sie haben einen hohen Anteil an kollagenen Fasern, sind sehr stabil und weniger dehnfähig.
- **Oberflächliche Faszien** befinden sich direkt unter der Haut und sind sehr dehnfähig, da sie aus elastischen Fasern bestehen. Diese Faszien verbinden die Organe und Gewebe miteinander und erhalten deren Verschiebbarkeit.

- **Meningeale Faszien** umfüllen die Nervenfasern und Nervenfaserbündel, halten diese stabil und schützen sie.
- **Viszerale Faszien** umschließen die Körperhöhlen mit den dort liegenden Organen, wie beispielsweise den Brustkorb oder den Bauchraum. Sie sorgen für Stabilität und Schutz, zudem verlaufen in dieser Faszienschicht die Gefäß- und Nervenstränge zu den Organen. Beispiele für viszerale Faszien sind der Herzbeutel, das Brustfell, das Bauchfell und die Hirnhaut.

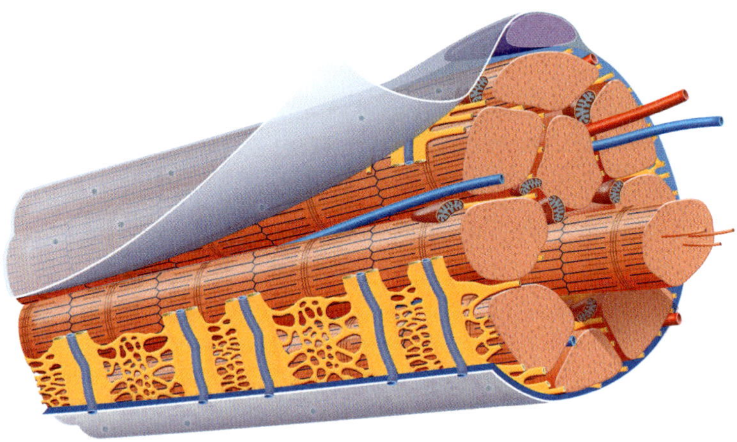

Faszien legen sich geradezu schützend um die Muskelfasern.

In der Hand findet sich zum einen die Palmarfaszie *(Palmaraponeurose)*, eine dicke dreieckige Faszie, die unter der Haut der Handfläche verläuft. Die schmale Spitze des Dreiecks befindet sich am Handgelenk und wird zum Fingeransatz hin breiter. Sie verbindet sich mit den Sehnen der Finger und geht seitlich in die Thenar- und Hypothenarfaszien über. Diese liegen jeweils auf der Handinnenfläche unterhalb des Daumens und unterhalb des kleinen Fingers. Auf der Rückseite der Hand befindet sich die dorsale Faszie, auch *Dorsalaponeurose* genannt, welche die Strecksehnen der Finger umgibt.

Nerven und Gefäße sind unverzichtbar

Die Nerven und Blutgefäße der Hand verlaufen nebeneinander und sind essenziell, um die Muskeln zu steuern und so Bewegung zu ermöglichen und um die Hand mit Blut zu versorgen. Diese symbiotische Anordnung gewährleistet somit zu einem großen Teil die Funktionalität und Vitalität der Hand.

Die Nerven

Die Nerven der Hand leiten elektrische Signale vom Gehirn zu den Muskeln in Unterarm und Hand und ermöglichen dadurch die Bewegung von Arm, Hand und Fingern. Außerdem leiten sie auch die Sinneseindrücke für Berührung, Schmerz, Druck und Temperatur von den Händen zurück zum Gehirn und helfen so dabei, diese Eindrücke zu spüren und zu verarbeiten. Somit hat jeder der drei Hauptnerven eine sensorische und eine motorische Komponente.

Drei Hauptnerven sorgen für die Empfindung und Bewegung der Hand und des Handgelenks: Mittelnerv, Ellennerv und Speichennerv. Alle drei Nerven entspringen aus einem Nervengeflecht *(Plexus brachialis)* an der Schulter, das sich aus den Nervenfasern der Rückenmarksegmente des fünften und siebenten Halswirbels und dem ersten Brustwirbel bildet und den Arm hinunter zur Hand zieht. Gemeinsam bilden die drei Hauptnerven der Hand ein Netz aus Nervenfasern, das sich über den Handrücken und die Handinnenfläche ausbreitet.

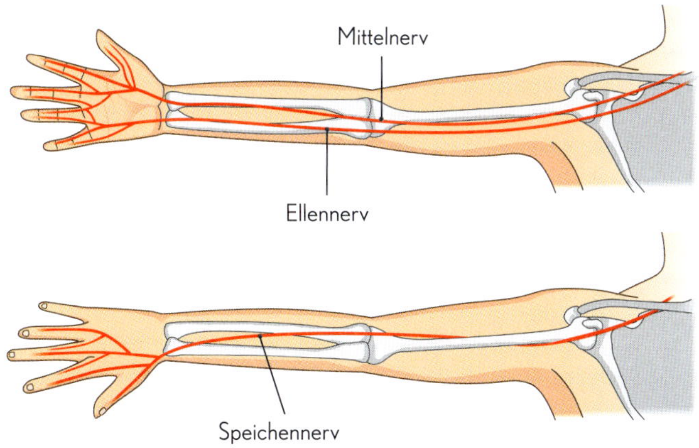

Der Verlauf der drei Hauptnerven Mittelnerv und Ellennerv (oben im Bild) sowie Speichennerv (unten im Bild) zeigt, wie sich die Nerven über den Arm erstrecken und sich in der Hand verzweigen.

Mittelnerv

Der Mittelnerv (*Nervus medianus*) verläuft im Unterarm auf der Innenseite des Arms zur Hand und durchquert das Handgelenk im Bereich der Handwurzelknochen durch den sogenannten Karpaltunnel. Er liegt direkt unter einem derben Band (*Retinaculum flexorum*), das den Karpaltunnel an der Innenseite des Handgelenkes schließt. Im Bereich der Hohlhand teilt sich der Mittelnerv in mehrere Nervenäste auf. Er sorgt für das Gefühl in der Handfläche, dem Daumen, Zeigefinger, Mittelfinger und der medialen Hälfte des Ringfingers sowie in den Fingerkuppen und leitet diese Gefühlsreize ans Gehirn. Außerdem ist er mitbeteiligt an der Ansteuerung der Beugemuskulatur des Unterarms, der Hand und der Finger, dem Abspreizen, Beugen und der Gegenüberstellung des Daumens zum kleinen Finger sowie der Beugung von Zeigefinger und Mittelfinger.

Ellennerv

Der Ellennerv *(Nervus ulnaris)* verläuft auf der Innenseite des Ober- und Unterarms zusammen mit dem ellenseitigen Handgelenksbeuger *(Musculus flexor carpi ulnaris)* bis zum Handgelenk. Gemeinsam mit der Ellenarterie *(Arteria ulnaris)* passiert der Ellennerv die Guyon-Loge im Handwurzelbereich zwischen Erbsenbein und dem Fortsatz des Hakenbeins. Innerhalb der Guyon-Loge teilt sich der Ellennerv in zwei Äste, die weiter in die Hohlhand ziehen.

Der Ellennerv ist zuständig für das Gefühl vom Handrücken bis zur Hälfte des Mittelfingers sowie der kleinfingerseitigen Handkante, des Kleinfingers und des Ringfingers und leitet diese Gefühlsreize ans Gehirn. Er ist außerdem maßgeblich an der Ansteuerung des Unterarms und der Hand sowie der kleinen Handmuskulatur beteiligt.

Speichennerv

Der Speichennerv *(Nervus radialis)* verläuft auf der Außenseite des Arms um den Ellenbogen, durch den Unterarm bis in die Finger hinein. Er sorgt für das Gefühl im seitlichen Oberarm und im rückseitigen Unterarm, im Handrücken, in der Daumenrückseite, im Zeigefinger und der Hälfte des Mittelfingers und leitet diese Gefühlsreize ans Gehirn. Motorisch ist er zuständig für die Streckmuskulatur des Arms, die Auswärtsdrehung des Unterarms, die Streckung im Handgelenk und das Spreizen der Finger.

Die Gefäße

Auf Höhe des Ellenbogengelenkes bilden sich aus der Oberarmarterie *(Arteria brachialis)* die zwei Hauptarterien des Unterarms, Ellenarterie *(Arteria ulnaris)* und Speichenarterie *(Arteria radialis*), die den Unterarm und die Hand mit sauerstoffreichem Blut versorgen. Sie folgen den anatomischen Strukturen Elle und Speiche bis zur Hand. In der Hohlhand bilden die beiden arteriellen Gefäße einen oberflächlichen und tiefen Hohlhandbogen, aus denen viele kleine Gefäßäste (Kapillargefäße) die Finger versorgen. Die Ellenarterie und Speichenarterie stehen in ständiger Verbindung zueinander durch die Hohlhandbogensysteme und das Gefäßnetz handrückenseitig auf Höhe der Handwurzel. In der Hohlhand bilden sich ebenso aus einem oberflächlichen und einem tiefen Hohlhandbogen eine Ellenvene *(Vena ulnaris)* und eine Speichenvene *(Vena radialis*). Sie nehmen den gleichen Verlauf im Unterarm wie die beiden namensgleichen Arterien. In der Ellenbeuge verbinden sie sich zur Oberarmvene *(Vena brachialis)*. Über die Venen der Hand wird sauerstoffarmes Blut über den Unterarm und Oberarm zu den zentralen Venen des Körpers geleitet.

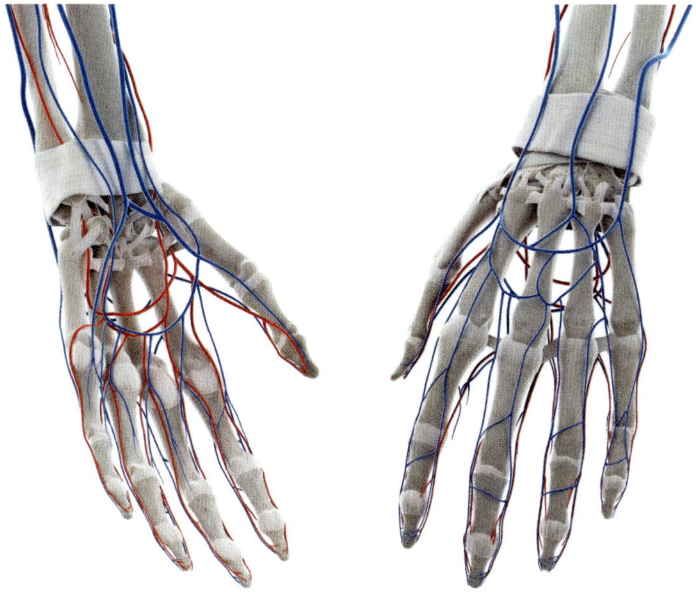

Das Blutgefäßsystem der Handinnenfläche führt die Ellen- und die Speichenarterie bogenförmig zusammen, während über den Handrücken alle Finger bis zu den Fingerkuppen versorgt werden.

Fingerkuppe, Fingerbeere, Nagel und Haut – mehr als nur schützende Strukturen

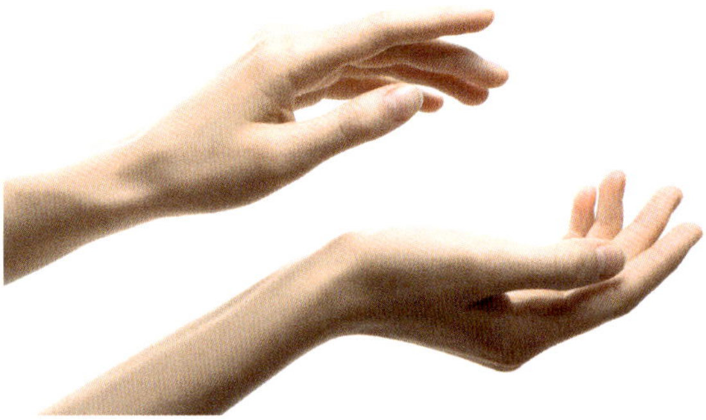

Gesunde und gepflegte Hände sehen sehr ansprechend aus, was man unter anderem auch gut an den Nägeln erkennt.

Die Hand ist von verschiedenen schützenden Strukturen umgeben, die ihre Funktionalität und Integrität unterstützen. So bildet die Haut die äußere Schicht und schützt die darunterliegenden Bereiche vor äußeren Einflüssen, dient aber auch als Informationsbereich für die Gefühle, die über die Haut aufgenommen werden. Auch die Nägel auf den Fingerkuppen sind ein unverzichtbarer Schutz, durch den die Fingerbeeren vor Verletzungen bewahrt werden. Letztere, also die Fingerbeeren, wirken im Prinzip wie kleine Stoßdämpfer und schützen die darunterliegenden Knochen und Gewebe vor Verletzungen, sind vor allem aber enorm wichtig für die Wahrnehmung von Berührungs- und Druckempfindungen.

Die Fingerkuppe

Am Ende unserer Finger befindet sich die Fingerkuppe. Diese ist im Prinzip das vorderste Fingerglied und besteht auf der inneren, palmaren Seite aus der Fingerbeere und auf der äußeren, dorsalen Seite aus dem Fingernagel.

Die Fingerbeere

An der Innenseite jeder Fingerkuppe befindet sich die Fingerbeere, dies ist die leicht abgerundete, fleischige Wölbung des Fingerendglieds. Medizinisch wird die Fingerbeere als terminaler Tastballen bezeichnet. Die Fingerbeere ist besonders stark durchblutet und enthält über 700 Berührungs- und Druckrezeptoren, darunter die Sensoren des Tastsinns, die sogenannten Meissner-Tastkörperchen. Die Fingerbeeren sind daher ein wichtiger Bestandteil der Hand, um etwas zu ertasten und Druckempfindungen wahrzunehmen.

Jede Fingerbeere hat ein individuelles Oberflächenrelief, das den Fingerabdruck entstehen lässt. Dieses charakteristische Muster ist bei jedem Menschen einzigartig und kann deshalb zur Identifikation einer Person herangezogen werden, da es eines der wichtigsten Erkennungsmerkmale des Menschen ist.

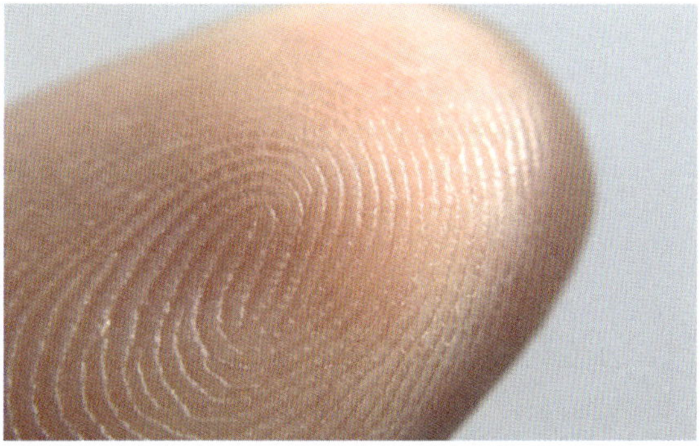

Der Fingerabdruck jedes Menschen ist von Finger zu Finger unterschiedlich und so einzigartig, dass kein Mensch die gleichen Abrücke wie ein anderer hat.

Der Fingernagel

Der Fingernagel befindet sich auf der Oberseite der Fingerkuppe, dabei ist der Bereich, den wir umgangssprachlich als Nagel bezeichnen, eigentlich die Nagelplatte. Diese Nagelplatte besteht aus verhärteten Hautzellen und Keratin, hat eine durchsichtige, leicht gewölbte und glatte Oberfläche und ist etwa 0,5 bis 0,75 Millimeter dick und trotzdem noch biegsam. Unter dem Fingernagel befindet sich das Nagelbett, das aus Bindegewebe besteht und fest mit dem Nagel verwachsen ist.

Der Fingernagel erfüllt hauptsächlich eine Schutzfunktion für die Fingerkuppe, unterstützt zusätzlich die Greiffunktion und ist zudem ein wichtiger Bestandteil des Tastsinns. Daneben können Fingernägel auch als Werkzeug dienen und beispielsweise als Kratzwerkzeuge oder zum Aufreißen eingesetzt werden. Nägel haben des Weiteren für viele Menschen auch einen ästhetischen Aspekt und werden daher gerne durch entsprechende Nagelkosmetik, wie Nagellack, hervorgehoben.

Der menschliche Nagel besteht aus einer Nagelmatrix, in welcher der Nagel gebildet wird, der Nagelwurzel, einem durch die Nageltasche verdeckten Teil der Nagelplatte, der eigentlichen Nagelplatte und dem darunterliegenden Nagelbett. Rechts und links des Nagels befindet sich jeweils ein Nagelwall und der untere Hautrand wird als Nagelfalz bezeichnet.

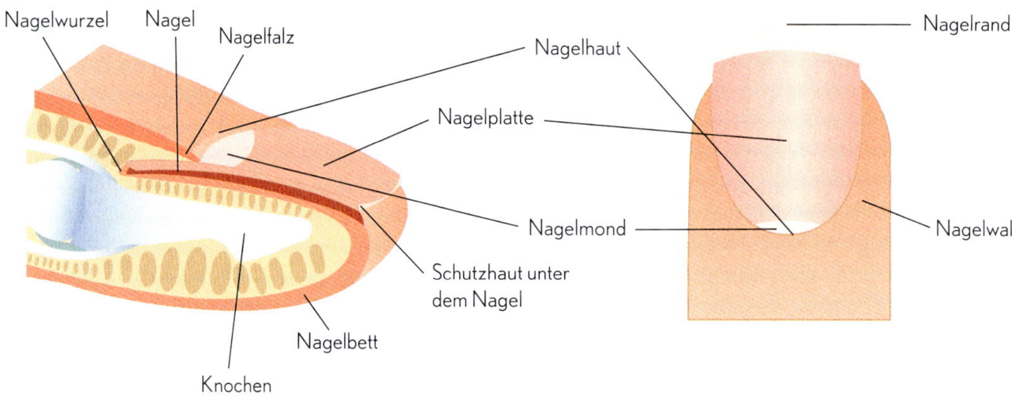

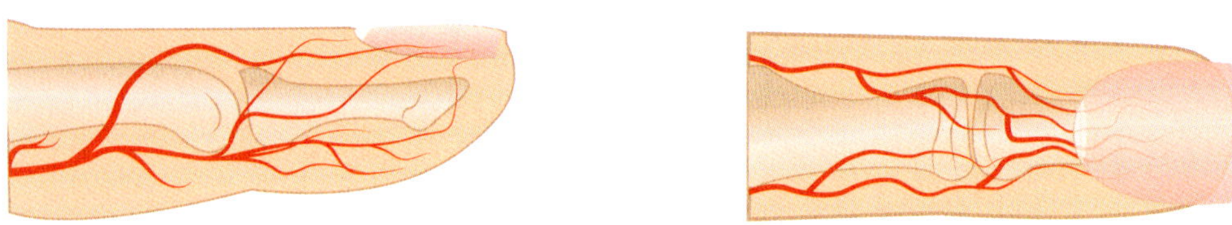

Die Fingernägel werden über den Blutkreislauf mit allen für sie wichtigen Nährstoffen versorgt.

Die Haut

Die Haut ist das größte Organ unseres Körpers und schützt diesen mit ihrer stabilen Hülle vor Hitze, Kälte, Sonnenstrahlen, Nässe und Umwelteinflüssen und somit vor Verletzungen und Infektionen. Zudem liefert sie dem Körper Informationen, da man mit der Haut beispielsweise Berührungen, Temperatur oder Schmerzen fühlt. Im Handbereich unterscheidet sich die Haut der Innenfläche deutlich von der des Handrückens, ebenso wie von der Haut an den Fingern. Der Handrücken besitzt wenig Unterhautfettgewebe, daher ist die Haut gegenüber der Handinnenfläche sehr dünn und anfällig für Bagatellverletzungen. Die Handinnenfläche und vor allem die Fingerbeeren sind Tag für Tag unterschiedlichen Belastungen ausgesetzt und daher robuster. Die Haut enthält mehr Fettgewebe, ist dadurch wie ein Polster und druckunempfindlicher. Je nach Intensität der Belastung und Dauer reagiert dieser Bereich mit einer Verdickung der Hornschicht. Es kommt teilweise zu Schwielenbildungen an den zu stark belasteten Stellen. Besonders betroffen ist der Bereich der Grundgelenke in der Mittelhand. Im Gegensatz zum

Handrücken besitzt die Handinnenfläche sehr viele Schweißdrüsen. Jeder kennt es: unangenehm feuchte Hände bei positiver oder negativer Aufregung, bei Veränderungen der Temperatur und körperlicher Belastung wie zum Beispiel beim Sport zu bekommen. Die fehlenden Talgdrüsen, ein weiterer Unterschied gegenüber dem Handrücken, sorgen für eine mangelnde Versorgung an feuchtigkeitsbindenden Bestandteilen.

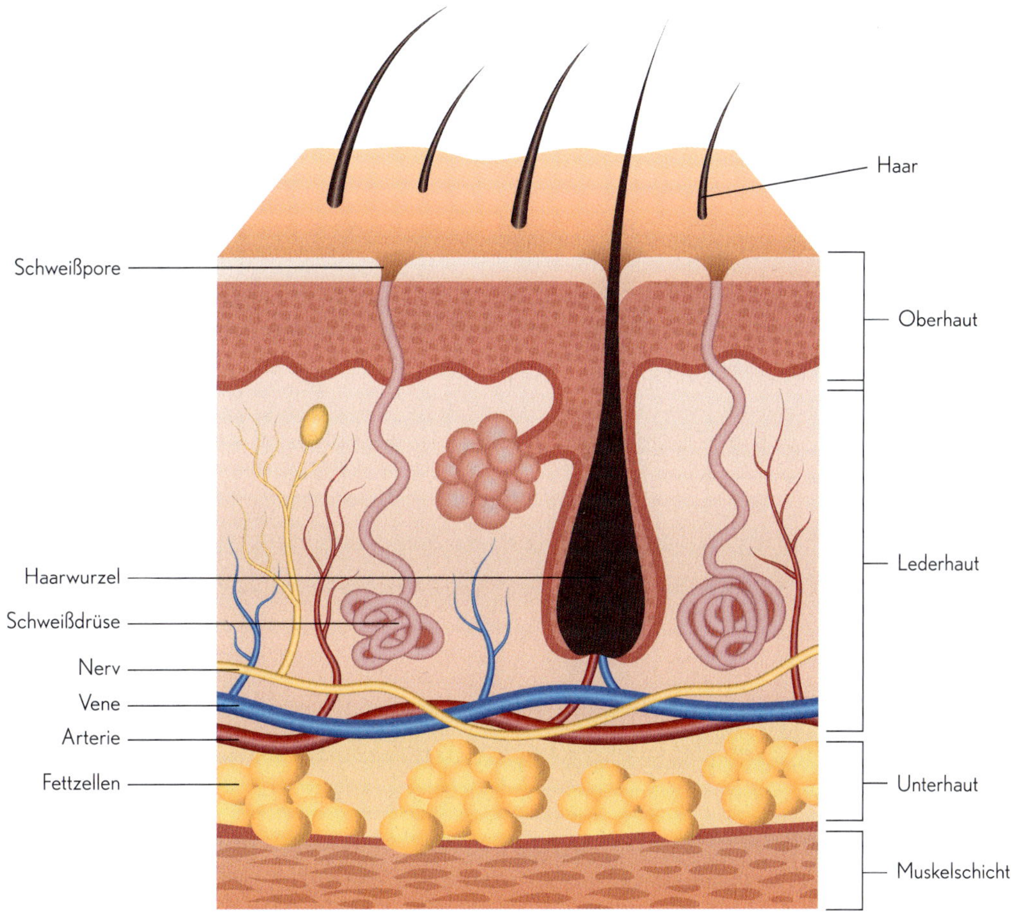

Die Haut besteht aus den drei Schichten Oberhaut, Lederhaut und Unterhaut.

DIE FUNKTIONEN DER HAND VERSTEHEN

Unsere Hand ist ein wahres Multitalent. Sie greift, hält, kneift, klatscht, streichelt, tastet, drückt, zeigt, kratzt, knetet, reibt, tippt – um nur ein paar ihrer Fähigkeiten zu nennen. Für jede dieser Bewegungen sind komplexe Abläufe notwendig, die weit über die eigentliche Hand hinausgehen und andere Körperteile wie die Schulter, den Ellenbogen und den Unterarm mit einschließen.

Bewegungen und Bewegungsrichtungen

Die Beweglichkeit der Arme, Hände und Finger ist in ihrer Vielfalt enorm: Wir können die Arme nach vorne, hinten und seitlich anheben, vor oder hinter den Körper bringen, anwinkeln und rotieren; wir können die Ellenbogen beugen und die Unterarme nach innen oder außen drehen. Das Handgelenk können wir beugen, strecken und zu beiden Seiten drehen. Und natürlich können wir unsere Finger auch auf verschiedenste Weise bewegen: Die Langfinger lassen sich strecken, nach hinten beugen, abspreizen, zusammenlegen, zur Faust ballen, und den Daumen können wir ebenfalls beugen und strecken, abspreizen, rotieren und auch über die Langfinger legen. Dank all diesen Bewegungsmöglichkeiten sind die zahlreichen Funktionen unserer Hände überhaupt erst möglich.

Schultergürtel und Schultergelenk

Um die vollständige Funktionsfähigkeit der Hand nutzen zu können, sind ein intakter Schultergürtel, bestehend aus dem Schlüsselbein *(Clavicula)* und dem Schulterblatt *(Scapula)*, und ein aktives Schultergelenk sehr wichtig. Das Schultergelenk bietet uns neben dem Hüftgelenk und Daumensattelgelenk mit die meisten Freiheitsgrade in der Bewegung am menschlichen Körper. Hierbei lassen sich drei Freiheitsgrade beschreiben, nämlich das Anheben des Arms nach vorne und nach hinten, das Anheben des Arms zur Seite und Vorbeiführen am Oberkörper und die Rotation des Arms nach außen und innen.

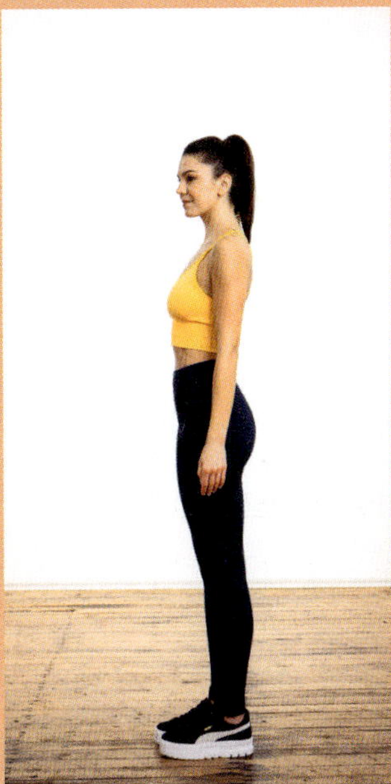

In der Neutralposition befindet sich der Arm locker neben dem Körper.

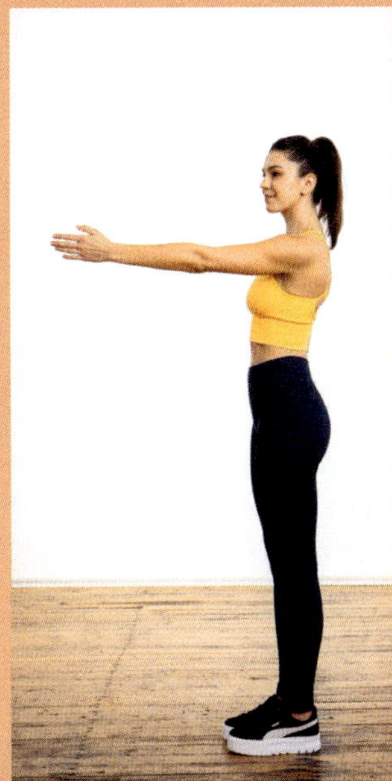

Der Arm kann nach vorne problemlos in einem Winkel von 90 Grad angehoben werden.

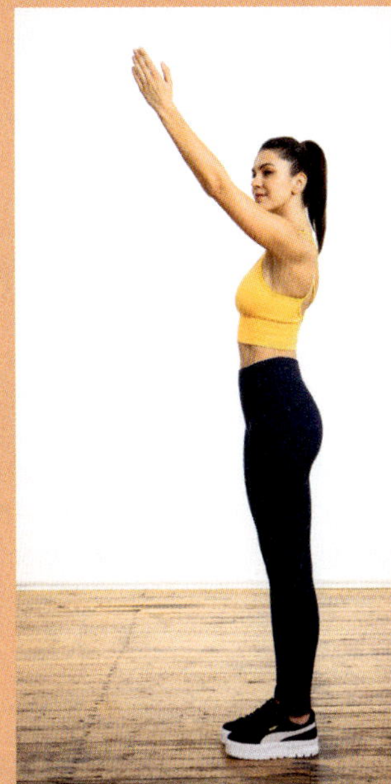

Die Bewegung über 90 Grad hinweg ermöglicht das Anheben der Hand über Kopf.

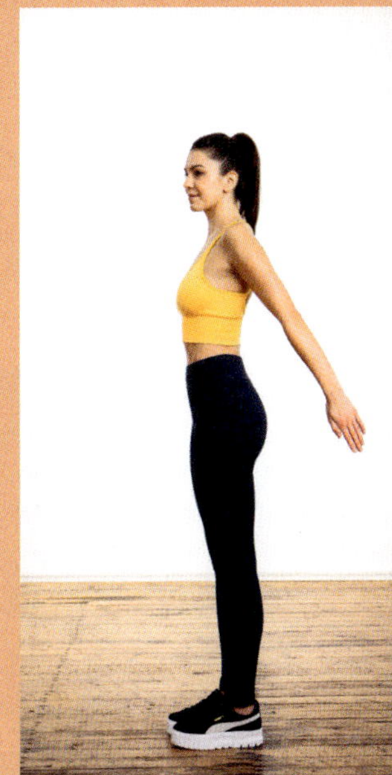

Auch nach hinten kann der Arm angehoben werden.

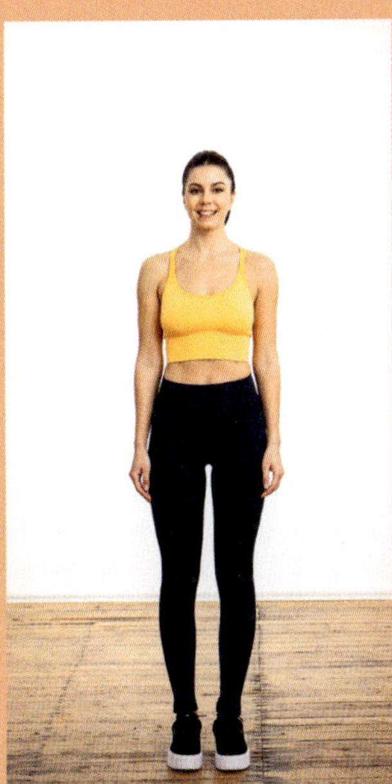

In der Neutralposition befinden sich beide Arme locker neben dem Körper.

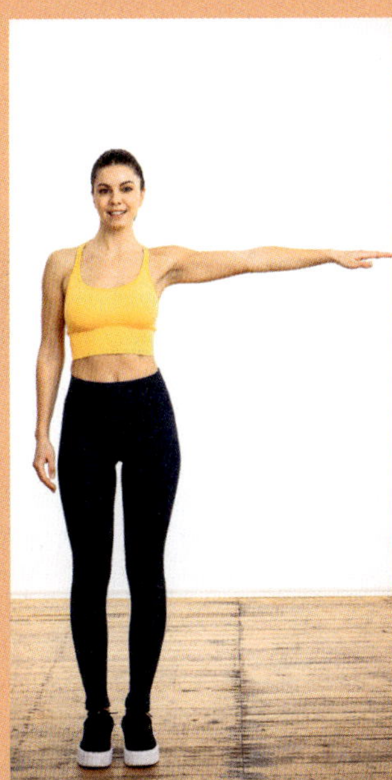

Der Arm kann zur Seite problemlos in einem Winkel von 90 Grad angehoben werden.

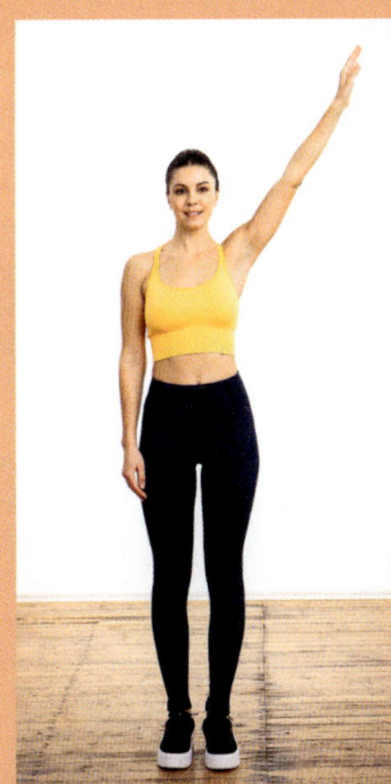

Das seitliche Anheben des Arms ist auch über 90 Grad möglich.

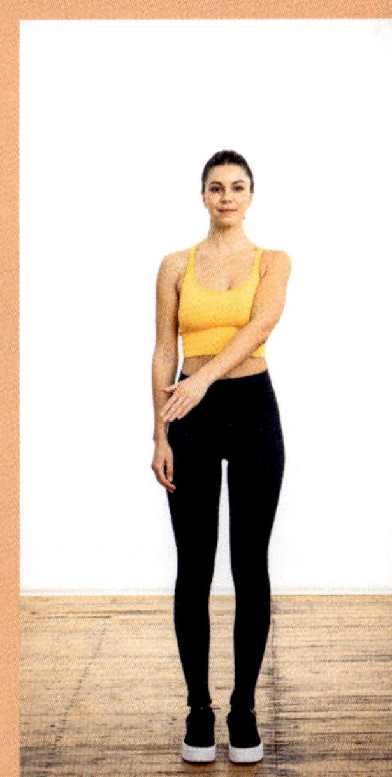

Der Arm lässt sich auch am Oberkörper vorbeiführen.

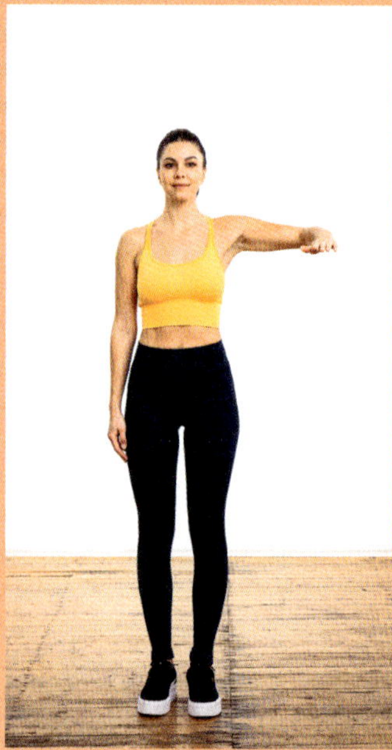

Dies ist die Ausgangsposition von Schulter und Arm für die Außenrotation, von vorn betrachtet.

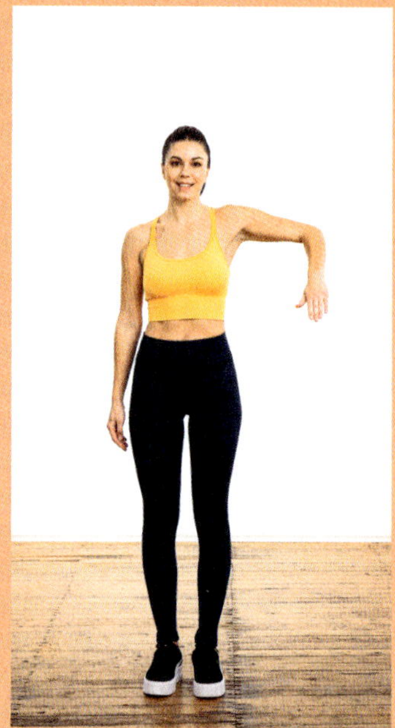

Die Rotation des Arms nach innen von vorne betrachtet

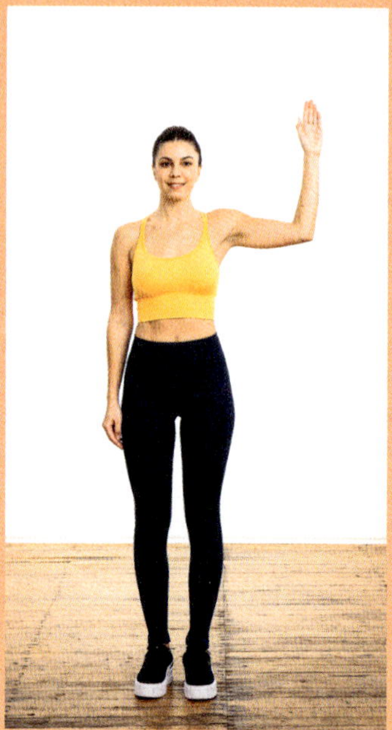

Die Rotation des Arms nach außen von vorne betrachtet

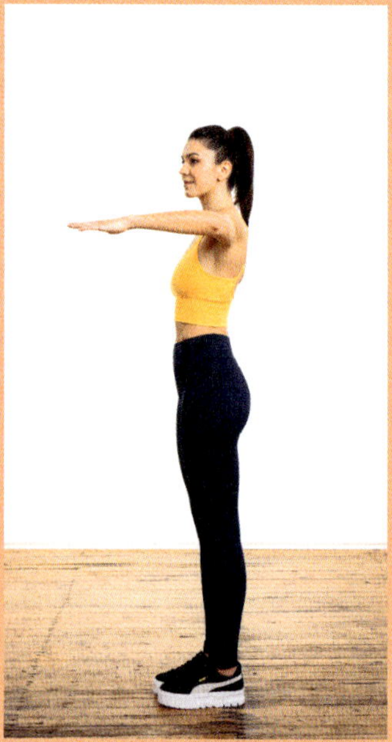

Die Außenrotation der Schulter wird durch eine Auswärtsdrehung des Arms erreicht.

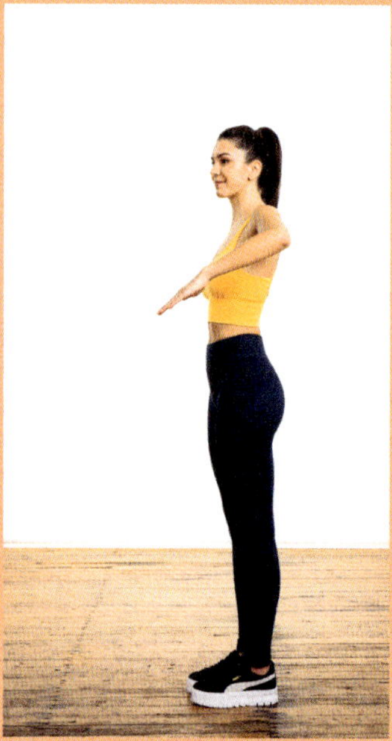

Die Innenrotation der Schulter wird durch eine Einwärtsdrehung des Arms erreicht.

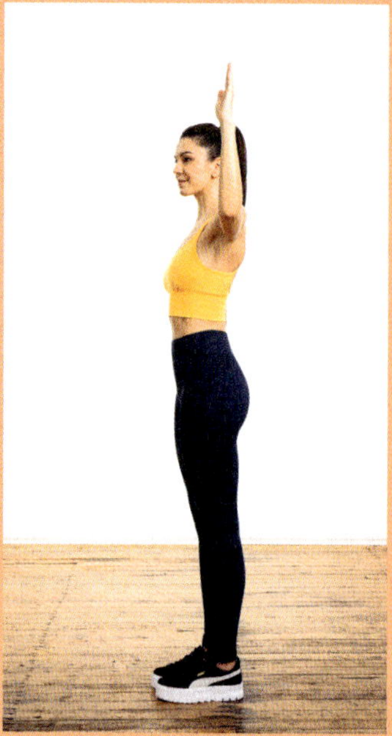

Eine Rotation des Arms nach außen ist mit einem gesunden Schultergelenk problemlos möglich.

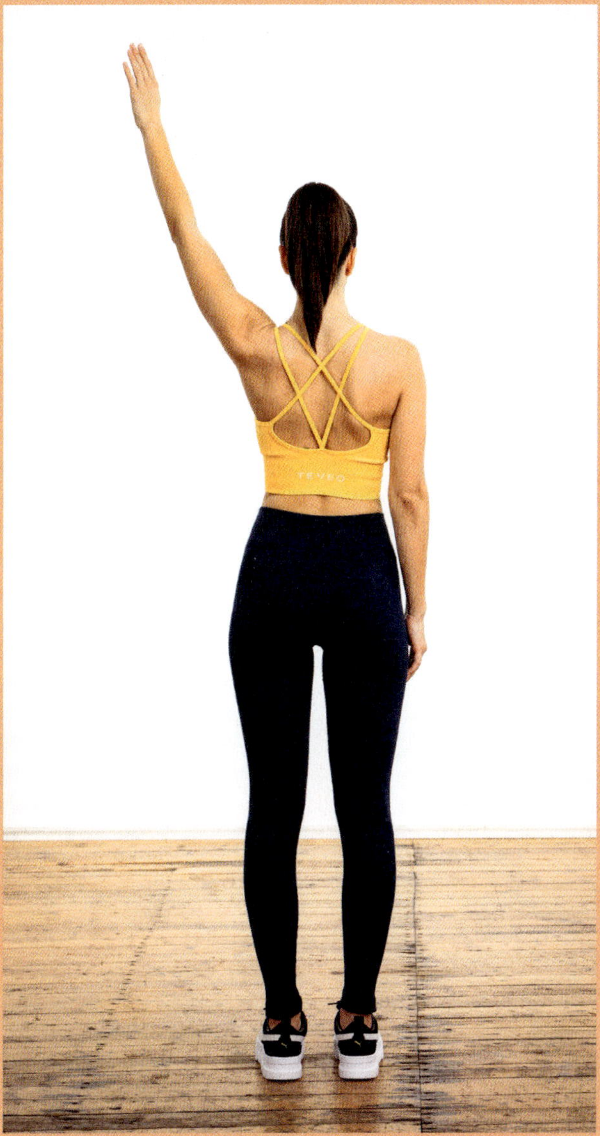

Das maximale Bewegungsausmaß im Schultergelenk wird nur durch das Mitbewegen des Schultergürtels erreicht. Dadurch wird uns der Einsatz unserer Hände über Kopf ermöglicht. Wenn wir den Arm zur Seite über 90 Grad anheben, sieht man deutlich, dass der Schultergürtel mitbewegt wird.

Ellenbogen und Unterarm

Eine weitere wichtige Rolle für die Bewegung der Hände spielt der Ellenbogen. Durch die Beugung und Streckung im Ellenbogengelenk wird uns der körpernahe und körperferne Einsatz der Hände ermöglicht. Der Weichteilmantel und die Muskulatur lässt diese beiden Bewegungsrichtungen von Mensch zu Mensch unterschiedlich aussehen. Auch die Ausbildung des körpernahen Endes der Elle (*Olecranon*) entscheidet über den maximalen Bewegungsradius. In Bezug auf den Ellenbogen gibt es zwei Freiheitsgrade: den des Beugens und Streckens sowie den der Einwärts- und Auswärtsdrehung des Unterarms.

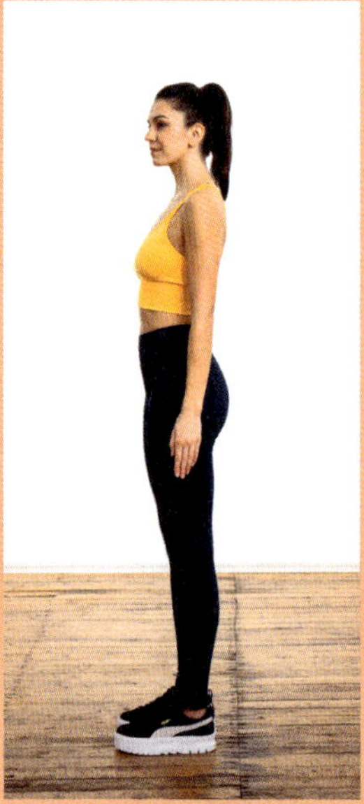

Wenn der Ellenbogen gestreckt ist, bildet der Arm eine gerade Linie.

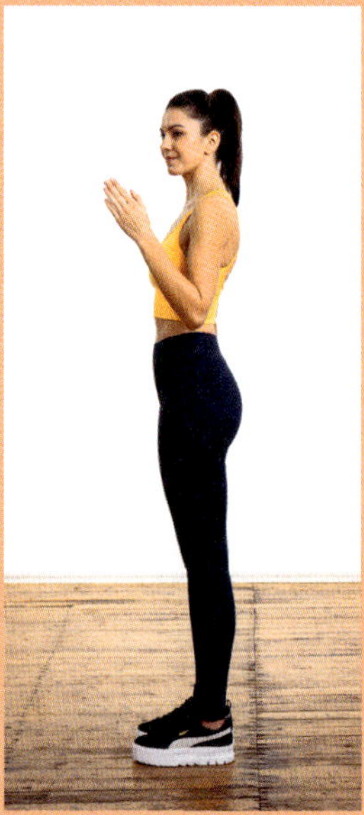

Mit einem gebeugten Ellenbogen wird der Arm angewinkelt.

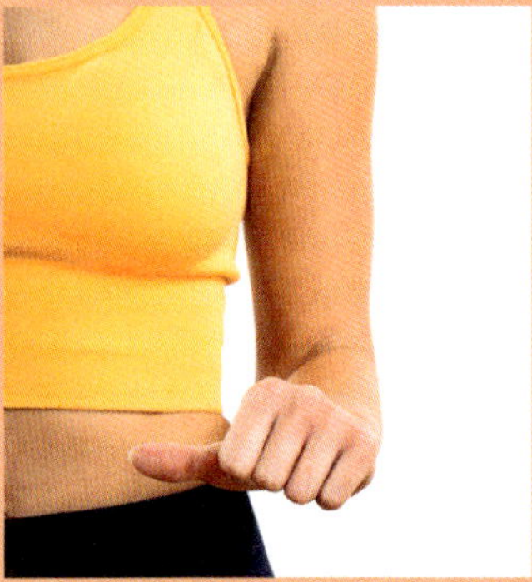

Hier ist der Unterarm nach innen gedreht, was sich auch am Daumen zeigt.

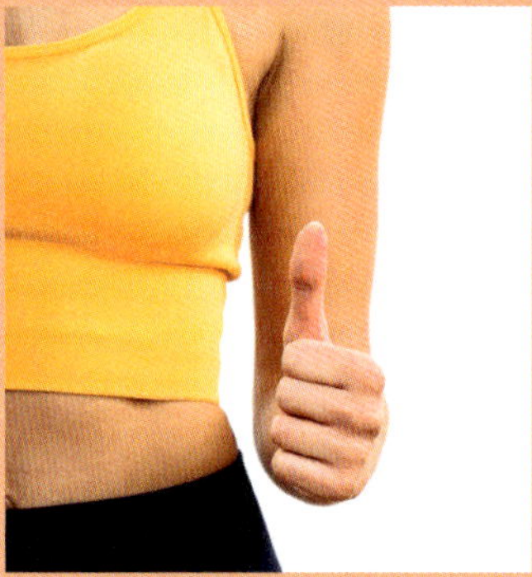

So sieht der Unterarm in der Neutralposition aus, der Daumen veranschaulicht bei diesem und den folgenden beiden Bildern die Position zusätzlich.

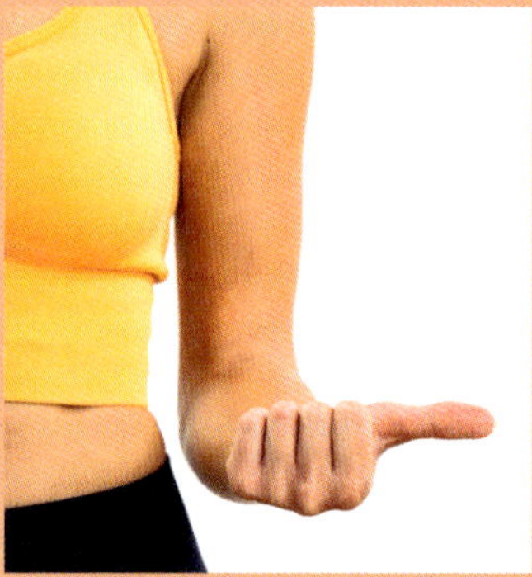

Ist der Unterarm nach außen gedreht, sieht man dies in diesem Fall auch am nach außen zeigenden Daumen.

Eine ganz zentrale Bedeutung hat die Umwendbewegung des Unterarms. Durch das besondere Zusammenspiel von Elle und Speiche sind wir in der Lage, in Kombination mit der Hand jede Stelle unseres Körpers zu berühren. Bei der Auswärtsdrehung des Unterarms stehen beide Unterarmknochen parallel zueinander. Bei der Einwärtsdrehung dreht sich die Speiche um die Elle, es findet eine Überkreuzung beider Knochen statt. In Kombination mit der Ellenbogenbewegung zeigt die Handinnenfläche entweder nach oben oder nach unten. Durch die Umwendbewegungen erlangen wir die größtmögliche Selbstständigkeit im Alltag.

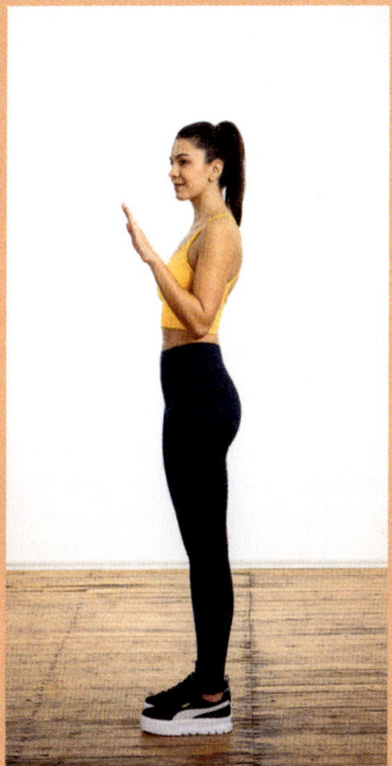

Bei einem gebeugten Ellenbogen mit kombinierter Einwärtsdrehung des Unterarms zeigt die Handinnenfläche nach vorn.

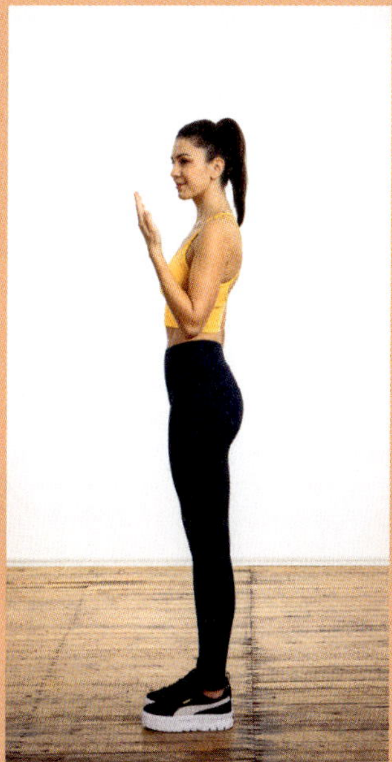

Dank der Umwendbewegung lässt sich die Handinnenfläche bei gebeugtem Ellenbogen auch nach innen drehen.

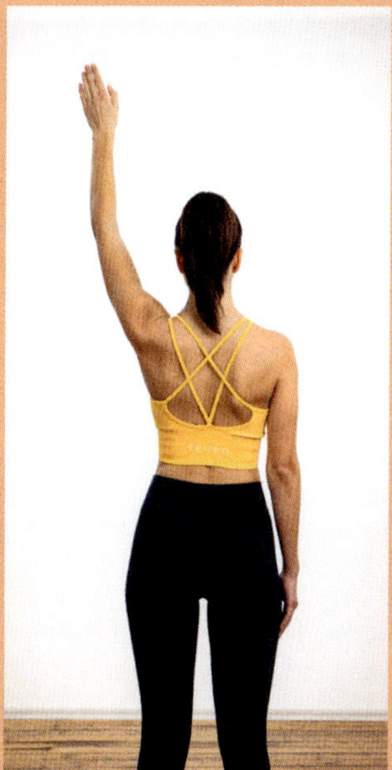

Auch mit einem gestreckten Arm, Richtung über Kopf, lässt sich der Unterarm einwärts drehen und die Handinnenfläche zeigt nach vorn.

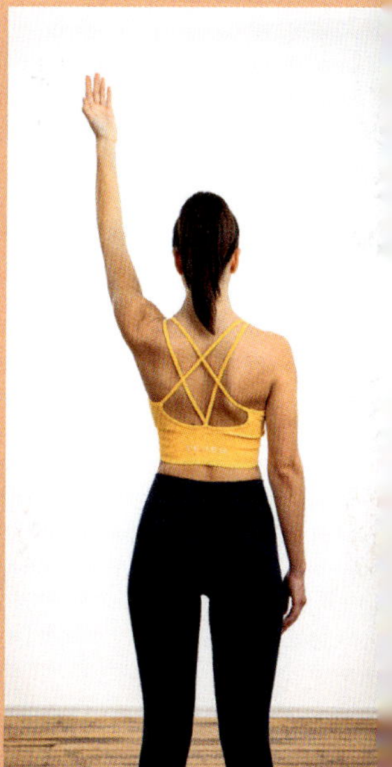

Die Unterarmdrehung lässt sich mit den angrenzenden Gelenken kombinieren.

Das Handgelenk

Über das Handgelenk wird eine Verbindung zwischen Unterarm und Hand geschaffen. Durch die Rotationsbewegungen, die Seitbewegung Richtung Elle und Speiche sowie die Beugung und Streckung wird das Berühren des gesamten Körpers gewährleistet. Hierzu ist das Einschäumen der Haare mit Haarwaschmittel ein gutes Beispiel: Um den gesamten Kopf mit den Handinnenflächen berühren zu können, brauchen wir eine sehr gute Handgelenksbeweglichkeit. Im Handgelenk haben wir zwei Freiheitsgrade, zum einen das Beugen und Strecken des Handgelenks und zum anderen das ellenseitige und speichenseitige Abspreizen des Handgelenks.

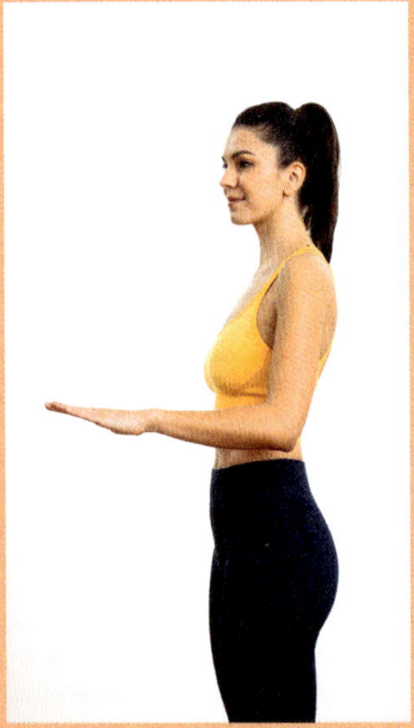

Das Handgelenk liegt in seiner neutralen Position gerade am Unterarm.

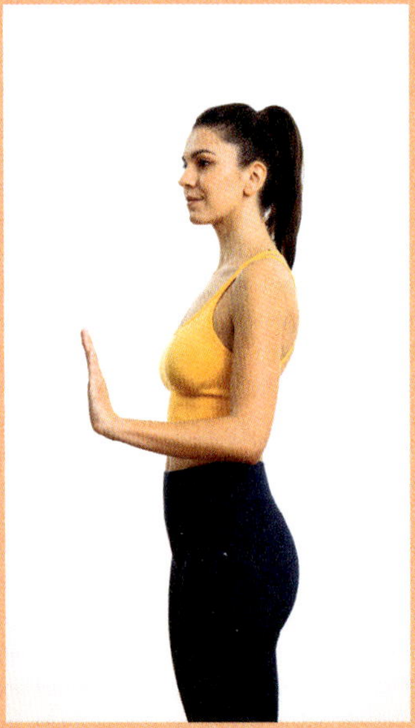

Wenn wir das Handgelenk strecken, heben wir es quasi nach oben an.

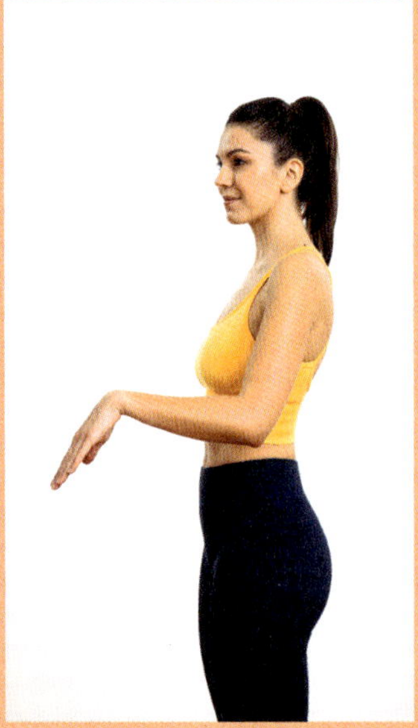

Bei einer Beugung des Handgelenks wird dieses nach unten abgewinkelt.

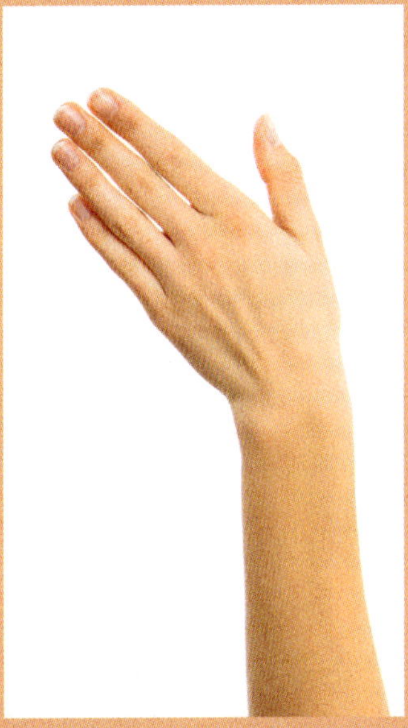

Wir können das Handgelenk seitlich nach außen, also Richtung Elle, bewegen.

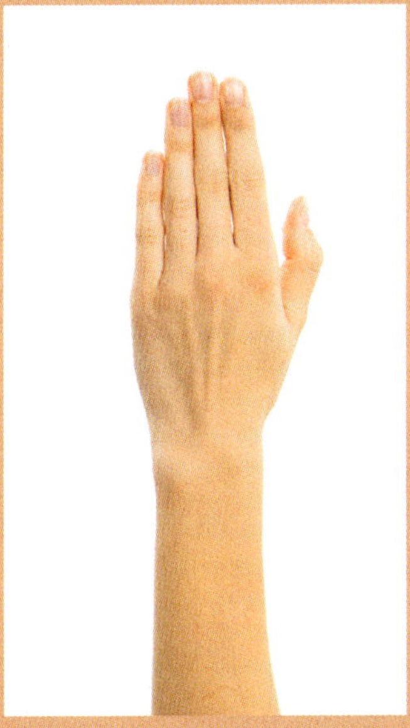

In der neutralen Position bildet das Handgelenk mit der Hand quasi eine Verlängerung des Unterarms.

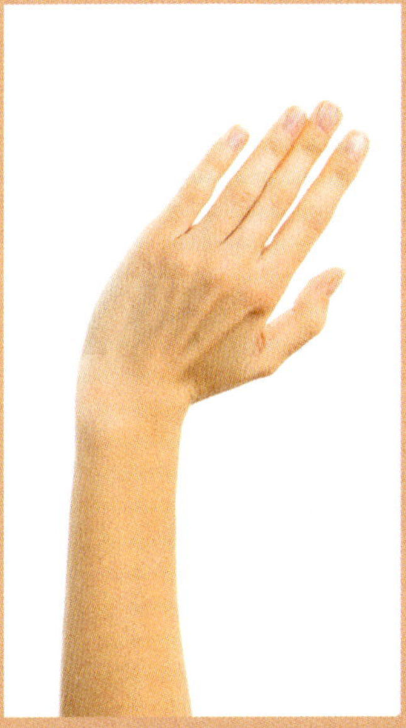

Auch nach innen, Richtung Speiche, lässt sich das Handgelenk bewegen.

Die Langfinger

Zu den Langfingern der Hand zählen der Zeigefinger, Mittelfinger, Ringfinger und Kleinfinger. Unsere Finger ermöglichen wichtige Grundfunktionen wie das Greifen und Tasten. Sie sind Grundvoraussetzung für die Feinmotorik. Die Langfinger weisen zwei Freiheitsgrade auf: erstens das Beugen und Strecken der Fingergrundgelenke, Fingermittel- und Fingerendgelenke und zweitens das Abspreizen und Heranführen der Langfinger.

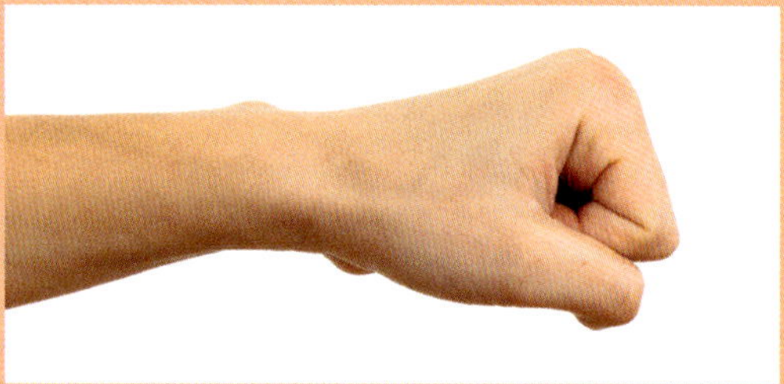

Die Langfinger lassen sich zu einer komplett geschlossenen Faust beugen.

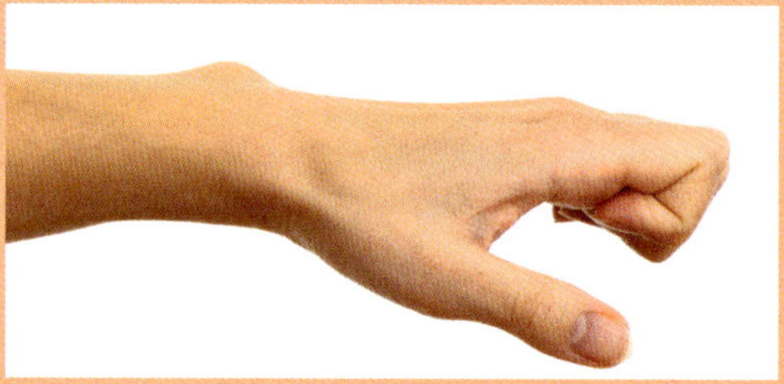

Auch die sogenannte kleine Faust lässt sich mithilfe der Langfinger formen.

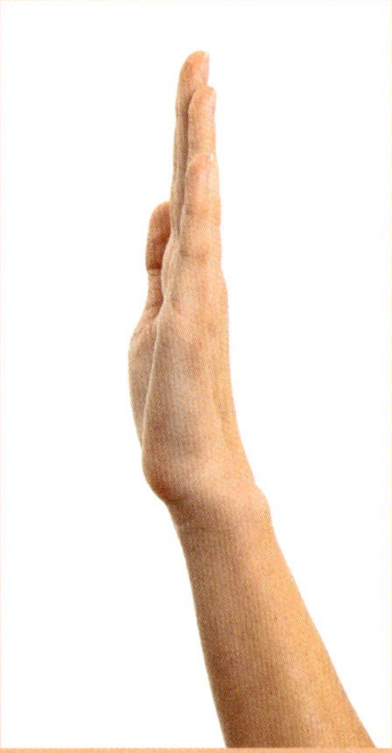

In der vollständigen Streckung der Langfinger wird kein Fingergelenk gebeugt.

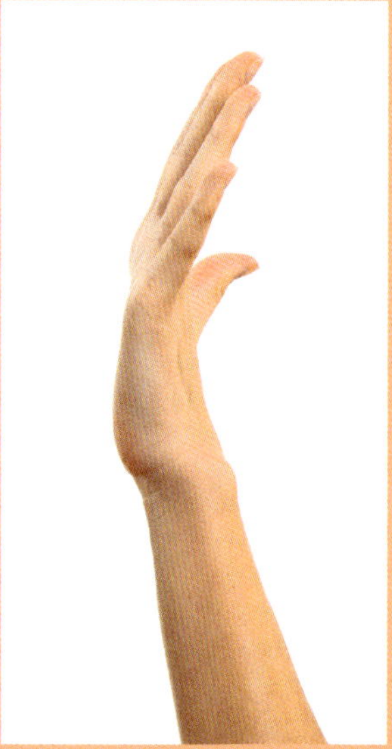

Wenn man die Langfinger überstreckt, sind sie leicht nach hinten geneigt.

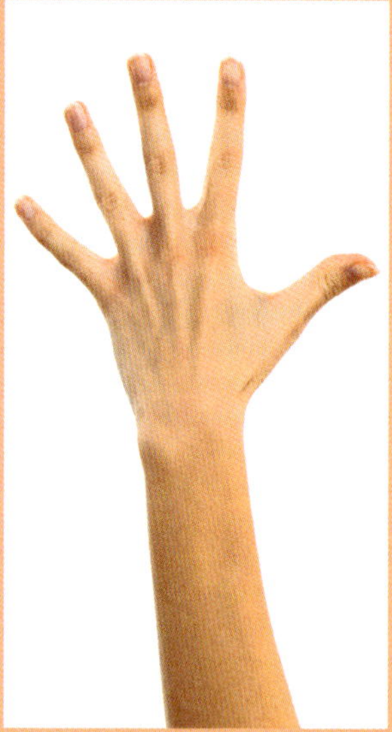

Beim Abspreizen der Langfinger werden diese voneinander wegbewegt.

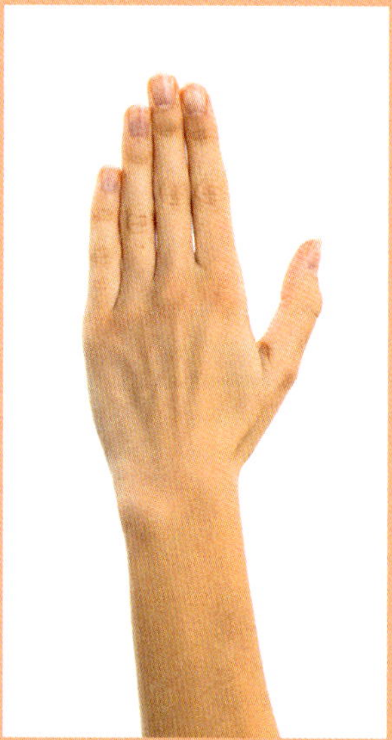

Das Heranführen der Langfinger bewirkt, dass die vier Finger nebeneinanderliegen.

Der Daumen

Der Daumen hat einen anderen knöchernen Aufbau als die Langfinger, da er aus einem Mittelhandknochen, einem Fingergrundglied und einem Fingerendglied gebildet wird. Seine Besonderheit gegenüber den anderen Fingern liegt darin, dass er sich jedem einzelnen Langfinger gegenüberstellen kann. Dies ermöglicht die gelenkige Verbindung zwischen dem ersten Mittelhandknochen und dem Handwurzelknochen großes Vieleckbein *(Os trapezium)*. Beide knöchernen Strukturen bilden das Daumensattelgelenk. Ohne den Daumen ist ein präzises Greifen deutlich erschwert, denn unser Daumen hat Anteil an vielen feinen sowie groben Greifformen und Kombinationsgreifformen. Im Daumen finden sich vier Freiheitsgrade: Wir können den Daumen beugen und strecken, außerdem können wir den Daumen abspreizen und wieder heranführen, drittens können wir ihn jedem Langfinger gegenüberstellen und wieder zurückführen und viertens ist eine Rotation des Daumens möglich, zusammengesetzt aus dem Beugen, Strecken, Abspreizen und Heranführen.

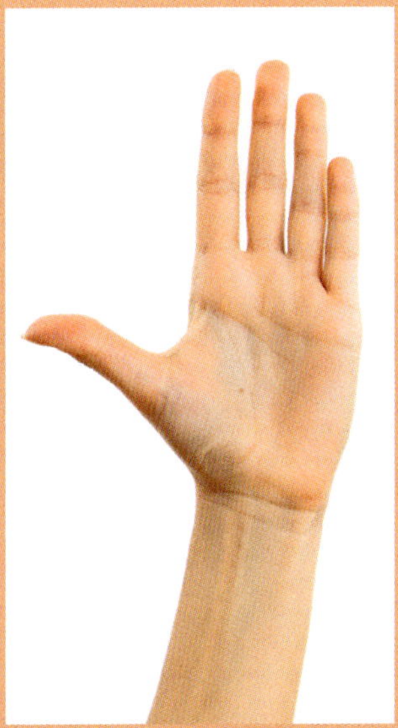

Der Daumen in gestrecktem Zustand

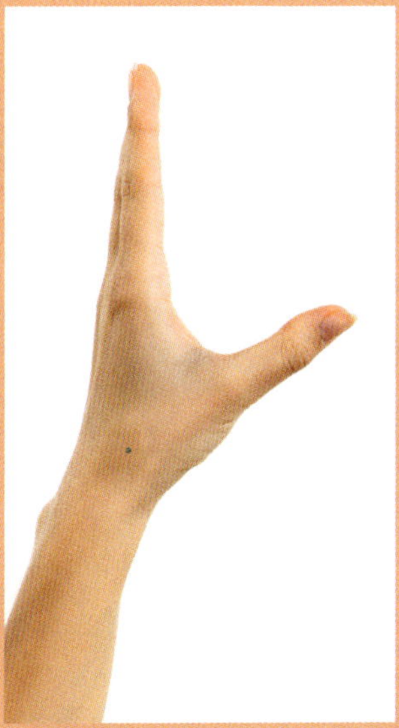

Der Daumen lässt sich von der Mittelhand abspreizen.

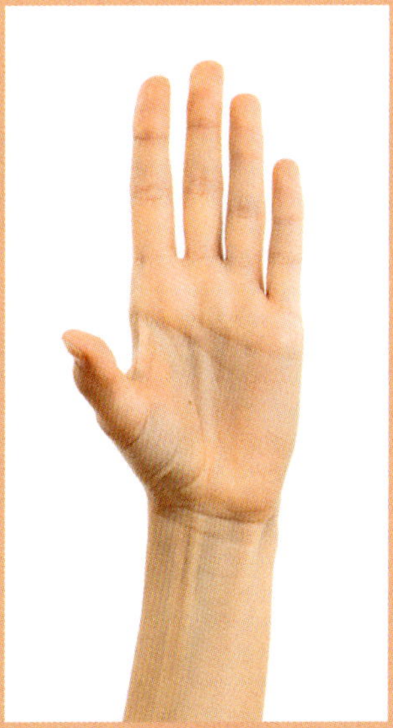

Hier sieht man das Abspreizen des Daumens von vorn.

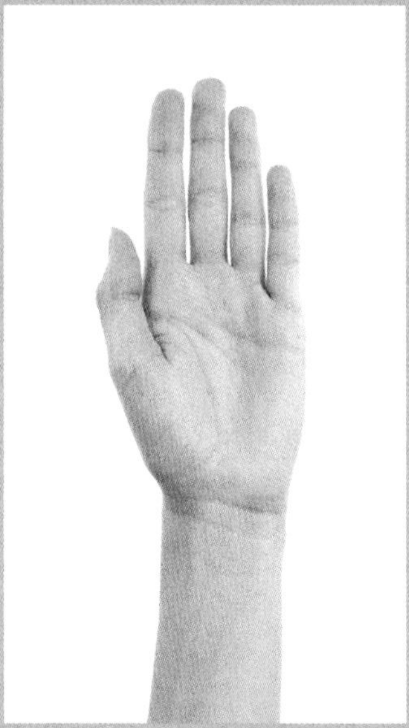

Wenn der Daumen zur Mittelhand geführt wird, liegt er am Zeigefinger an.

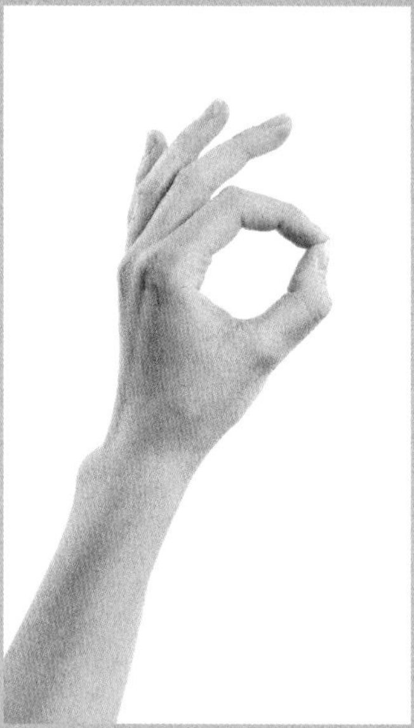

Mit der Fingerbeere des Daumens lassen sich alle Fingerbeeren der Langfinger erreichen, hier der Zeigefinger.

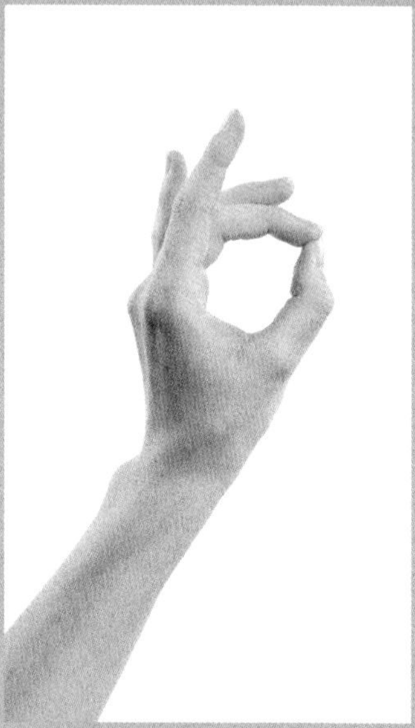

Auch zum Mittelfinger kann die Daumen-Fingerbeere geführt werden.

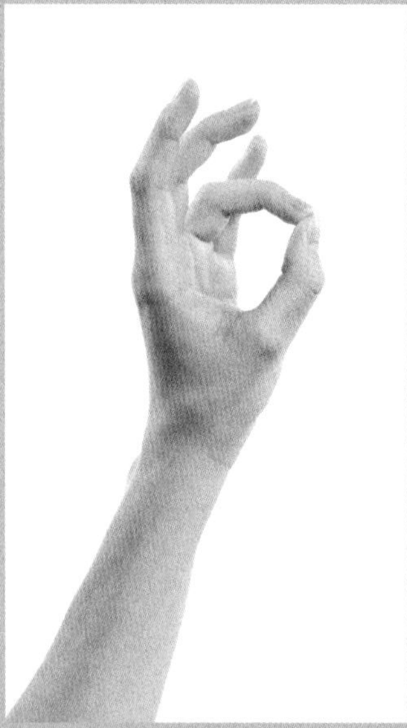

Dem Ringfinger kann der Daumen ebenfalls gegenübergestellt werden.

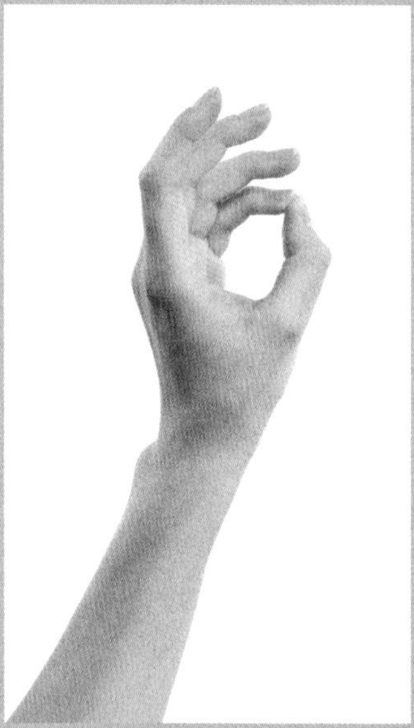

Und auch den kleinen Finger erreicht man mit der Fingerbeere des Daumens problemlos.

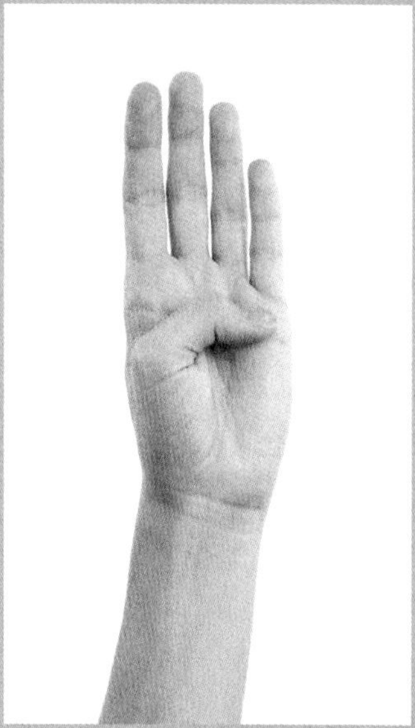

Man kann die Fingerbeere des Daumens auch an das Grundgelenk des Kleinfingers legen.

Motorik

Die Motorik beschreibt die Fähigkeit von Menschen, sich zu bewegen, und umfasst sämtliche Aktivitäten, die mit der Bewegung in Verbindung stehen – von groben Bewegungen wie Gehen und Laufen bis hin zu feinen Bewegungen wie dem Halten eines Pinsels oder dem Spielen eines Klaviers. Es gibt zwei Hauptformen der Motorik: die Grobmotorik und die Feinmotorik. Die Grobmotorik bezieht sich auf die Gesamtbewegungen des Körpers. Hier kommen große Muskelgruppen zum Einsatz und koordinieren die Arme, Beine und Füße. Sie ermöglichen uns zum Beispiel das Laufen, Schwimmen oder Radfahren. Unter Feinmotorik versteht man kleinere, präzisere Bewegungsabläufe der Hände und Finger, die sehr gezielt und koordiniert ausgeführt werden. Dazu zählen feingliedrige Tätigkeiten, die zum einen vom Zusammenspiel, aber auch den selektiven Bewegungen der einzelnen Finger und zum anderen von der Sensibilität abhängig sind.

Die Hand als Greiforgan

Die Hand ist das wichtigste Greif- und Tastorgan des Menschen, das – wie der Name es bereits sagt – als Hauptfunktion das Greifen sowie das Tasten hat. Damit wir diese Greiffunktion ausführen können, müssen wir dazu in der Lage sein, die bereits beschrieben Bewegungen der Langfinger und des Daumens auszuführen – eine intakte Handfunktion ist somit erforderlich, um die vielfältigen Formen des Greifens ausüben zu können.

Greifformen

Die menschliche Hand ist aufgrund ihres sehr komplexen Aufbaus in der Lage, verschiedene Einzelgreifformen und Kombinationsgreifformen auszuführen, die uns den Alltag erleichtern.Dabei unterscheidet man feine Greifformen, grobe Greifformen und Kombinationsgreifformen.

Feine Greifformen:

- Zweipunktgriff
- Dreipunktgriff
- Pinzettengriff
- Interdigitalgriff

Grobe Greifformen:

- Lumbrikalgriff
- Zylindergriff
- Sphärengriff
- Hakengriff
- Schlüssel-oderLateralgriff

Kombinationsgreifformen:

- Faustschluss
- Hantieren
- Manipulieren

Zweipunktgriff

Der Zweipunktgriff, auch Spitzgriff genannt, zählt zu den feinen Greifformen. Der Daumen nimmt eine Beugestellung im Fingergrund- und Fingerendgelenk und der Zeigefinger im Fingergrund-, Fingermittel- und Fingerendgelenk ein. Beide Fingerbeeren berühren sich beziehungsweise einen Gegenstand zu einem gemeinsamen, sehr präzisen Griff.

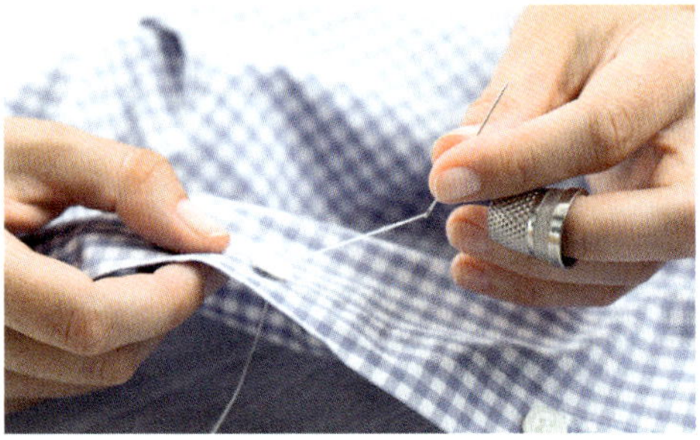

Der Zweipunktgriff am Beispiel einer Hand, die eine Nadel zum Nähen hält

Dreipunktgriff

Der Dreipunktgriff ähnelt dem Zweipunktgriff, mit dem Unterschied der Hinzunahme des Mittelfingers. Diese feine Greifform ist jedermann bekannt durch das Schreiben mit einem Stift. Der Daumen nimmt eine Beugestellung im Fingergrund- und Fingerendgelenk und der Zeigefinger sowie der Mittelfinger im Fingergrund-, Fingermittel- und Fingerendgelenk ein. Dieser Griff ermöglicht eine zielgerichtete und kraftvolle Aufnahme von Gegenständen.

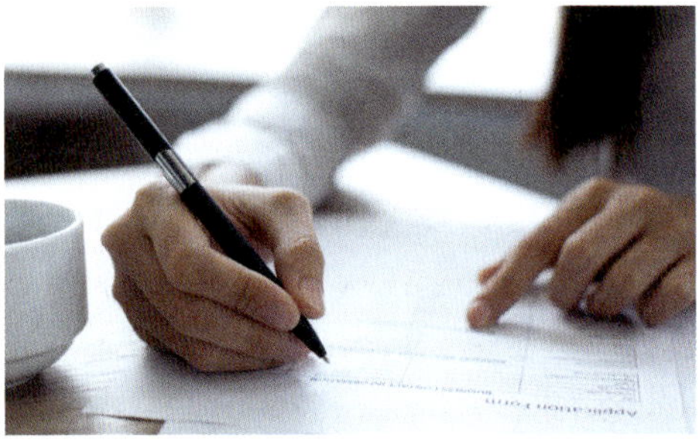

Das Halten eines Stifts, um damit zu schreiben, ist das wohl bekannteste Beispiel für den Dreipunktgriff.

Pinzettengriff

Der Pinzettengriff wird oft mit dem Zweipunktgriff verwechselt. Die Ausführung ist ähnlich und erfolgt über Daumen und Zeigefinger. Bei dieser Greifform werden Fingergrund- und Fingerendgelenk vom Daumen gestreckt, das Fingergrundgelenk vom Zeigefinger gebeugt und das Fingermittel- sowie das Fingerendgelenk gestreckt.

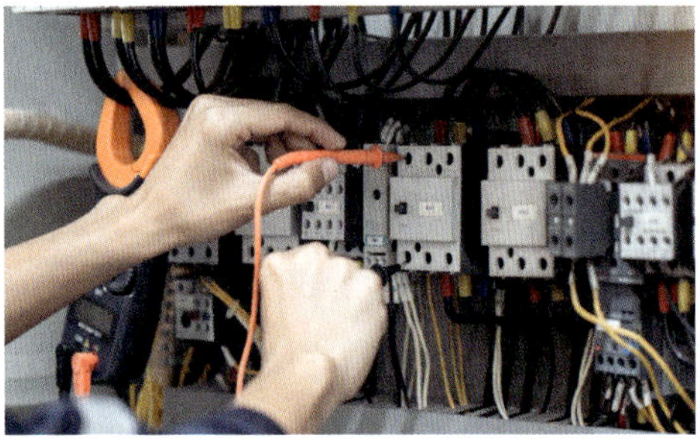

Der Pinzettengriff ist im Berufsleben für das ganz präzise Greifen wichtig.

Interdigitalgriff

Der Interdigitalgriff ist vielen Menschen durch das Halten einer Zigarette beim Rauchen bekannt. Viel mehr Bedeutung erhält diese Greifform jedoch zum Beispiel beim Friseur, wobei beim Haareschneiden Strähne für Strähne zwischen zwei Langfingern gehalten wird. Bei diesem Griff wird also gewissermaßen etwas zwischen den Langfingern eingeklemmt.

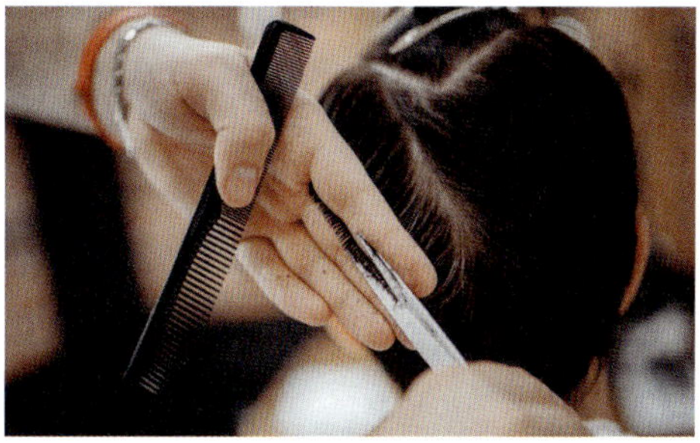

Die Friseurin hält die Haarsträhne mittels des Interdigitalgriffs zum Schneiden fest.

Lumbrikalgriff

Der Lumbrikalgriff ist der »große Bruder« des Interdigitalgriffs. Diese grobe Greifform findet mehrmals täglich ihre Anwendung in unserem Alltag. Die Langfinger sind in den Fingergrundgelenken gebeugt und in den Fingermittel- und Fingerendgelenken gestreckt. Der Daumen wird im Fingergrund- sowie im Fingerendgelenk gestreckt und wird den Langfingern zum gemeinsamen Griff gegenübergestellt. Es handelt sich um einen kraftvollen Griff durch den Anpressdruck von Langfingern und Daumen.

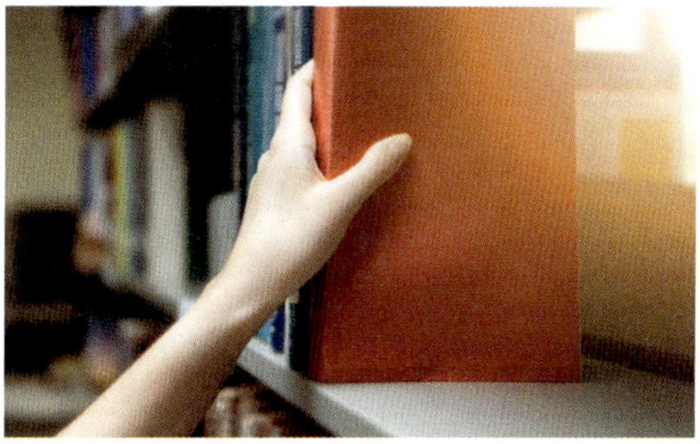

Mit dem Lumbrikalgriff greifen wir flache aber auch durchaus schwere Gegenstände, wie beispielsweise Bücher.

Zylindergriff

Der Zylindergriff gehört zu den groben Greifformen. Der Daumen und alle Langfinger befinden sich in Beugestellung und umschließen kraftvoll zylindrische Gegenstände – ein absoluter Alltagsgriff.

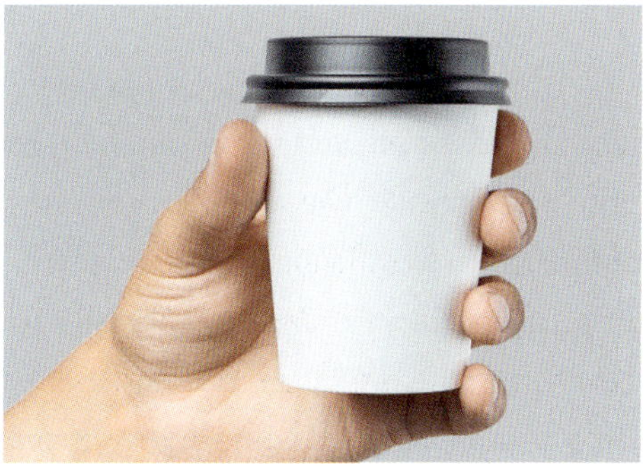

Mit dem Zylindergriff greifen wir runde Körper, wie beispielsweise Becher oder Flaschen.

Sphärengriff

Der Sphärengriff erfordert den vollen Einsatz von Daumen und allen Langfingern. Für diesen Griff sind die Abspreizfähigkeit der Langfinger sowie eine gute Hohlhandausformung notwendig. Alle Fingerbeeren der Langfinger und des Daumens berühren den Gegenstand.

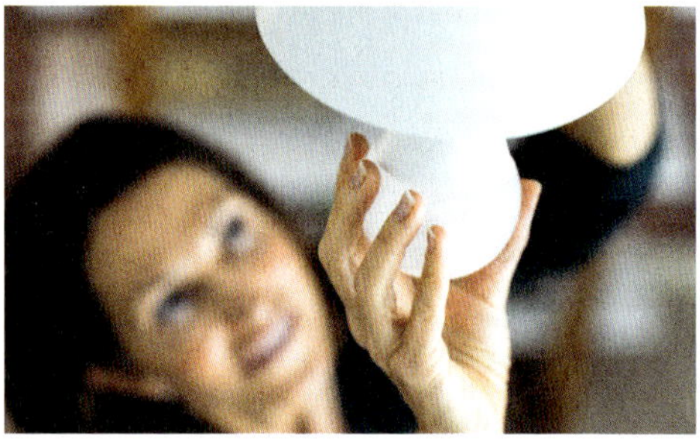

Zum Ein- und Ausschrauben einer Glühbirne wird ebenfalls der Sphärengriff eingesetzt.

Hakengriff

Diese grobe Greifform wird von den Langfingern ausgeführt. Die Fingergrundgelenke befinden sich in Streckung und die Fingermittel- sowie die Fingerendgelenke in Beugung. Es erfolgt eine unglaublich gute Kraftübertragung auf die zwei körperfernen Fingergelenke, die in der Lage sind, das komplette Körpergewicht zu tragen, wie zum Beispiel beim Klettern.

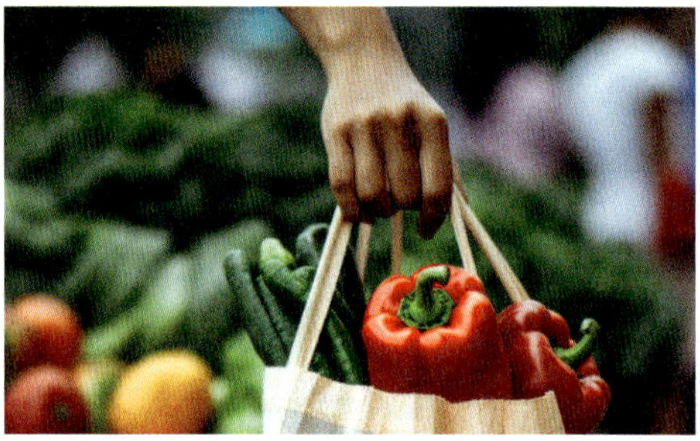

Den Hakengriff nutzen wir im Alltag oft, um Gegenstände festzuhalten oder zu transportieren.

Schlüssel- oder Lateralgriff

Der Schlüsselgriff gehört zu den groben Greifformen und verrät durch seinen Namen schon die Positionierung der Finger, denn jeder kennt ihn durch das Auf- und Zuschließen von Schlössern zum Beispiel an Türen oder Fahrrädern. Diese Greifform findet im Alltag noch viel mehr Anwendung. Die Beugestellung der Langfinger schafft Stabilität in der Hand, während der Daumen kraftvoll Dinge seitlich am Zeigefinger fixieren kann.

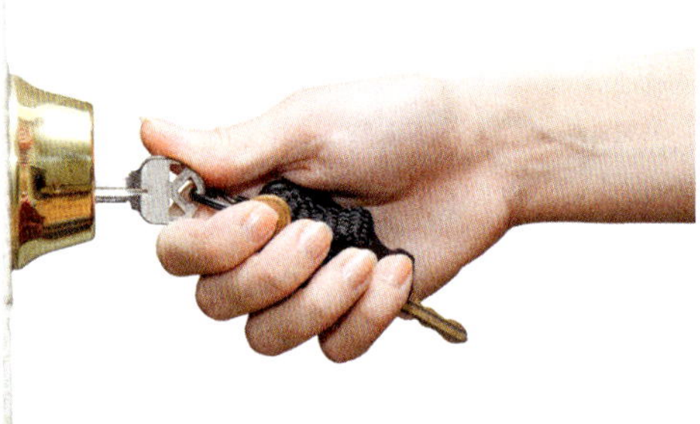

Der Schlüsselgriff am Beispiel des Aufschließens eines Schlosses

Faustschluss

Der Faustschluss gehört zu den Kombinationsgreifformen. Die Langfinger werden maximal gebeugt und der Daumen verriegelt in Beugestellung zu einem kraftvollen Griff.

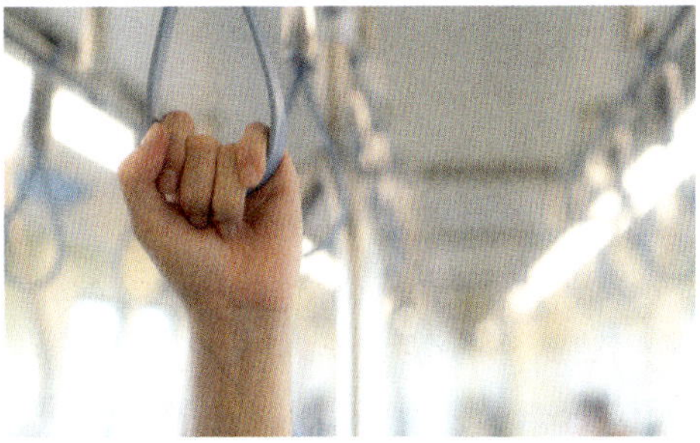

Zum Festhalten, beispielsweise in der Bahn, setzen wir häufig den Faustschluss ein.

Hantieren

Nutzen wir das Zusammenspiel aller Langfinger und des Daumens, das uns das Aufnehmen und Sammeln mehrerer Gegenstände in der Hand ermöglicht, bezeichnet man dies als Hantieren. Diese Kombinationsgreifform besteht aus Beugung, Streckung, Kraftdosierung, Haltefunktionen und selektiven Fingerbewegungen.

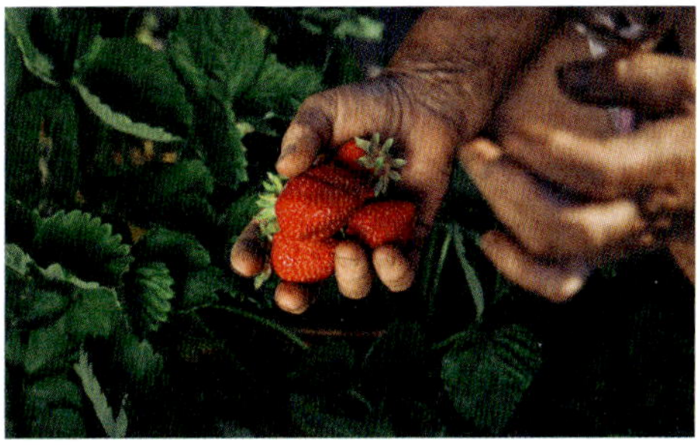

Um Dinge zu ergreifen und festzuhalten, nutzen wir häufig das Hantieren.

Manipulieren

Gegenstände in der Hand drehen und gleichzeitig mit entsprechender Kraftdosierung mit den Langfingern und dem Daumen fixieren, hat einen sehr hohen feinmotorischen Anspruch. Bei dieser Greifform handelt es sich ebenso um eine Kombination bestehend aus Beugung, Streckung, Kraftdosierung, Haltefunktionen und selektiven Fingerbewegungen.

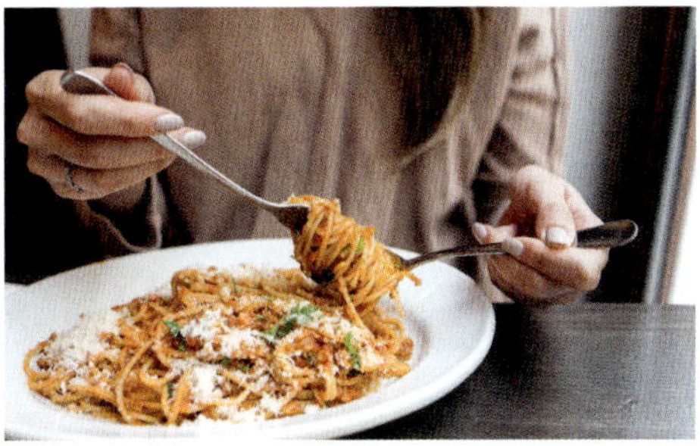

Wenn wir etwas festhalten und gleichzeitig drehen, wie hier eine Gabel beim Pastadrehen, nennt man dies manipulieren.

Die Hand als Tastorgan

Die fünf klassischen Sinne des Menschen sind Sehen, Hören, Riechen, Schmecken und Tasten. Bei Letzterem, dem Tasten, spielt die Hand eine entscheidende Rolle, weshalb sie auch als Tastorgan bezeichnet wird. Besonders in den Fingerbeeren sind zahlreiche Tastkörperchen angesiedelt, über die wir Empfindungen aufnehmen. Da in den Fingerbeeren so viele Tastempfänger enthalten sind, sind diese besonders berührungsempfindlich und tastsensibel und können selbst geringste und feinste Details erspüren. Die Hände sind aus diesem Grund eines der wichtigsten Sinnesorgane unseres Körpers.

Oberflächensensibilität

Die Hand ist der einzige Körperteil, auf dem einer der Sinne lokalisiert ist und der außerhalb unseres Kopfes liegt. Mithilfe der Tastkörperchen können wir Reize wie Bewegung, Dehnung, Druck, Vibration, Temperatur und Schmerz über die Oberfläche der Haut wahrnehmen und an das Gehirn weiterleiten. Auch Formen von Gegenständen, Oberflächenqualitäten, alle Wahrnehmungen, die wir mit unseren Augen allein nicht leisten können, können wir mit den Händen erstasten. Diese Wahrnehmung von Druck und anderen Reizen bezeichnet man als taktile Wahrnehmung oder auch Oberflächensensibilität. Ein gutes Beispiel hierfür ist die Blindenschrift, die ausschließlich über die Fingerbeeren wahrgenommen und gelesen wird. Da der Tastsinn bei blinden Menschen besonders stark ausgeprägt ist und durch gezieltes Training noch weiterentwickelt werden kann, sind blinde und sehbehinderte Menschen oftmals dazu in der Lage, sich über das Ertasten in ihrer Umgebung zurechtzufinden, die Blindenschrift (Brailleschrift) zu lesen und mithilfe spezieller Tastaturen auch Arbeiten am Computer durchzuführen.

Tiefensensibilität

Intakte Muskulatur, Gelenke, Sehnen, Bänder und Bindegewebe sind die Voraussetzungen für eine gute Tiefensensibilität. All diese Strukturen liefern uns Informationen über die Richtung ausgeführter Bewegungen, Widerstände, die auf den Körper wirken, und Lageveränderungen. Sie ermöglichen es uns, uns frei im Raum bewegen zu können. Die Tiefensensibilität gehört zu den komplexen Sinneswahrnehmungen, die Wahrnehmung aus dem Körperinneren. Das Schreiben ist ein gutes Beispiel für Tiefensensibilität. Wir sind in der Lage, Hand und Finger so zu positionieren, um den Stift im optimalen Griff und der idealen Gelenkstellung zu halten. Für ein gutes Schriftbild ist auch die Kraftdosierung und Koordination sehr wichtig, damit der Stift nicht zu verkrampft gehalten wird und wir die Stiftmine nicht durch das Papier drücken, was dank des gut ausgebildeten Tastsinns der Hand funktioniert.

KAPITEL

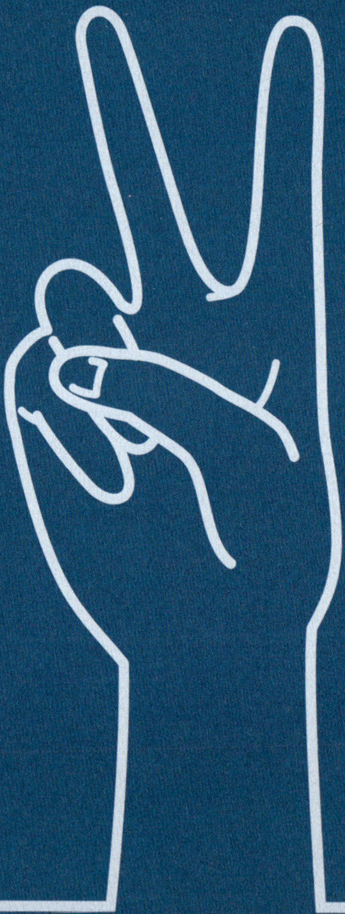

FUNKTIONEN DER HAND SELBST TESTEN

HANDFUNKTION UND IHRE BEDEUTUNG

Unsere Hände sind funktionelle Wunder, zusammengesetzt aus vielen Einzelteilen, die im Zusammenspiel eine Vielzahl an Bewegungsmustern bieten. Hände üben Funktionen aus, die sich aus einem maximalen Bewegungsausmaß der Hand- und Fingergelenke, dem schützenden Hautmantel und der muskulären Ansteuerung ergeben. Die Hand ermöglicht die Anwendung zahlreicher Greifformen sowie harmonischer Bewegungsabläufe, die sich vom Kindesalter bis ins hohe Lebensalter automatisieren und völlig intuitiv in unserem Alltag zum Einsatz kommen. Mit unseren Händen sind wir zum Beispiel in der Lage, Werkzeuge aller Art zu bedienen, Musikinstrumente zu spielen, über das Gestikulieren bis hin zur Gebärdensprache miteinander zu kommunizieren. Die Sensoren und anatomischen Strukturen unserer Hände lassen uns feinmotorische Höchstleistungen erbringen.

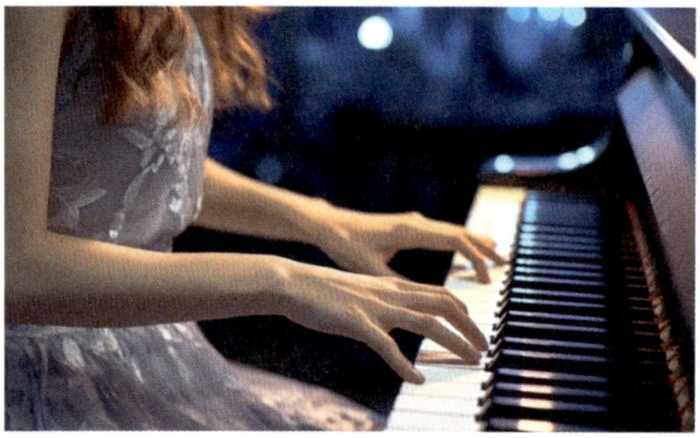

Wir können mit unseren Händen so viel mehr als nur zu greifen und festzuhalten.

Funktionseinschränkungen an der Hand richtig wahrnehmen und einordnen

Jede Hand ist individuell in ihrem anatomischen Aufbau, im maximalen aktiven Einsatz und in ihren Bewegungsausführungen. Schon im Seitenvergleich können Unterschiede bei den Händen eines Menschen auftreten, die einen aber nicht gleich beunruhigen sollten. Die Funktionalität der Hand ist von vielen Faktoren abhängig, und deshalb ist es umso wichtiger, die Handfunktion nicht nur anhand einer Normwerttabelle zu beurteilen.

Diese Faktoren können die Handfunktion beeinflussen:

- Hohe Belastungen, zum Beispiel durch bestimmte Arbeitsbedingungen
- Sportliche Aktivitäten
- Allgemeiner körperlicher Trainingszustand
- Anatomische Besonderheiten
- Grunderkrankungen
- Verletzungen
- Unfälle und daraus resultierende Unfallfolgen

Unsere Hände sind genauso abhängig von regelmäßiger Bewegung wie unsere Beine und der Rücken auch. An der Hand gilt der gleiche Spruch: »Wer rastet, der rostet!« Funktionelle Einschränkungen der Hände nehmen wir nicht sofort wahr, es sei denn, ein Unfallfallereignis mit entsprechenden Verletzungsmustern liegt vor. Unser Körper ist ein wahrer Künstler der Anpassung. Jeder kennt sie, die zahlreichen Kompensationsmechanismen. »Dann mache ich es eben anders« bis hin zu: »Kannst du für mich die Flasche öffnen?« Wir finden alle unseren Weg, Handlungen aufgrund von Bewegungseinschränkungen oder Schmerzen anzupassen oder mit Hilfsmitteln zu unterstützen beziehungsweise zu vereinfachen. Bevor wir etwas für unsere Handgesundheit tun, gehen wir viele Kompromisse ein, die bis zu einem Vermeidungsverhalten reichen können. Sobald allerdings die Vermeidung des aktiven Einsatzes der Hand eintritt, sollten die eigenen Alarmglocken läuten, denn die Handfunktion ist abhängig vom Gebrauch der Hand. Sobald wir unsere Hände nur noch sehr verhalten einsetzen und unsere Aktivitäten des täglichen Lebens dementsprechend organisieren, kommt es auch zu Veränderungen der anatomischen Strukturen, die sich dann auch in ihrer Funktion verändern.

Die Hände sind in enorm vielen Teilbereichen des täglichen Lebens beteiligt. Das beginnt gleich am Morgen, wenn wir uns um unsere Körperhygiene und Körperpflege kümmern. Auch zum An- und Auskleiden, zur Nahrungsmittelzubereitung und -aufnahme und zur Haushaltsführung sind unsere Hände das essenzielle Tool. Für unsere Kommunikation und Mobilität genauso wie für nahezu alle Berufe und Hobbys brauchen wir die Fähigkeit unserer Hände.

Doch woran erkennen wir, wann die Hand nicht mehr richtig funktioniert? Dazu kann der folgende Leitfaden für das bewusste Wahrnehmen von Einschränkungen an der Hand dienen:

- Bewegungs- und Funktionseinschränkungen
- Veränderungen der Sensibilität und Geschicklichkeit
- Kraft und Kraftausdauer
- Schmerzen an der Hand

Bewegungs- und Funktionseinschränkungen beim Essen mit Besteck

Der Umgang mit Messer und Gabel verändert sich mehrfach im Laufe des Lebens. Im Kleinkindalter lernt man, mit Gabel und Löffel zu essen. Die Besteckpositionierung in der Hand ermöglicht uns die selbstständige Nahrungsaufnahme. Da in diesem Alter das Greifen und Festhalten von Gegenständen im Vordergrund steht, handelt es sich eher um die grobe Greifform, den Zylindergriff. Später wird vom einhändigen Essen mit der Gabel oder dem Löffel zum beidhändigen Essen mit Messer und Gabel umgestellt. Unsere Hände positionieren das Besteck

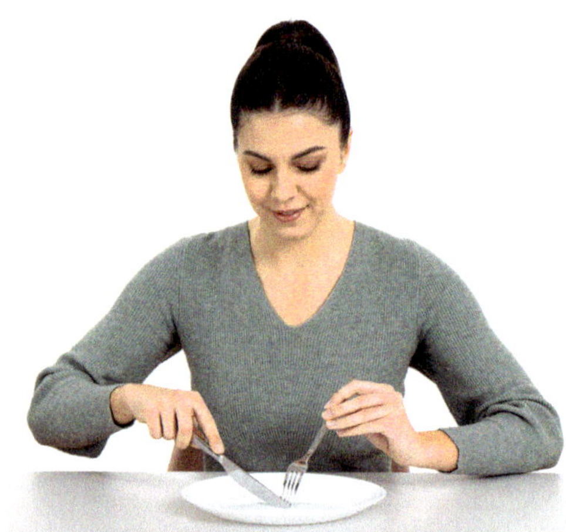

Wenn sich bei der Nutzung von Messer und Gabel Probleme einstellen, kann dies auf eine Funktionseinschränkung der Hand hinweisen.

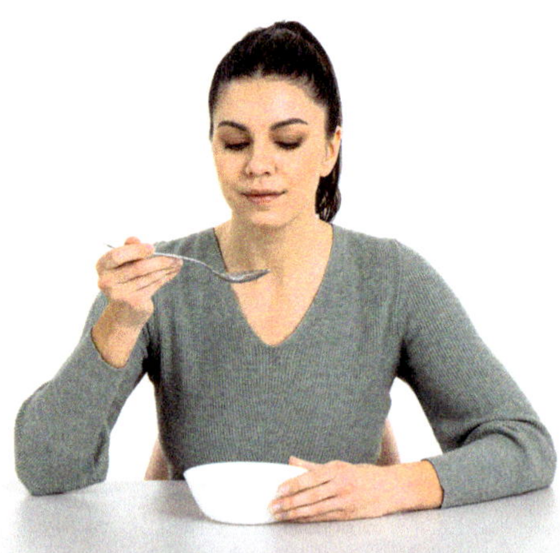

Können Sie das Besteck, wie in diesem Bild den Löffel, problemlos zum Mund führen?

für die Nahrungszerteilung und führen die Gabel zur Nahrungsaufnahme zum Mund. Beim Umgang mit Messer und Gabel erkennt man sehr deutlich, wenn Bewegungseinschränkungen von Hand und Fingern vorliegen.

Dazu können Sie sich folgende Fragen stellen:

- Wie halten Sie Ihr Besteck?
- Hat sich die Positionierung in der Hand verändert?
- Können Sie den Besteckgriff gut umschließen und bei der Benutzung sicher festhalten?
- Können Sie genug Druck beim Schneiden mit dem Messer aufbauen?
- Gibt es Veränderungen bezüglich Druckdosierung beim Zerkleinern von Lebensmitteln?
- Wie führen Sie das Besteck zum Mund?
- Haben Sie Bewegungs- und Funktionseinschränkungen im Bereich Oberarm und Schulter oder Ellenbogen und Unterarm? Beziehen sich die Einschränkungen nur auf die Hand?

Bewegungs- und Funktionseinschränkungen beim Schreiben mit dem Stift

Jeder Mensch hat seine eigene Handschrift und seine persönliche Stifthaltung. Leider schreiben wir in der heutigen Zeit viel zu wenig manuell, da Stift und Zettel von der Technik abgelöst wurden. Dadurch haben sich auch die Hände und Fingergelenke an die technischen Gegebenheiten angepasst und somit auch verändert. Die Art der Belastung und das geforderte Bewegungsausmaß haben ebenso Auswirkungen auf die anatomischen Strukturen und den Einsatz der möglichen Greifformen. Kurz und knapp: Wir verlernen nach und nach das Schreiben mit der Hand.

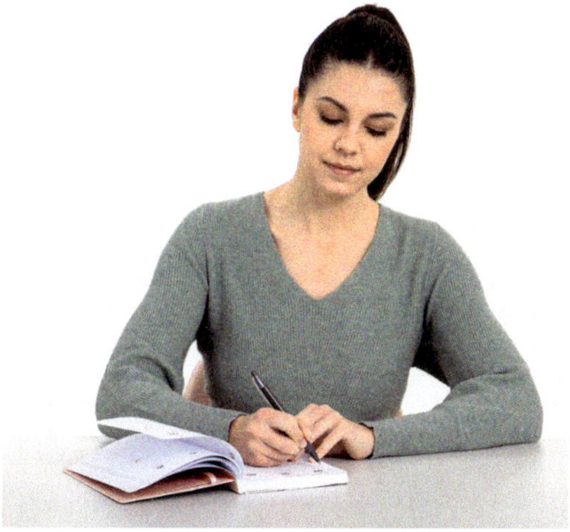

Beim Schreiben mit der Hand zeigen sich eventuelle Bewegungs- oder Funktionseinschränkungen sehr schnell.

Dies fällt besonders dann auf, wenn wir etwas unterschreiben müssen. Je seltener wir mit der Hand schreiben, desto eher stellen wir fest, dass diese Form des Schreibens für uns anstrengend ist und man manchmal seine eigene Schrift nicht lesen kann. Die durch das seltenere Schreiben entstehenden Bewegungs- und Funktionseinschränkungen führen zu einem deutlich veränderten Schriftbild und oft zu einem Vermeidungsverhalten. Stellen Sie sich doch einmal folgende Fragen:

- Schreiben Sie noch gern mit der Hand? Wenn ja, gibt es Unterschiede in der Benutzung von Bleistift, Kugelschreiber, Fineliner oder sogar Füllfederhalter?
- Wann greifen Sie zum Stift? Gehört das Schreiben zu Ihrem Alltag oder reduziert es sich auf den Einkaufszettel, den Kalendereintrag, das Schreiben einer Geburtstagskarte oder die gelegentliche Unterschrift?
- Hat sich Ihre Schrift im Laufe der Zeit verändert?
- Können Sie den Stift im Dreipunktgriff halten oder favorisieren Sie eine andere Stifthaltung?
- Drücken Sie beim Schreiben sehr stark auf und entsteht dabei ein krampfendes Gefühl in der Hand?

Bewegungs- und Funktionseinschränkungen bei der Körperhygiene und Körperpflege

Regelmäßige Körperhygiene ist wichtig, jedoch mit einer eingeschränkten Handfunktion gar nicht so einfach. Gewohnte Abläufe und Routinen benötigen deutlich mehr Zeit oder verlangen sogar Unterstützung. Um unseren Körper optimal zu pflegen, ist nicht nur die Funktionalität der Hand von großer Bedeutung, sondern auch das Zusammenspiel der gesamten oberen Extremität notwendig. Die Hygiene nach dem Toilettengang ist das beste Beispiel dafür, denn jeder von uns ist bestrebt, diesen Vorgang so lange

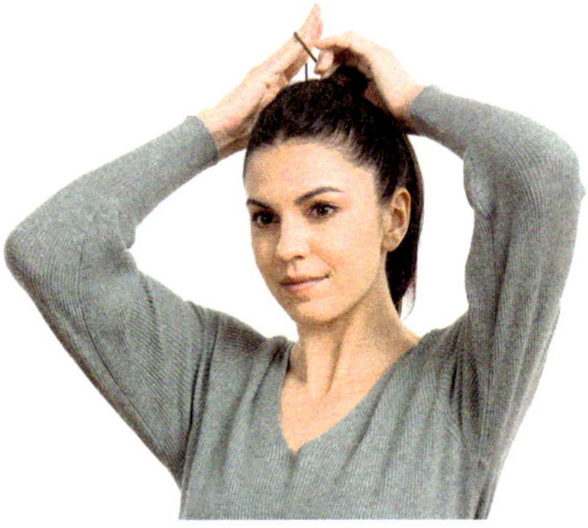

Schaffen Sie es, sich wie gewohnt die Haare zu einem Pferdeschwanz oder Zopf zu binden?

wie möglich selbstständig ausführen zu können. Zur Körperpflege gehören auch das Haarewaschen und Stylen. Beide Tätigkeiten sind von allen Freiheitsgraden der Gelenke des Arms und der Hand abhängig.

Auch in diesem Zusammenhang gibt es ein paar Fragen, die bei der Erkennung helfen können:

- Erreichen Sie wie gewohnt alle zu pflegenden Körperstellen?
- Hat sich Ihre Pflegeroutine verändert?
- Welche Bewegungsrichtungen fallen Ihnen schwer?
- Vermeiden Sie bestimmte Tätigkeiten?

Veränderung der Sensibilität und Geschicklichkeit

Das Gefühl von eingeschlafenen kribbeligen Fingern kennt bestimmt jeder. Meist tritt es bei ungünstigen Finger- und Handgelenkstellungen über einen längeren Zeitraum auf und kann durch das Ausschütteln der Hände oftmals schnell gelindert werden. Beim Radfahren passiert es ganz oft, dass durch zu viel Druck auf den Handballen, was beim Abstützen auf dem Lenker geschehen kann, der Mittelnerv irritiert wird. Während der Fahrt entsteht dann ein unangenehmes Gefühl in der Hand, das die Fahrsicherheit beeinträchtigt.

Sensibilitätsveränderungen können im Alltag sehr belastend sein. Am Anfang ist es eine gelegentliche Gefühlsstörung, die mit der Zeit allerdings zu einem täglichen Begleiter werden kann. Die Wahrnehmung verändert sich immer mehr und wir versuchen uns dem Zustand anzupassen. Nicht nur Oberflächen werden unterschiedlich wahrgenommen, auch das Temperaturempfinden kann beeinträchtigt und die Reizwahrnehmung kann gesteigert oder herabgesetzt sein. Durch die Veränderung der Sensibilität verändert sich auch die Geschicklichkeit, angefangen bei dem Aufnehmen von Münzen aus dem Geldbeutel, dem Arbeiten mit Nadel und Faden, dem Schreiben mit dem Stift, Schließen einer Knopfleiste oder dem Zusammenführen der Reißverschlussteile und dem Schließen einer Jacke. Durch eine Sensibilitätsveränderung wird man etwas unsicher und gezwungenermaßen langsamer in der Ausführung unterschiedlicher Tätigkeiten.

Um festzustellen, ob bei Ihnen eine Veränderung der Sensibilität und/oder Geschicklichkeit vorliegt, können Sie sich folgende Fragen stellen:

- Bei welchen Tätigkeiten nehmen Sie die Veränderung der Sensibilität am meisten wahr?
- Begleiten die Gefühlsstörungen nur Ihren Alltag oder wird bereits Ihre nächtliche Ruhe gestört?
- Handelt es sich um eine belastungsabhängige Gefühlsstörung?
- Welcher Bereich der Hand oder Finger ist betroffen?
- Welche Bewegungen oder Maßnahmen verschaffen Linderung in den Momenten des Auftretens?

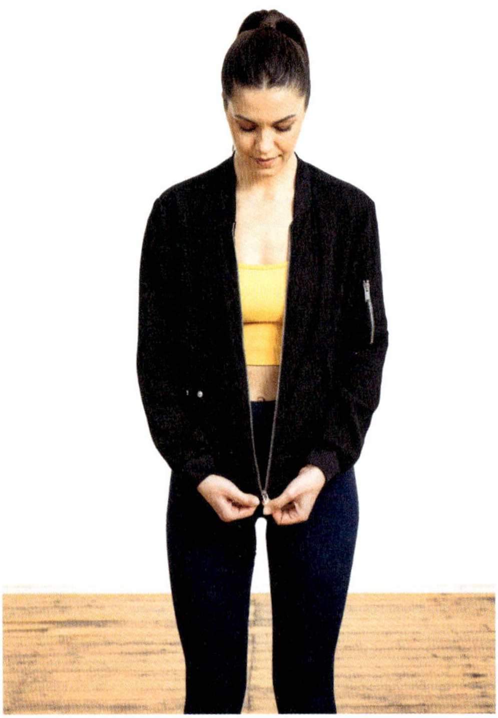

Wenn sich die Geschicklichkeit verschlechtert, kann sich dies daran zeigen, dass man Probleme mit dem Einfädeln eines Reißverschlusses hat.

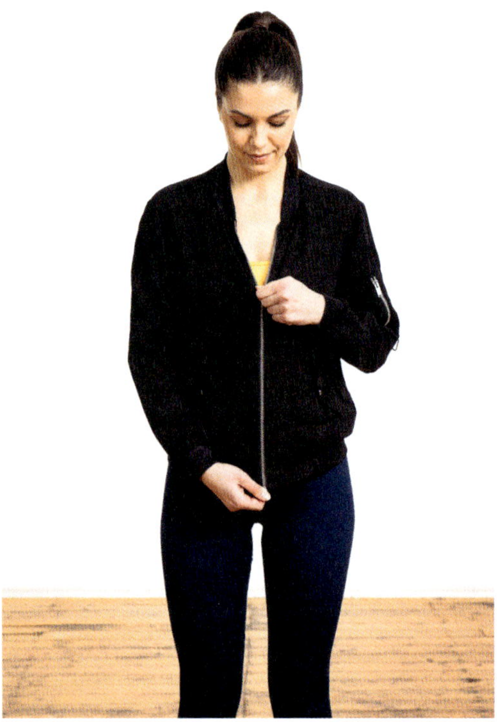

Auch das Hochziehen des Reißverschlusses funktioniert bei schlechterer Sensibilität nicht mehr optimal.

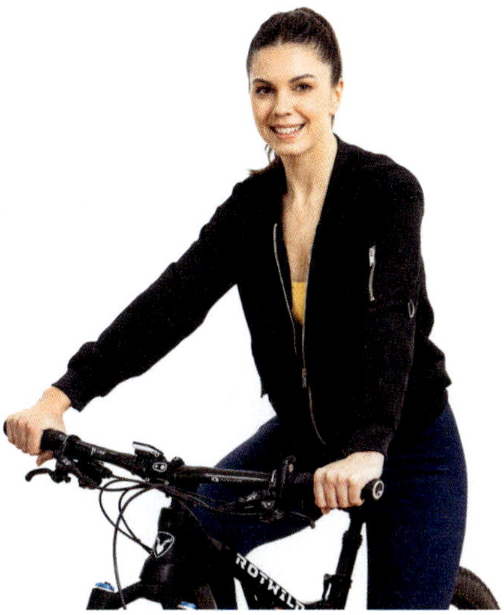

Zu viel Druck auf den Fahrradlenker kann zu Irritationen des Mittelnervs führen.

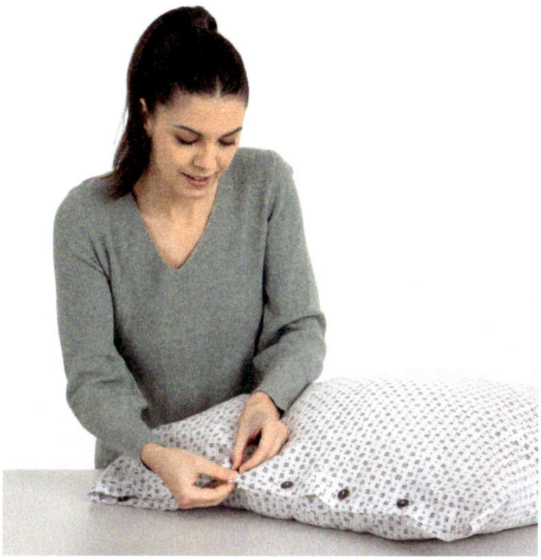

Wenn sich Knöpfe nur noch schwer schließen lassen, deutet dies auf eine schwindende Geschicklichkeit hin.

Kraft und Kraftausdauer

Es passiert jedem mal, dass einem Dinge aus der Hand fallen oder einfach die Kraft in den Händen fehlt, um zum Beispiel eine Wasserflasche zu öffnen. Ungewöhnlich wird es allerdings dann, wenn dieses Problem über einen längeren Zeitraum andauert. Das tägliche Leben hält viele Tätigkeiten bereit, die den Krafteinsatz unserer Hände verlangen. Auch wenn die Hände eine sehr gute Beweglichkeit haben und die Gelenke keine Probleme bereiten, kann es zu einer Kraftminderung und unzureichenden Kraftausdauer kommen, und dann sind viele Verschlüsse und Verpackungen bereits ein Hindernis, wie zum Beispiel Sicherheitsverschlüsse, Konservendosen, Schraubgläser, Wäscheklammern, Heftgeräte mit Tackerklammern und viele mehr. Manchmal ist die Kraft nicht einmal mehr ausreichend für das Ausdrücken einer Zahncremetube und das gleichzeitige Halten der Zahnbürste mit der anderen Hand beim Auftragen der Zahncreme. Es kann die grobe oder feine Greifkraft betroffen sein oder auch beide gleichzeitig. Meist geht dies mit einem Kraftverlust der gesamten oberen Extremität einher. Eine weitere alltägliche Handlung ist das Binden einer Schleife am Schuh. Hat man Probleme mit der Handkraft, kann es sehr schwierig werden, die Schleife festzubinden.

Dies sind die Fragen, die Sie sich stellen können, um Ihre Kraft zu überprüfen:

- Haben Sie das Gefühl, Ihnen fällt sehr vieles aus der Hand?
- Handelt es sich um einen andauernden Kraftverlust oder ist er anhängig von einer Tätigkeit oder Handlung?
- Bezieht sich der Kraftverlust auf die Hand oder den gesamten Arm?
- Welche Tätigkeiten sind besonders betroffen?

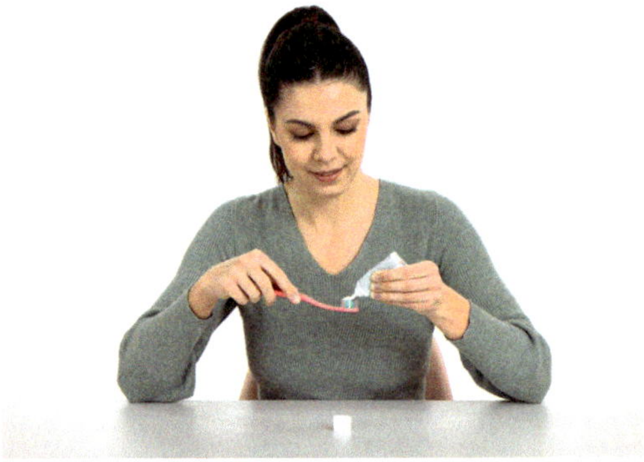

Können Sie problemlos mit einer Hand die Zahnbürste halten und mit der anderen die Zahnpasta auftragen?

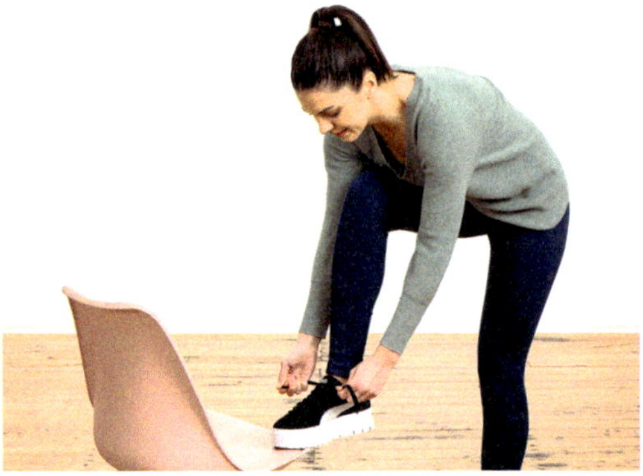

Wenn das Binden der Schuhe schwierig wird, kann dies an einem Kraftverlust in den Händen liegen.

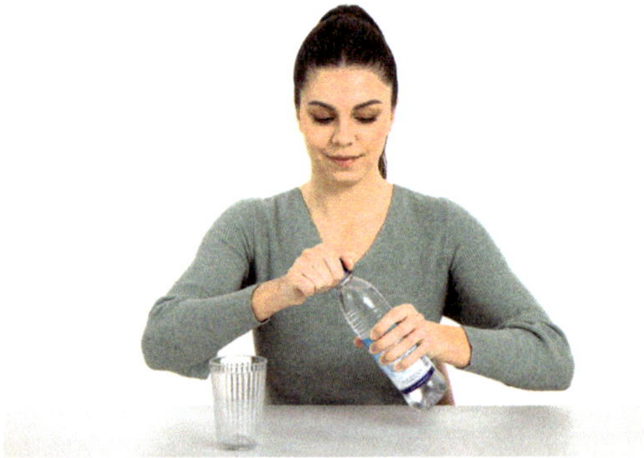

Für das Öffnen eines Schraubverschlusses wird viel Kraft in den Händen benötigt.

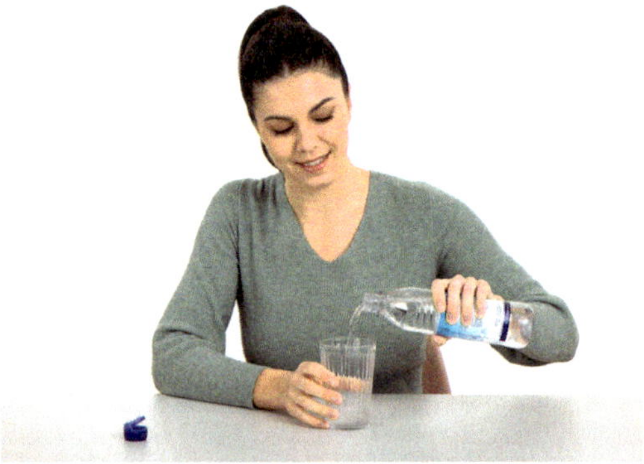

Auch das Hochhalten einer Wasserflasche und das Ausgießen benötigen Kraft in den Händen.

Schmerzen an der Hand

Schmerzen können unsere alltäglichen Verrichtungen beeinflussen. Je nach Lokalisation, Intensität und Dauer können Schmerzen sehr schnell das Verhalten jedes einzelnen verändern. Man trainiert sich dann schnell Vermeidungsstrategien an, jedoch dauert es, diese wieder abzubauen. Lokale Schmerzen, die zum Beispiel durch Überbelastung des Daumens bei der Benutzung der Gartenschere entstehen, vergehen nach einer gewissen Ruhephase meist wieder. Handelt es sich aber um einen chronifizierten Schmerz, entstanden beispielsweise durch ständiges Arbeiten mit Tastatur und Computermaus, dann ist es wichtig, keine Vermeidungsstrategien zu entwickeln, sondern die auslösende Handlung zu analysieren und gegebenenfalls die Arbeitsbedingungen anzupassen, Entspannungsphasen zu schaffen und Hilfsmittel in den Alltag miteinzubeziehen.

Wenn Sie Schmerzen in der Hand verspüren, fragen Sie sich bitte einmal:

- Treten die Schmerzen bei einer bestimmten Bewegung auf? Wenn ja, um welche Bewegung handelt es sich und wo genau ist der Schmerz lokalisiert?
- Handelt es sich um einen Belastungs- oder Ruheschmerz?
- Wird die Nachtruhe durch den Schmerz gestört?
- Können Sie den Schmerz beschreiben?
- Können Sie den Schmerz beeinflussen?

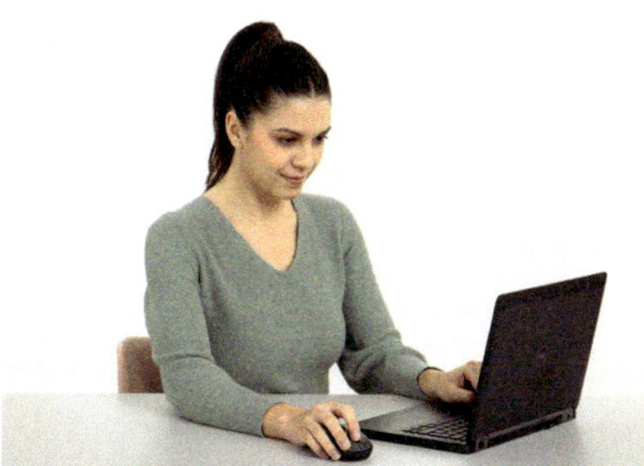

Bei ständiger Bedienung einer Computermaus kann die Hand überlastet werden.

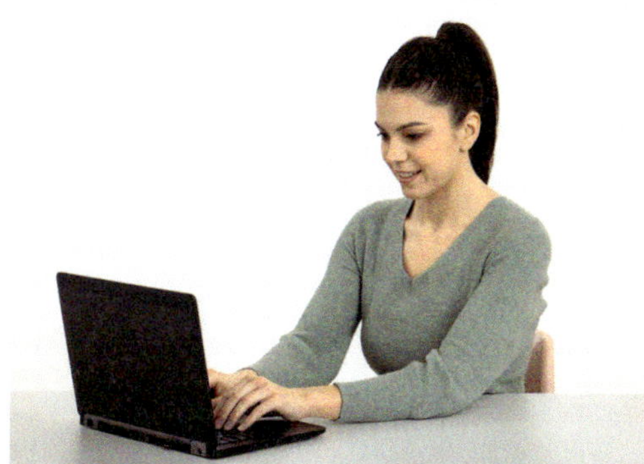

Auch häufiges Tippen kann die Hände so stark belasten, dass Schmerzen entstehen.

HANDFUNKTIONSTEST NACH WITTICH

Der HFT-Handfunktionstest nach Wittich ist ein standardisiertes Testverfahren zur Beurteilung der Handfunktion und Funktion der oberen Extremität, das mit einem definierten Testaufbau durchgeführt wird..

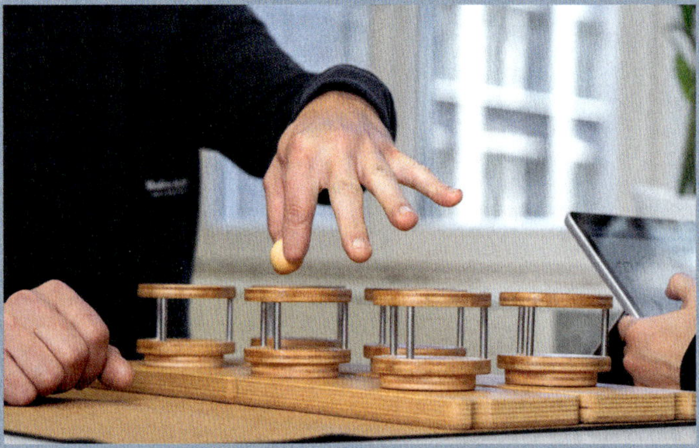

Beim HFT-Handfunktionstest werden verschiedene Tests mit den Händen durchgeführt.

METHODIK

Der mobile Testaufbau besteht aus der Anleitungs- und Auswertungssoftware, der Steuerungssoftware, dem Tischmodul plus Aufsätzen und Testbrettern mit dazugehörigen Medien. Der Handfunktionstest ist an der gesunden und der beeinträchtigten oder verletzten oberen Extremität anwendbar.

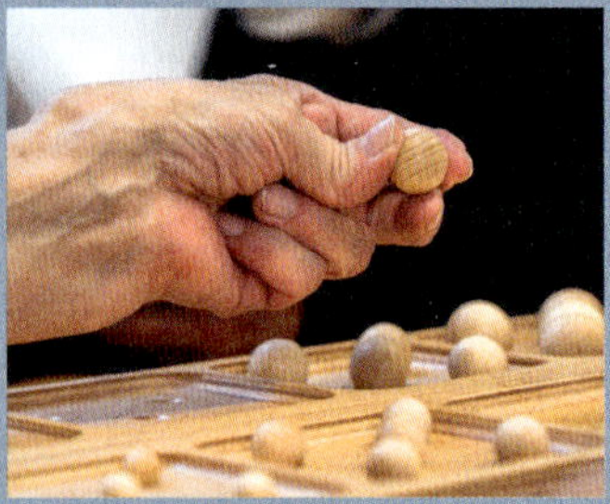

Die Hände müssen bei diesem Test Kugeln greifen und ablegen.

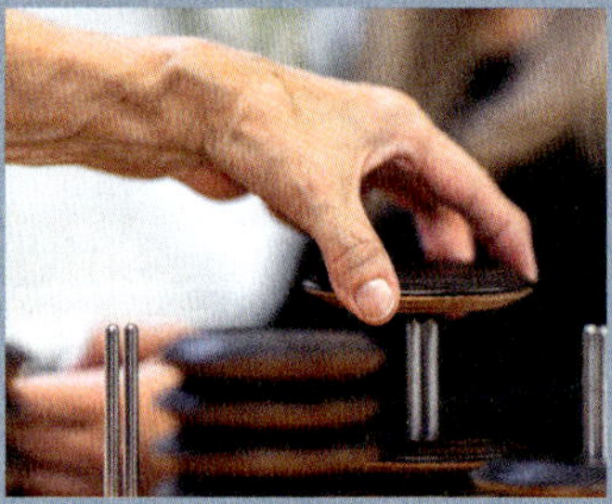

Auch andere Gegenstände, wie Lochscheiben, müssen gegriffen und platziert werden.

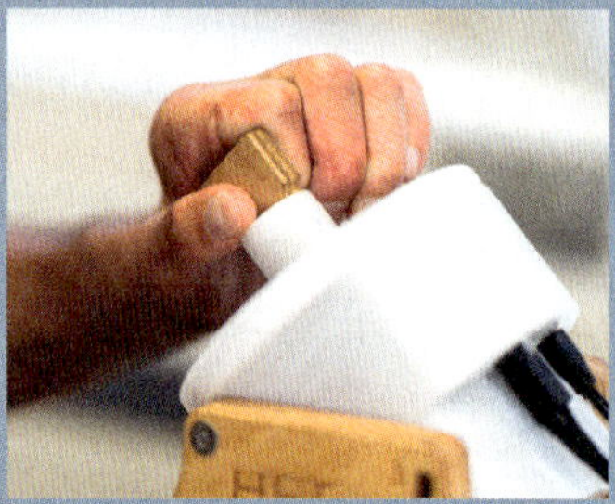

Mit dem Tischmodul werden Greifformen gegen Widerstand ausgetestet.

ERGEBNISDARSTELLUNG

Die Ergebnisse der gesamten Sitzung werden automatisch in einer Datenbank hinterlegt und können jederzeit ausgewertet werden. Die Auswertung kann vom Tablet auf ein Speichermedium übertragen werden. Durch die detaillierte Ergebnisdarstellung in der App können Patienten und Patientinnen, Therapeuten und Medizinerinnen funktionelle Fortschritte verfolgen sowie zielführende therapeutische und operative Maßnahmen nachweisen. Der Funktionsgewinn kann belegt werden und führt zu einer Motivationssteigerung bei den Betroffenen. Ärztlich verordnete therapeutische Maßnahmen und der zeitliche Rahmen finden Zuspruch bei den Kostenträgern. Längerfristige therapeutische Maßnahmen können begründet und Behandlungsfortschritte nachgewiesen werden.

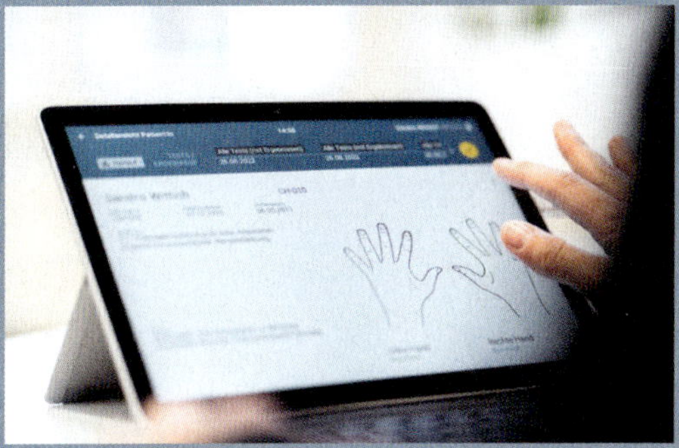

Die Auswertung kann ganz praktisch am Tablet erfolgen.

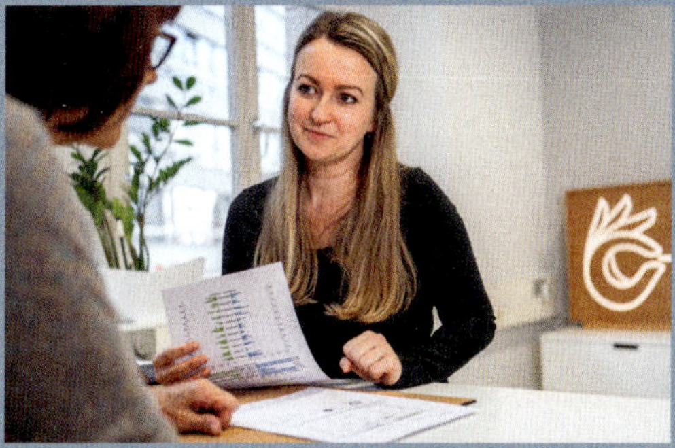

Im gemeinsamen Gespräch kann das Ergebnis erörtert werden.

ZUSAMMENARBEIT MIT HANDCHIRURGEN UND THERAPEUTEN

Der Handfunktionstest unterstützt Ärzte und Therapeutinnen in ihrer Beurteilung der Handfunktion der Betroffenen. Es handelt sich um einen ausführlichen Test, der die Funktion der Hand vollumfänglich beschreibt. Die Ergebnisse geben dem Therapeuten zudem einen Leitfaden für einen gezielten Therapieaufbau. Die Objektivierung der Leistungsfähigkeit der Hand dient als Nachweis von therapeutischen und ärztlich erbrachten Leistungen und bestätigt diese. Es werden Vergleichswerte geschaffen, um den Status der Hand einzuschätzen und weitere Maßnahmen zu planen. Mit dem Handfunktionstest erweitern medizinische und therapeutische Einrichtungen ihr Leistungsspektrum um einen modernen und vollständigen Funktionstest im Bereich der Handtherapie.

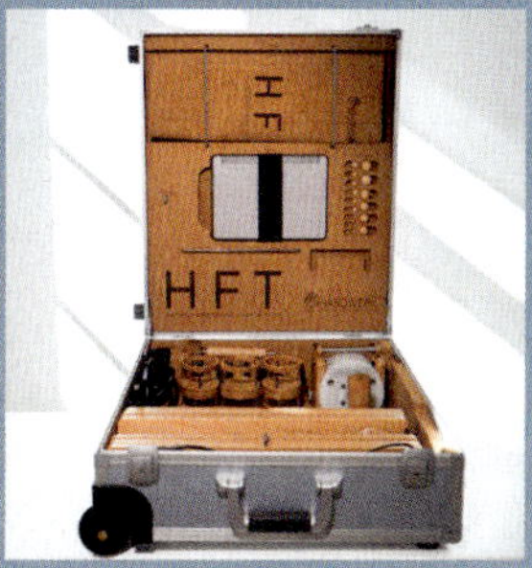

Das benötigte Material für den Test wird ganz praktisch in einem Koffer geliefert.

KAPITEL

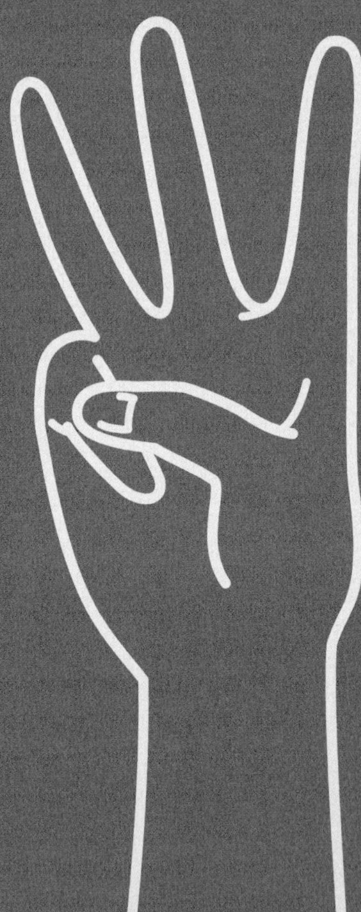

WENN DIE HAND SCHMERZT

HÄUFIGE BESCHWERDEN UND IHRE URSACHEN

Schmerzen in der Hand, im Handgelenk und in den Fingern können ganz verschiedene Ursachen haben. Zum einen können die Bereiche kurzfristig überlastet sein, wie durch eine Belastung durch eine ungewohnte Arbeit, zum anderen kann eine Verletzung ursächlich sein und natürlich kann auch eine Erkrankung hinter den Schmerzen liegen. In diesem Kapitel stellen wir Ihnen daher die häufigsten Ursachen für Handschmerzen vor, bevor wir Ihnen im Anschluss daran zeigen, was Sie dagegen unternehmen können.

Nervenkompressionssyndrome

Alles beginnt mit unangenehmen Gefühlsveränderungen an bestimmten Körperstellen entsprechend der Versorgungsgebiete der Nerven. Dies muss nicht immer etwas mit einer Schädigung der Nerven zu tun haben, manchmal sind es auch lagerungs- und haltungsbedingte Ursachen oder ständig wiederkehrende Bewegungen. Chronische Reizzustände, allgemeine Grunderkrankungen oder Druckbelastungen im Bereich der anatomischen Engpässe können diese Syndrome begünstigen.

Im Bereich des Unterarms und der Hand ist die Gefahr für ein Nervenkompressionssyndrom recht groß, da hier auf engsten Raum die drei Hauptnerven sensible und motorische Strukturen der oberen Extremität versorgen. Missverhältnisse der Nervengröße und Raumkapazität in den Engpassstellen lösen gewisse Beschwerdebilder aus.

Karpaltunnelsyndrom

Das bekannteste Nervenkompressionssyndrom ist das Karpaltunnelsyndrom. Hierbei handelt es sich um eine Kompression des Mittelnervs im Karpaltunnel *(Canalis carpi)*.

Der Mittelnerv (Seite 36) versorgt sensibel die Hautareale des Daumenballens und die daumenseitige Hälfte der Hohlhand sowie Daumen, Zeigefinger, Mittelfinger und hälftig den Ringfinger. Zu seinen Aufgaben zählt außerdem die motorische Versorgung der Beugemuskulatur für die Unterarm-, Hand- und Fingerbewegung.

Der Karpaltunnel ist eine Passage an der Hand auf Höhe der Handwurzel. Er wird auf drei Seiten knöchern durch Handwurzelknochen begrenzt und mit einem derben Band (*Retinaculum flexorum*) aus Bindegewebe überspannt. Er dient als Durchtrittsstelle für die Beugesehnen der Finger und den Mittelnerv.

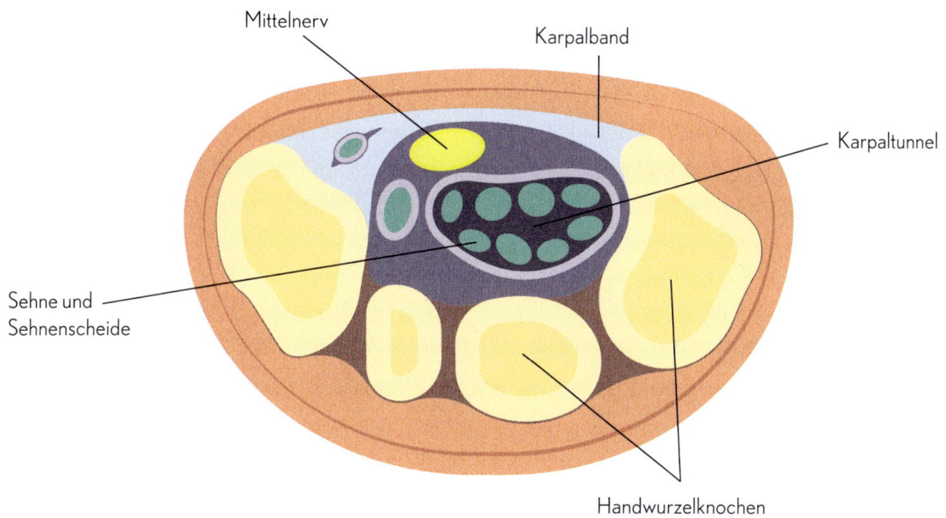

In diesem Querschnitt des Handgelenks lassen sich die Lage des Karpaltunnels sowie die des Mittelnervs gut erkennen.

Das Karpaltunnelsyndrom zeigt sich tagsüber dadurch, dass die Hände immer wieder einschlafen, und nachts durch Schmerzen, die durch das Einschlafen der Hand oder auch des Arms verursacht werden. Somit wird zum einen die Nachtruhe gestört, zum anderen passen Betroffene auch Alltagshandlungen den Gefühlsveränderungen an, wodurch der Leidensdruck größer und die Lebensqualität stark beeinflusst wird. Ein Übungsprogramm finden Sie auf Seite 207.

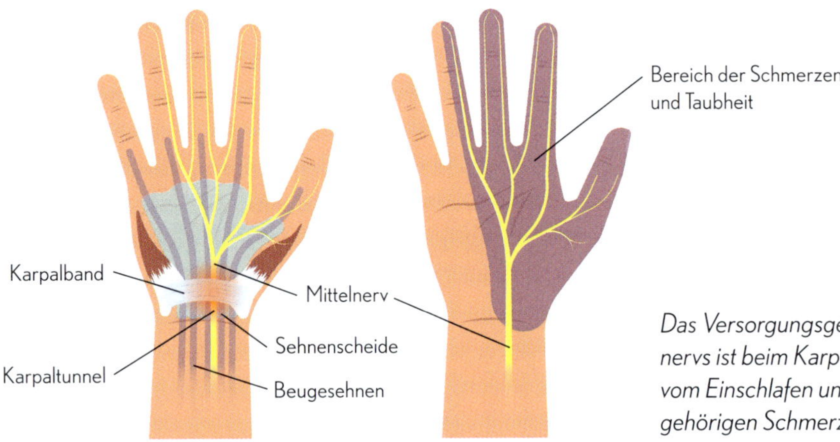

Das Versorgungsgebiet des Mittelnervs ist beim Karpaltunnelsyndrom vom Einschlafen und den dazugehörigen Schmerzen betroffen.

Typische Symptome sind:

- Nächtliche Schmerzen durch das Einschlafen von Arm und Hand führen zu einer erheblichen Störung der Nachtruhe. »Während man selbst wach im Bett liegt, schläft die Hand tief und fest.«
- Tagsüber kommt es zum Einschlafen der Hände bei bestimmten Tätigkeiten, wie zum Beispiel beim Radfahren, beim Halten der Zahnbürste während des Zähneputzens, beim Schreiben an der Tastatur, beim Umhertragen des Neugeborenen, beim Kartoffelschälen oder bei immer wiederkehrenden feinmotorischen Griffen.
- Betroffene kennen dieses unangenehme Taubheitsgefühl von den gefühlt extrem angeschwollenen Fingern, als würden Daumen, Zeigefinger und Mittelfinger an Umfang zunehmen und »platzen« wollen.
- Im späteren Verlauf kann es zu einem dauerhaften Kribbeln der Hand kommen, zu nadelstichartigen Missempfindungen und einer Abnahme der Muskelmasse des Daumenballens.

Mögliche Ursachen können sein:

- Überlastungsbedingte Entzündungen und Schwellungen im umliegenden Weichteilgewebe, zum Beispiel der Beugesehnen
- Chronische Druckbelastung, Kompression
- Häufig wiederkehrende Bewegungen und Belastungen das Handgelenk betreffend
- Diabetes mellitus
- Rheumatoide Arthritis
- Hormonelle Ursachen, Schwangerschaft, Wechseljahre
- Frakturen im Bereich des Unterarms, der Hand oder der Finger
- Degenerative Veränderungen, Arthrose

Loge-de-Guyon-Syndrom

Dieses Syndrom entsteht durch eine Kompression des Ellennervs in der Loge de Guyon. Der Ellennerv (Seite 36) versorgt Anteile der Muskulatur des Kleinfingerballens und die Muskulatur in der Mittelhand. Er ist beteiligt an der Beugung und der seitlichen Bewegung des Handgelenkes ellenseitig sowie der Beugung von Ringfinger und Kleinfinger.

Die Guyon-Loge, die Durchtrittsstelle des Ellennervs, erhielt ihren besonderen Namen durch den französischen Chirurgen Jean-Casimir-Félix Guyon. Ähnlich wie beim Karpaltunnel handelt es sich um eine Passage am Handgelenk auf Höhe der Handwurzel. Die Loge wird von unten durch das derbe Band des Karpaltunnels und seitlich durch Handwurzelknochen sowie durch Ansätze von Muskulatur und Bändern begrenzt.

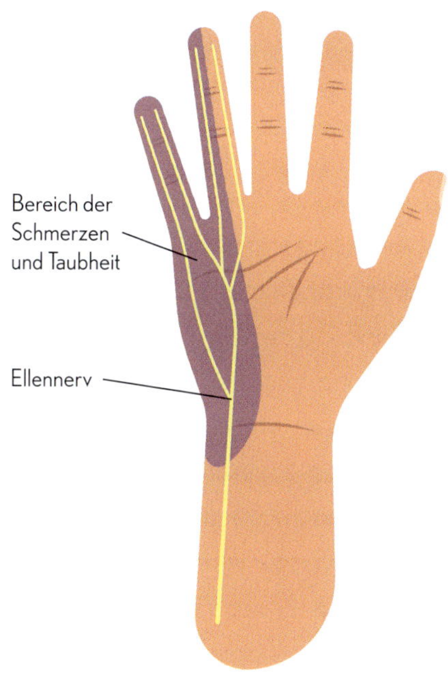

Das Versorgungsgebiet des Ellennervs ist beim Loge-de-Guyon-Syndrom von Gefühlsveränderungen betroffen.

Das Loge-de-Guyon-Syndrom geht mit Empfindungsstörungen im Bereich der Handkante kleinfingerseitig und des Ringfingers sowie des Kleinfingers einher, teilweise verspüren die Betroffen auch Schmerzen in diesem Bereich.

Typische Symptome sind:

- Gefühlsveränderungen am Kleinfinger und Ringfinger, wie beispielsweise Kribbeln
- Kraftminderung des betroffenen Bereichs
- Spreizen und Zusammenführen der Langfinger eingeschränkt

Mögliche Ursachen können sein:

- zu viel Druck auf dem Ellennerv, zum Beispiel beim Radfahren, beim Gehen an Unterarmgehstützen durch das vermehrte Aufstützen
- Handwurzelfrakturen
- Gefäßneubildungen der Ellenarterie *(Arteria ulnaris)*
- Entwicklung eines Überbeins *(Ganglion)* im Bereich der Loge
- Tumore

Ulnarisrinnensyndrom

Beim Ulnarisrinnensyndrom handelt es sich um eine chronische Zug- und Druckbelastung des Ellennervs. Da der Ellennerv im Bereich des Ellenbogens in einer dicht unter der Haut liegenden Knochenrinne verläuft und somit recht ungeschützt ist, kann er sehr leicht durch Fehlbelastungen oder wiederholte Bewegungen geschädigt werden. Jeder kennt das, wenn man sich den Ellenbogen gestoßen hat – ein sehr unangenehmes und anhaltendes Gefühl. Genau in diesem Bereich kann der Ellennerv zusätzlich Probleme machen und den Alltag einschränken. Da die Nerven bis in die Finger reichen, besteht die Gefahr, dass auch sie von einem beschädigten Ellennerv betroffen sind und sich im Extremfall nicht mehr ausstrecken lassen. Wenn es dazu kommt, spricht man auch von einer Krallenhand. Welche Übungen Schmerzen lindern und eine Verbesserung herbeiführen können, erfahren Sie auf Seite 208.

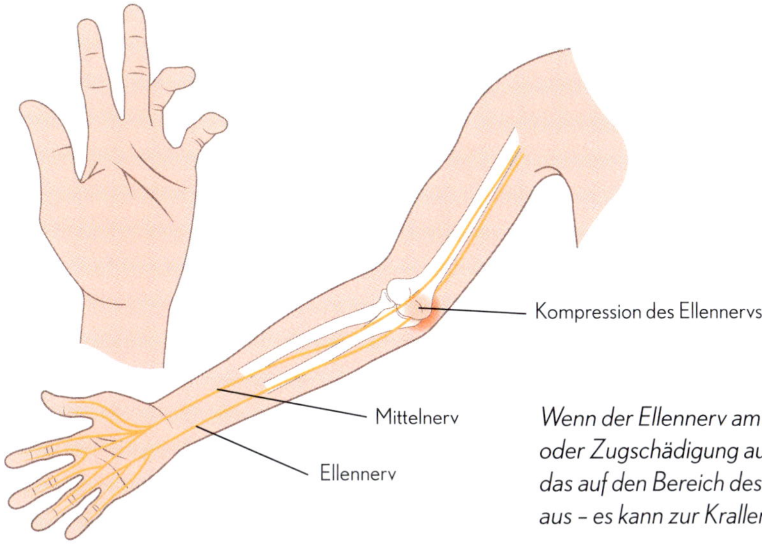

Wenn der Ellennerv am Ellenbogen einer Druck- oder Zugschädigung ausgesetzt ist, wirkt sich das auf den Bereich des Klein- und Ringfingers aus – es kann zur Krallenhand kommen.

Typische Symptome sind:

- Kribbeln im Kleinfinger und Ringfinger
- Kribbeln und Taubheitsgefühl an der Handaußenkante, kann bis in den Unterarm ziehen

Mögliche Ursachen können sein:

- Kompression des Ellennervs im Bereich des Ellenbogengelenkes

SCHON GEWUSST?

Der Teil des Ellennervs, der im Bereich des Ellenbogens in der dicht unter der Haut liegenden Knochenrinne verläuft, wird umgangssprachlich auch als »Musikantenknochen« bezeichnet. Diesen Namen hat er erhalten, weil die Stelle enorm empfindlich ist und die Stelle bereits bei einem leichten Stoß oder Schlag besonders stark schmerzt. Woher genau der Name stammt, ist umstritten, die einen sagen, weil man bei einem Stoß laut aufschreit, die anderen behaupten, man würde die Englein singen hören, wieder andere meinen, der Bereich sei so empfindlich wie ein Musikinstrument, und wiederum andere, weil nach einem Stoß die Finger wie ein Instrument vibrieren würden.

Radialistunnelsyndrom

Beim Radialistunnelsyndrom handelt es sich um eine muskulär bedingte Quetschung des Speichennervs, die zu Missempfindungen am seitlichen Ellenbogen, an der Oberseite des Unterarms und dem Handrücken führen kann. Es kommt zu einem spürbaren Kraftverlust bei der Streckung von Handgelenk, Daumen und Fingern. Dadurch kann es zur sogenannten Fallhand kommen, wobei die Hand schlapp herunterzuhängen scheint.

Der Speichennerv (Seite 36) versorgt motorisch die Streckmuskulatur von Arm, Hand und Fingern. Sensibel versorgt er den Daumen und Handrücken.

Der Radialistunnel wird durch abgrenzende Bänder, Muskeln und Sehnen gebildet. Er wird als Tunnel bezeichnet, da er ein enger Durchgang ist, in dem der Speichennerv um den Ellenbogen, durch den Unterarm bis in die Hand verläuft. Ein Programm zur Behandlung finden Sie auf Seite 209.

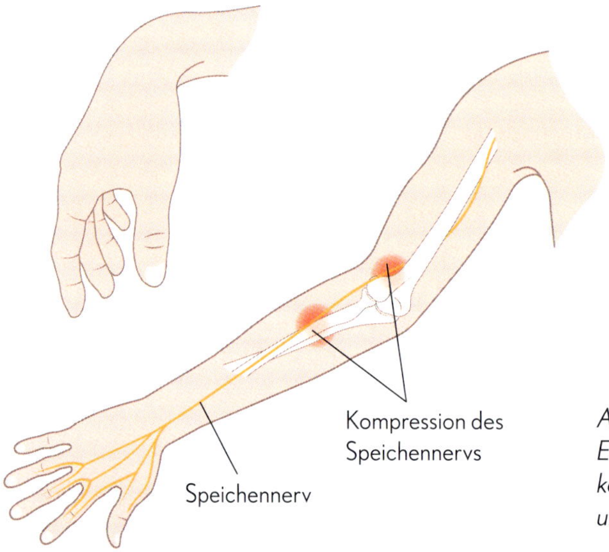

Am Engpass des Speichennervs am Ellenbogen kann es zu einer Quetschung kommen, was starke Schmerzen verursacht und zu einer Fallhand führen kann.

Typische Symptome sind:

- Schmerzen und Schwäche im gesamten Arm
- Schmerzen auf dem Handrücken
- Schmerzen werden verstärkt durch Bewegung von Handgelenk und Fingern
- Schwierigkeiten beim Greifen, Heben und Schieben von Objekten
- Schwierigkeiten beim Strecken des Handgelenks

Mögliche Ursache können sein:

- Verletzung des Speichennervs
- Kompression
- Überbelastung

Sehnenscheidenentzündung

Wenn wir häufig wiederholte Bewegungen mit den Händen ausführen, zum Beispiel bei der Computerarbeit oder beim Sport, oder die Sehnen falsch belasten, wird die entsprechende Sehnenscheide zu stark beansprucht und kann sich entzünden und anschwellen. Diese sogenannte Sehnenscheidenentzündung kann sehr schmerzhaft sein und schränkt die Beweglichkeit der betroffenen Stelle stark ein. Dies kommt am Handgelenk und an den Fingern nicht selten vor. Bei einer Sehnenscheidenentzündung an der Hand oder am Handgelenk treten Schmerzen bereits beim Greifen oder bei gewöhnlichen Bewegungen auf. Wird die Hand nun weiter vermehrt belastet, verschlimmert sich die Schmerzsymptomatik und es setzt ein Vermeidungsverhalten ein. Hinzu kommen meist eine Schwellneigung, Druckempfindlichkeit und Rötungen durch die Verdickungen im entzündeten Gewebe. Durch die Schmerzen und auch die Schwellung ist es für Betroffene unangenehm, das Handgelenk oder die Finger wie gewohnt einzusetzen.

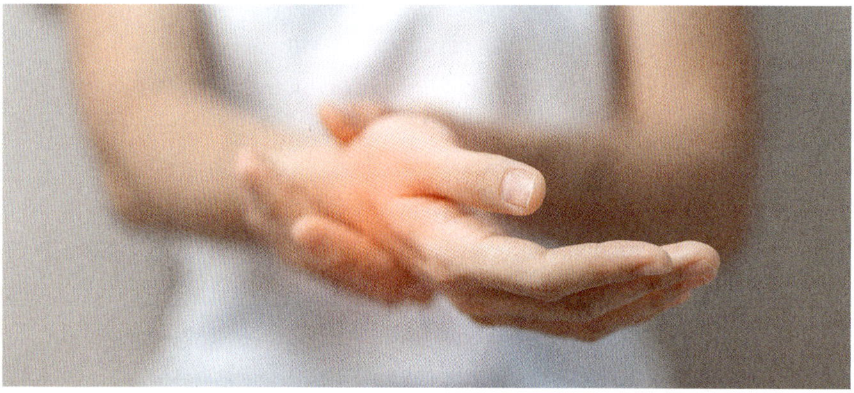

Sehnenscheidenentzündungen treten vermehrt im Bereich des Handgelenkes auf.

Typische Symptome sind:

- flüssiger Bewegungsablauf von Fingern und Handgelenk gestört
- schmerzhafte Entzündung der Sehne
- Verklebungen der Sehne im Sehnengleitlager
- spürbares Reiben und Knirschen der Sehne bei Bewegung
- Schwellung des betroffenen Bereichs

Mögliche Ursachen können sein:

- starke Beanspruchung der Sehnen und Sehnenscheiden bei ungewohnten, monotonen und häufig wiederholten Bewegungen
- Fehlbelastungen und Fehlhaltung von Handgelenk und Fingern
- Rheuma
- Diabetes mellitus
- Gicht
- Schwangerschaft
- Stillzeit

HINWEIS

Die Hand sollte bei einer Sehnenscheidenentzündung geschont und möglichst ruhig gehalten werden, bis die Entzündung abgeklungen ist – am besten sollte dies auch mit einem Arzt abgeklärt werden. Eine nicht behandelte Entzündung führt nämlich zu narbigen Umbauprozessen und Verdickungen an den Sehnen mit anhaltenden Beschwerden.

Schnappfinger

Der Schnappfinger, auch bekannt als schnellender Finger oder Triggerfinger, ist keine seltene funktionelle Störung an der Hand. Es handelt sich um eine Sehnengleitstörung aufgrund einer knotenartigen Verdickung der Beugesehne am Finger. Meist betroffen ist die Sehne auf Höhe des Fingergrundgelenkes der Hohlhand. Die Verdickung der Sehne sorgt für ein Schnappen des Fingers, wenn dieser in Beugung und Streckung gebracht wird. Der Sehnenknoten rutscht nur noch ruckartig unter dem quer verlaufenden Ringband hindurch. Durch die Reibung der Sehne entsteht eine Sehnenscheidenentzündung, die Schmerzen verursacht. Im fortgeschrittenen Stadium kann es passieren, dass der betroffene Finger nicht mehr aktiv aus der Beugeposition in die Streckung gebracht werden kann. Die Funktionalität der Hand ist dadurch stark eingeschränkt.

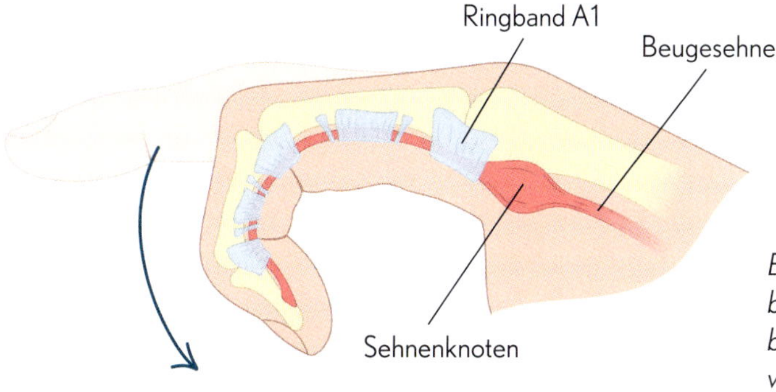

Bei einem Schnappfinger kann der betroffene Finger nach dem Beugen blockieren und in der Beugestellung verbleiben.

Typische Symptome sind:

- Anlaufproblematik am Morgen, eingeschränkte aktive Fingerbeweglichkeit in Beugung und Streckung
- kleiner tastbarer Knoten in der Hohlhand auf Höhe des Fingergrundgelenks
- Druckschmerzhaftigkeit
- ungewollte Beugestellung der Finger im Mittelgelenk
- Schwellneigung im Bereich der Gelenke
- Schnappgefühl bei der aktiven Beugung und Streckung des Fingers
- erhöhter Kraftaufwand für die Streckung wird benötigt
- Schmerzen bei der aktiven Streckung des Fingers

Mögliche Ursachen können sein:

- Überlastung der Beugesehnen der Hand durch monotone Bewegungsabläufe
- Veränderung des Sehnengleitlagers der Sehnenscheide durch eine Sehnenscheidenentzündung
- Knötchenbildung an der Beugesehne und Blockierung der Fingerbewegung
- Ringbandverengung *(Stenose)*
- Fehlhaltungen
- Fingerarthrose
- Rheumatoide Arthritis
- Diabetes mellitus
- Gicht
- Karpaltunnelsyndrom
- genetische Veranlagung

Tendovaginitis de Quervain

Diese Form der Sehnenscheidenentzündung betrifft das erste Strecksehnenfach auf Höhe des Handgelenkes. In diesem Bereich befinden sich die Sehnen des Daumenabspreizmuskels und die kurze Daumenstrecksehne – dies sind die Sehnen, die für das Abspreizen des Daumens verantwortlich sind. Eine Tendovaginitis de Quervain kann anhand des Finkelstein-Tests diagnostiziert werden. Dabei wird der Daumen fest von den Langfingern umschlossen und das Handgelenk nach unten, also in Richtung des kleinen Fingers, geführt. Wenn dies Schmerzen an der Daumenseite des Handgelenks hervorruft, weist dies auf eine Tenosynovitis de Quervain hin. Welche Übungen bei Schnappfinger und Tendovaginitis de Quervain helfen, erfahren Sie auf Seite 210.

Typische Symptome sind:

- Schmerzen daumenseitig auf Höhe des Handgelenkes mit Ausstrahlung bis zum Ellenbogen
- schmerzhafte Schwellung
- Überwärmung
- Vermeidung des aktiven Einsatzes des Daumens

Mögliche Ursachen können sein:

- Überbelastung der Strecksehnen des Daumens
- Fehlhaltungen des Handgelenks
- monotone wiederkehrende Bewegungen
- Schwellung des Sehnengleitgewebes im ersten Strecksehnenfach mit anhaltendem Entzündungszustand

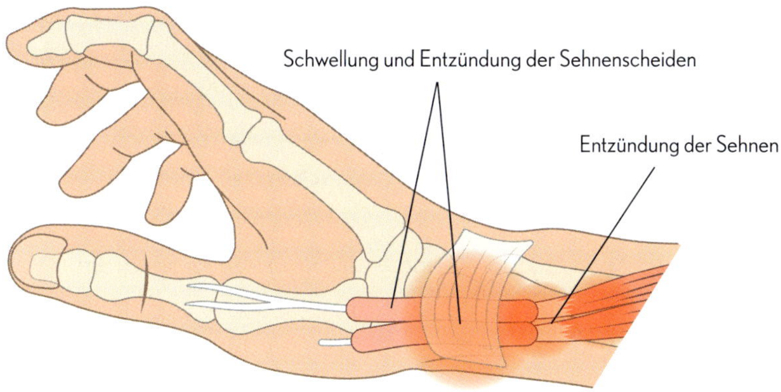

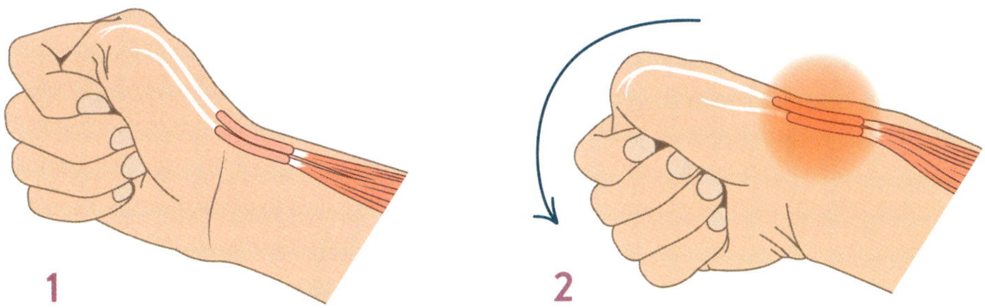

1. Daumen in die Handinnenfläche legen und mit den Langfingern umschließen
2. Das Handgelenk nach unten abknicken und Richtung Kleinfingerseite beugen

Gelenkerkrankungen

Zu den Erkrankungen der Gelenke gehören Veränderungen des Gelenkknorpels, Gelenkentzündungen und charakteristische Deformitäten an der Hand sowie an den Fingern. Die Gelenkerkrankungen und -veränderungen machen sich besonders bei den alltäglichen Verrichtungen bemerkbar, wenn Finger- oder Handgelenke schmerzen und die Gelenke irgendwann nicht mehr so belastbar sind wie ursprünglich und auch an Beweglichkeit und Kraft verlieren. Dabei ist der Verlauf der Gelenkerkrankungen sehr unterschiedlich, sodass es oftmals beschwerdearme und beschwerdefreie Phasen gibt.

Arthrose

Die Arthrose ist eine der häufigsten Erkrankungen der Gelenke. Hierbei führt ein stetig fortlaufender Prozess der Abnutzung zu Veränderungen des Zustandes des Gelenkknorpels. Da der Knorpel aus nicht regenerationsfähigem Gewebe besteht, ist eine Selbstheilung nicht möglich. Aufgrund der Abnahme der schützenden Knorpelschicht wird der Knochen angegriffen und direkt geschädigt. Gelenknahe Strukturen wie Gelenkkapsel, Bänder, Muskulatur und Sehnen passen sich dem Gelenkstatus entsprechend an. Im Laufe der Zeit verändert sich die Beweglichkeit und Stabilität der betroffenen Gelenke.

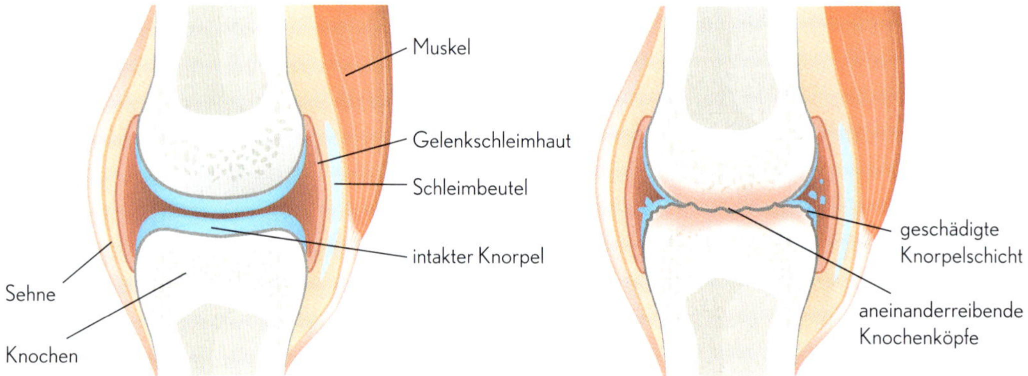

Eine fortschreitende Arthrose führt zum Abbau des Knorpels und dadurch bedingt zu Schädigungen am Knochen und an weiteren Strukturen.

Typische Symptome sind:

- Spannungsgefühle und Steifigkeit am Morgen
- Anlaufproblematik nach Bewegungspausen
- Bewegungseinschränkungen
- belastungsabhängige Schmerzen
- Ruheschmerzen
- sichtbares Hervortreten der Basis des Mittelhandknochens des Daumens
- Wetterfühligkeit
- Überwärmung, Schwellneigung und Fehlstellungen der Gelenke

Mögliche Ursachen können sein:

- erhöhte Belastungen
- Fehlhaltungen und Fehlbelastungen
- Folgen von Verletzungen
- erbliche Veranlagung
- hormonelle Ursachen

Daumensattelgelenkarthrose

Die Arthrose im Daumensattelgelenk ist auch bekannt unter dem Namen Rhizarthrose. Durch eine zu hohe Belastung oder Verletzungsfolgen im Bereich des Daumenstrahls kann es zu einem Verschleiß des Gelenkknorpels kommen. Starke Schmerzen und Bewegungseinschränkungen begleiten den aktiven Einsatz der Hand. Helfende Übungen finden Sie auf Seite 210.

Typische Symptome sind:

- Schmerzen am Daumenballen
- Schwellungen am Daumenballen
- Morgensteifigkeit im Daumensattelgelenk
- Bewegungsschmerz und Bewegungseinschränkungen
- Schmerzen bei alltäglichen Arbeiten, wie beim Greifen oder bei Drehbewegungen
- verminderte Kraft, vor allem beim Zugreifen
- Fehlstellung des Daumens

Mögliche Ursachen können sein:

- zunehmendes Alter (tritt vor allem bei Menschen ab 40 Jahren auf)
- weibliches Geschlecht
- hormonelle Ursachen, Wechseljahre
- lang anhaltende Überbelastung
- Folgen von Verletzungen

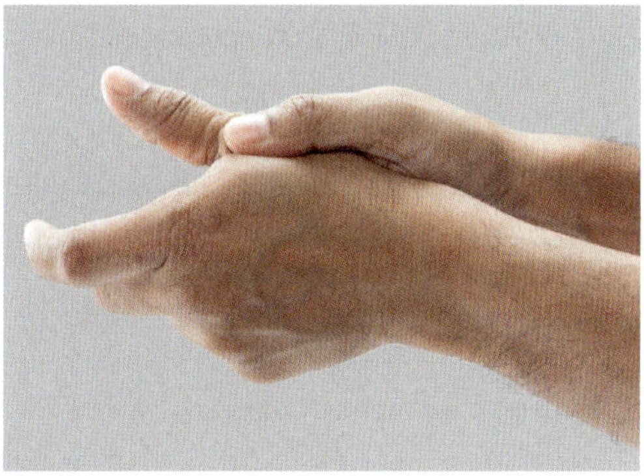

Bei einer Daumensattelgelenkarthrose schmerzt der Bereich unterhalb des Daumens und schwillt oft auch an.

Heberden-Arthrosh unterhalb des Daumens und Bouchard-Arthrose

Diese beunterhalb des Daumensden Sonderformen der degenerativen Gelenkerkrankungen gehören zu den Fingergelenksarthrosen im Bereich der Fingermittelgelenke und Fingerendgelenke. Dabei bezeichnet die Heberden-Arthrose die Arthrose in den Fingerendgelenken und die Bouchard-Arthrose die Arthrose in den Fingermittelgelenken. Die Arthrose tritt meist an beiden Händen und nicht selten symmetrisch auf. Die Abnutzung des Gelenkknorpels und die daraus resultierenden Veränderungen der Gelenkflächen führen zur Entstehung von kleinen knöchernen Anbauten an den Fingergelenken und durch die chronische Schwellneigung nimmt der Finger optisch an Umfang zu. Es kommt zu einer Verbreiterung der Gelenkfläche, um den Belastungen durch den täglichen aktiven Einsatz weiterhin standhalten zu können. Eine Zusammenstellung an Übungen, die bei Arthrose helfen können, finden Sie auf Seite 212.

Typische Symptome sind:

- chronische Schwellung der Fingergelenke
- Beugekontraktur
- Gelenkfehlstellungen und -versteifungen
- zunehmende Schmerzen
- Druckschmerzhaftigkeit der Gelenke
- Nagelwachstumsstörungen

Mögliche Ursachen können sein:

- genetische Faktoren
- Überlastung der Hände und Finger
- hormonelle Ursachen, Wechseljahre
- Gelenkerkrankungen
- Verletzungsfolgen

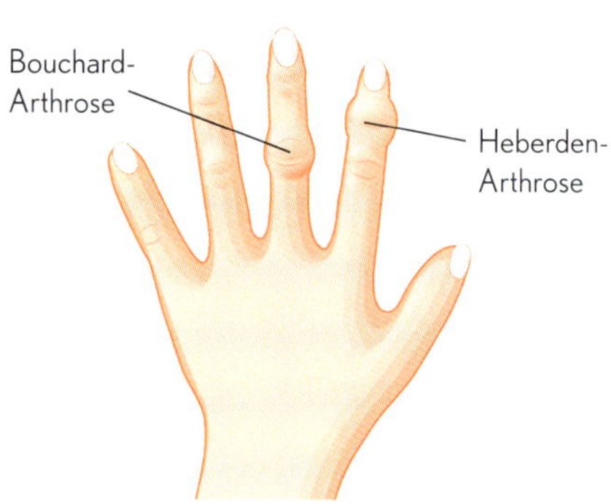

Heberden- und Bouchard-Knoten sind Knochenauswachsungen am betroffenen Gelenk.

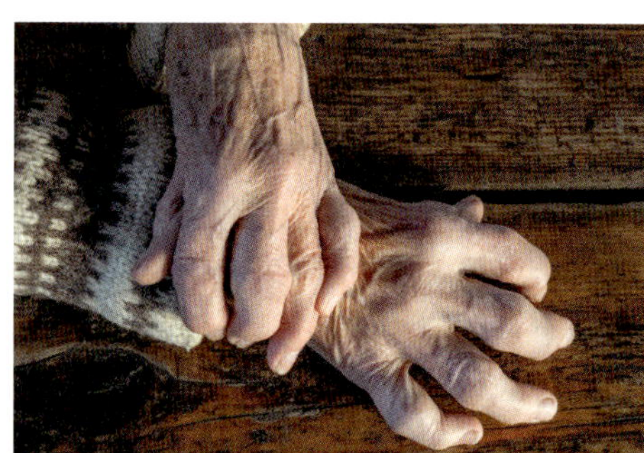

Zu knöchernen Verdickungen und Fehlstellungen kommt es vor allem im Alter.

Rheumatische Erkrankungen

Zu den rheumatischen Erkrankungen zählt eine Gruppe von unterschiedlich chronisch verlaufenden Autoimmunerkrankungen. Bei diesen Erkrankungen werden durch eine Fehlsteuerung des Immunsystems körpereigene Strukturen angegriffen, sodass Immunzellen in die Gelenke gelangen und dort Entzündungen verursachen. Dies führt zu dauerhaften Schädigungen, Schmerzen und auch zu Bewegungseinschränkungen. Hilfreiche Übungen finden Sie auf Seite 211.

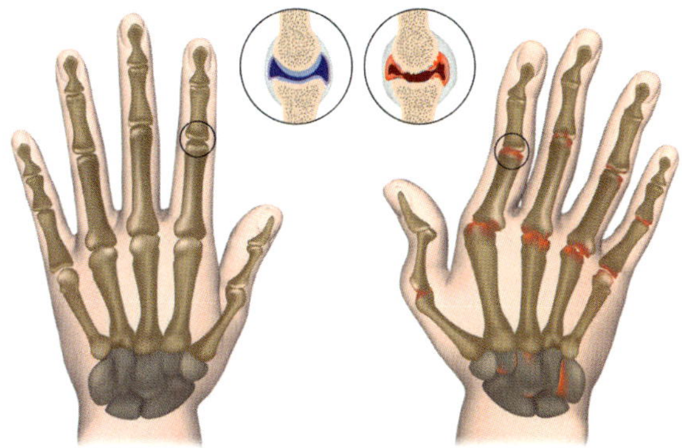

Beim Vergleich eines normalen Handskeletts und einer Hand mit Gelenkveränderungen durch rheumatische Erkrankungen zeigt sich, welche Schädigungen die Erkrankung hervorruft.

Rheumatoide Arthritis

Bei dieser chronisch entzündlichen rheumatischen Gelenkerkrankung arbeitet der eigene Körper gegen das körpereigene Gewebe. Er lässt Entzündungen entstehen, die zu Veränderungen der Gelenke führen. An den Händen sind meist als Erstes die Grundgelenke betroffen mit den typischen Anzeichen von Entzündungen der Gelenkinnenhaut, der Schleimbeutel und der Sehnenscheiden. Betroffene müssen versuchen, trotz Schmerzen am Alltag teilzunehmen, denn der Körper braucht die notwendige Belastung und kein Vermeidungsverhalten. Es handelt sich um einen kleinen Teufelskreis, da die Schmerzen eigentlich dazu führen, die Hand nicht bewegen zu wollen, dies ist für die Erhaltung der Beweglichkeit aber unbedingt notwendig.

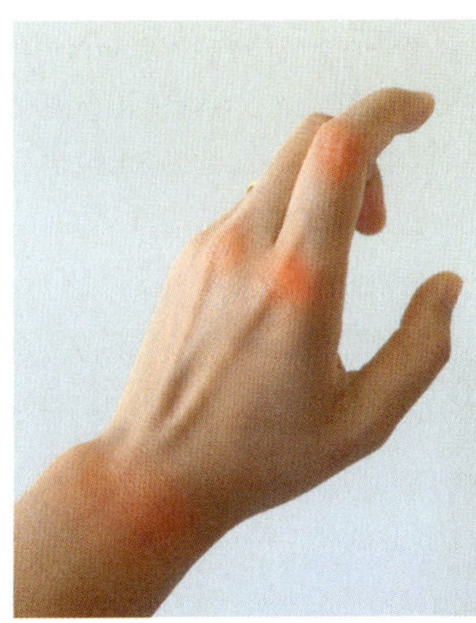

Die rheumatoide Arthritis ist ein entzündliches Gelenkrheuma.

Typische Symptome sind:

- Arthrose
- Schwellung kann zu Missempfindungen durch Druck auf Nerven führen
- Entzündung und Wucherung der Gelenkinnenhaut
- Sehnenscheidenentzündungen, welche die Sehnen von Handgelenk und Fingern schädigen können
- charakteristische Deformitäten von Handgelenk und Fingergelenken
- Anlaufproblematik am Morgen, Steifheit der Gelenke
- Schmerzen können durch Bewegung gelindert werden
- Müdigkeit und Abgeschlagenheit
- Kurzatmigkeit bei körperlicher Belastung
- verminderte körperliche Belastbarkeit
- Leistungsschwäche
- nächtliche Unruhe
- erhöhte Temperatur
- Gelenkschmerzen vermehrt in Ruhe
- Überwärmung der Gelenke
- Bewegungseinschränkungen
- Kraftlosigkeit
- im späteren Verlauf Entzündungsherde an Organen und Gewebe

Mögliche Ursachen können sein:

- genetische Faktoren

Konkrete Ursachen konnten bislang nicht vollständig geklärt werden. Vermutlich entsteht die rheumatoide Arthritis durch ein Zusammenspiel vieler Faktoren, die sich – in diesem Fall negativ – gegenseitig begünstigen.

Schwanenhalsdeformität

Bei einer Schwanenhalsdeformität handelt es sich um eine Gelenkfehlstellung, welche die Langfinger der Hand betrifft. Das Fingermittelgelenk befindet sich in einer Überstreckung und das Fingerendgelenk gleichzeitig in einer Beugestellung. Im fortgeschrittenen Stadium befinden sich die Fingergrundgelenke ebenfalls in einer Beugeposition.

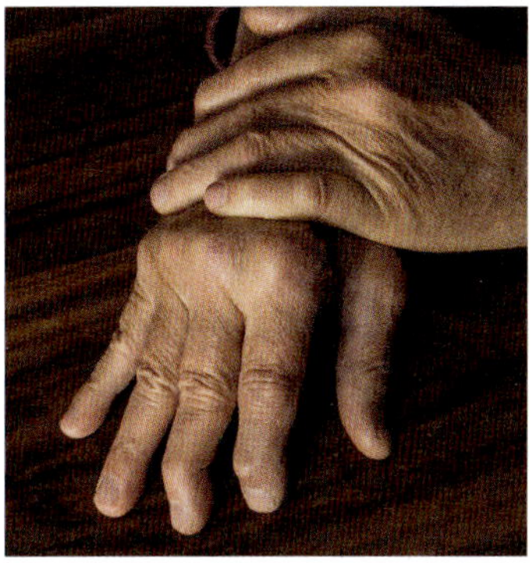

Schwanenhalsdeformität bei rheumatoider Arthritis

Knopflochdeformität

Bei einer Knopflochdeformität handelt es sich ebenso um eine Gelenkfehlstellung der Langfinger. Durch die Veränderung des Strecksehnenzügels auf Höhe des Fingermittelgelenkes kommt es zu einem seitlichen Abrutschen der Sehnenzügelanteile. Durch den Sehnenspalt tritt das Gelenk hindurch, wie ein Knopf durch das Knopfloch am Kleidungsstück. Das Fingermittelgelenk kann nur schwer bis gar nicht mehr aktiv in Streckung gebracht werden und der Finger verbleibt in diesem Gelenk in einer Beugestellung. Das Fingerendgelenk befindet sich in Streckung und teilweise Überstreckung.

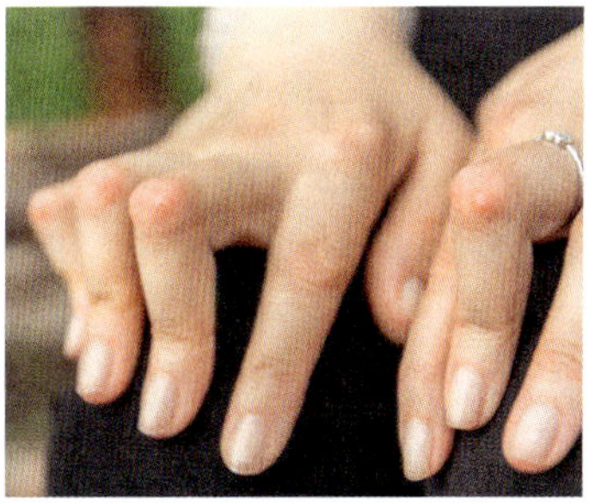

Knopflochdeformität bei rheumatoider Arthritis

Ulnardeviation

Bei einer Ulnardeviation kommt es zu einer Gelenkfehlstellung im Handgelenk beziehungsweise den Fingergrundgelenken. Durch die Achsabweichung ziehen Handgelenk und Langfinger ellenwärts beziehungsweise kleinfingerwärts.

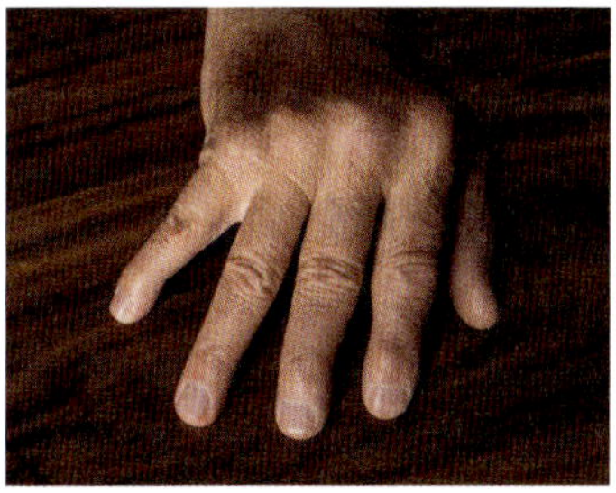

Ulnardeviation bei rheumatoider Arthritis

Z-Deformität

Durch eine Verkürzung der heranführenden Daumenmuskulatur kommt es zur Entstehung einer Kontraktur, die eine Veränderung der Biomechanik des gesamten Daumens zur Folge hat. Dies führt zu einer Überstreckung im Fingerendgelenk und im späteren Stadium zur charakteristischen Z-Deformität, die zu einer funktionellen Einschränkung des Daumens führt.

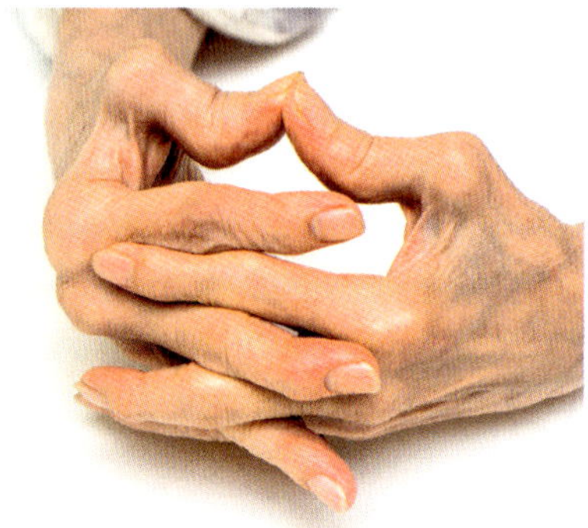

Z-Deformität bei rheumatoider Arthritis

Gicht – Knotenbildung und Schwellung an der Hand

Die Beschwerden der Gicht sind zu vergleichen mit Rheuma. Beide Beschwerdebilder gehen mit einem Entzündungsprozess einher und verursachen starke Schmerzen in den Gelenken. Die Ursache und der Verlauf sind jedoch sehr verschieden. Bei der Gicht ist die Harnsäure im Blut deutlich erhöht, sie sammelt sich im Körper an und lagert sich ab, zumeist an Gelenken. Diese Harnsäurekristalle können sehr harte Knoten entstehen lassen, die sogenannten Gichtknoten, dadurch kommt es zu den Entzündungen der Gelenke. Auf Seite 212 finden Sie eine Zusammenstellung an Übungen, die bei Gicht helfen können.

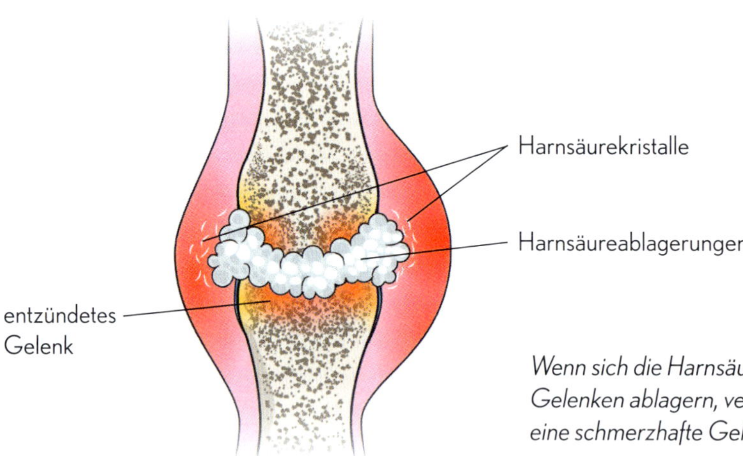

Wenn sich die Harnsäurekristalle in den Gelenken ablagern, verursacht dies eine schmerzhafte Gelenkentzündung.

Typische Symptome sind:

- intensive attackenartige Schmerzen, in der Regel drei Tage andauernd
- Ruheschmerzen
- Nachtschmerzen
- keine Linderung durch Bewegung spürbar
- verdickte Gelenke und Gichtknoten

Mögliche Ursachen können sein:

- Nierenerkrankungen, wodurch die Harnsäure von den Nieren nicht ausreichend herausgefiltert werden kann; folglich kann es neben Gicht auch zur Bildung von Nierensteinen kommen bis hin zum Nierenversagen
- purinhaltige Lebensmittel wie Fleisch
- erhöhter Alkoholkonsum

SCHON GEWUSST?

Zu den purinhaltigen Lebensmitteln, die ein Auslöser für Gicht sein können, gehören zum Beispiel Schweinefleisch, Innereien, Sprotten, Hering, Sardinen, Meeresfrüchte, Linsen und Erbsen.

Bindegewebsveränderungen

Bei Bindegewebsveränderungen handelt es sich um krankhafte Veränderungen in der Handinnenfläche. Dies äußert sich in sichtbaren und spürbaren Bindegewebswucherungen, die zu funktionellen Einschränkungen der Finger und im späteren Stadium der Gesamthand führen können.

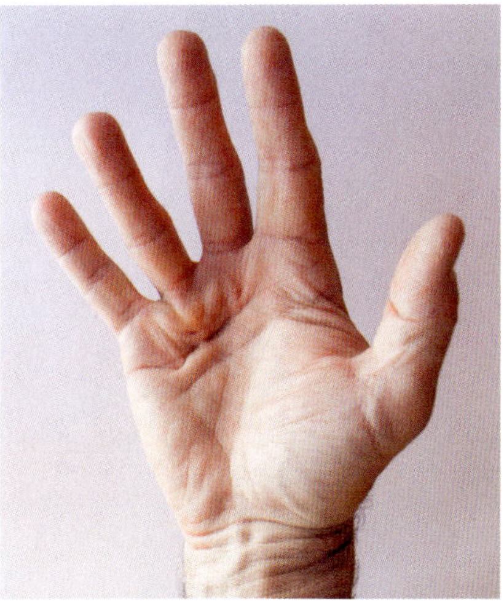

Eine Bindegewebsveränderung, wie hier die Dupuytren'sche Kontraktur, kann dazu führen, dass das Gewebe schrumpft und in der endgültigen Folge die Finger gekrümmt bleiben.

Dupuytren'sche Kontraktur

Bei dieser chronisch langsam fortschreitenden Bindegewebserkrankung handelt es sich um gutartige Gewebewucherungen. Im Verlauf entstehen Knoten und derbe Stränge in der Hohlhand und den Fingern, die zu Bewegungseinschränkungen der Finger führen können, bis hin zu einer nicht aktiv korrigierbaren Beugestellung im Fingergrundgelenk, Fingermittelgelenk und Fingerendgelenk der betroffenen Finger. Mit bestimmten Übungen kann man die Beweglichkeit der Finger verbessern und der Erkrankung entgegenwirken. Die passenden Übungen zeigt Ihnen die Tabelle auf Seite 213.

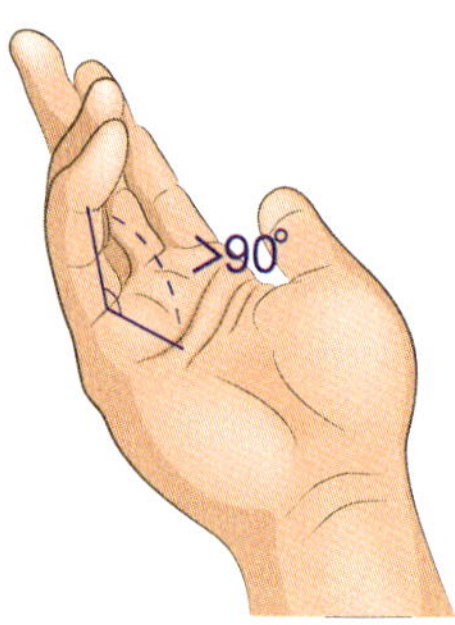

Im Anfangsstadium lassen sich die Finger nicht mehr vollständig strecken.

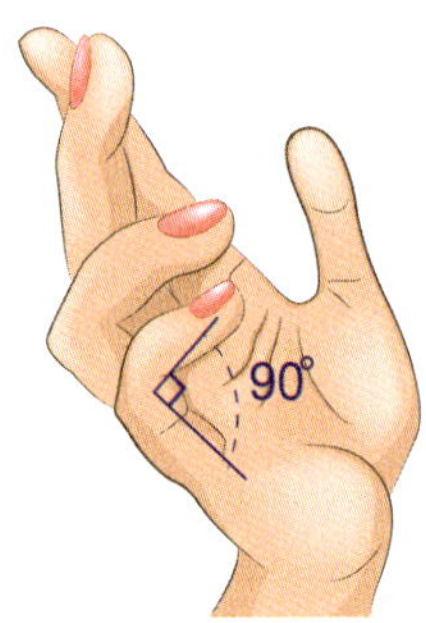

Im mittleren Stadium verharren die Finger bei etwa 90 Grad.

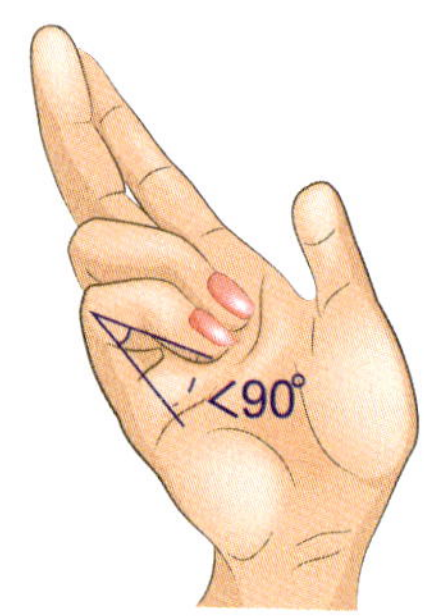

Im schweren Stadium der können die Finger beinahe gar nicht mehr gestreckt werden.

Typische Symptome sind:

- Verhärtungen in der Handinnenfläche, Abnahme der Elastizität des Gewebes
- Flächenhafte knoten- und strangartige Gewebeveränderungen
- Streckdefizit bis hin zu Beugekontrakturen der Finger, häufig betroffen sind der Ringfinger und Kleinfinger

Mögliche Ursachen können sein:

- Genetische Beteiligung
- Risikofaktoren: Diabetes, Lebererkrankungen, erhöhter Nikotin- und Alkoholkonsum

Kapsel-Band-Verletzungen

Der vielfältige Einsatz unserer Hände birgt natürlich auch ein gewisses Verletzungsrisiko. Besonders die Fingergelenke werden durch ihre Feingliedrigkeit sehr beansprucht, weshalb Kapsel-Band-Verletzungen keine seltenen Beschwerdebilder sind. Die Fingergelenke werden durch eine zweischichtige Gelenkkapsel geschützt, durch eine verstärkende Faserknorpelplatte und Bänder stabilisiert. Durch eine unfallbedingte Überstreckung dieser Strukturen kann es zu einer Überdehnung, Einrissen oder einem kompletten Riss kommen.

Skidaumen

Beim Skidaumen handelt es sich um einen Riss des ellenseitigen Bandes am Daumengrundgelenk durch eine Abspreizverletzung des Daumens. Seinen Namen hat diese Bandverletzung durch den Sturz auf die Hand beim Skifahren mit Skistock in der Hand, der für eine dauerhafte Abspreizung des Daumens sorgt. Durch das Hängenbleiben des Daumens in der Schlaufe des Stocks kommt es bei einem Sturz zu einem gewaltsamen Abspreizen des Daumens und einer Überdehnung beziehungsweise zu einem Riss des ellenseitigen Bandes am Daumengrundgelenk. Dies führt zu einer Schmerzhaftigkeit bei der seitlichen Druckbelastung auf das Daumengrundgelenk und einer Instabilität. Eine vermehrte Aufklappbarkeit des Gelenkes im Seitenvergleich ist zu beobachten.

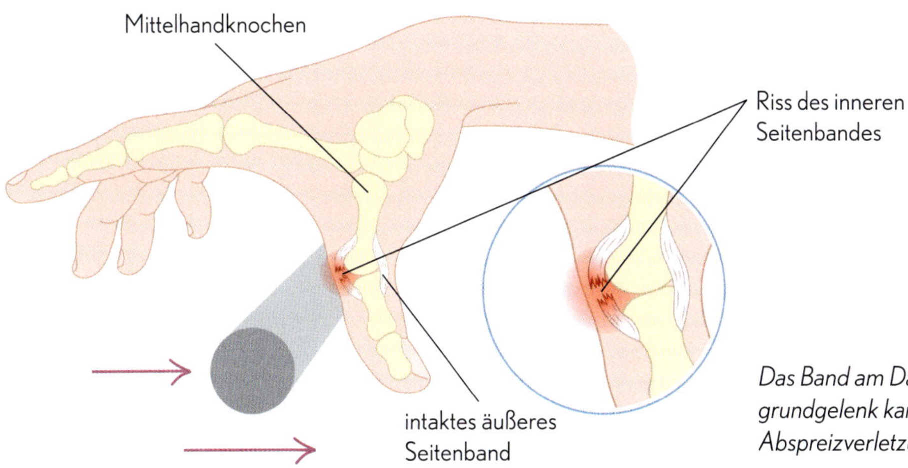

Das Band am Daumengrundgelenk kann bei einer Abspreizverletzung reißen.

Typische Symptome sind:

- einschießende Schmerzen
- Schwellung im Verletzungsgebiet
- Bluterguss
- Instabilität im Daumengrundgelenk
- Druckschmerzhaftigkeit
- Aufklappbarkeit des Gelenkes über das normale Abspreizen des Daumens hinaus
- schmerzhafte Fehlstellung

Mögliche Ursachen können sein:

- gewaltsames Abspreizen des Daumens zum Beispiel bei sportlichen Aktivitäten, Sturz im Alltag oder beim Radfahren

Fingerkapselriss

Bei einer übermäßigen Überstreckung des Fingers nach hinten kann es zu einem Riss der Gelenkkapsel und der derben Knorpelplatte auf der Beugeseite des Fingers kommen. Wirkt die Kraft seitlich, kann es zu Verletzungen der Seitenbandanteile kommen.

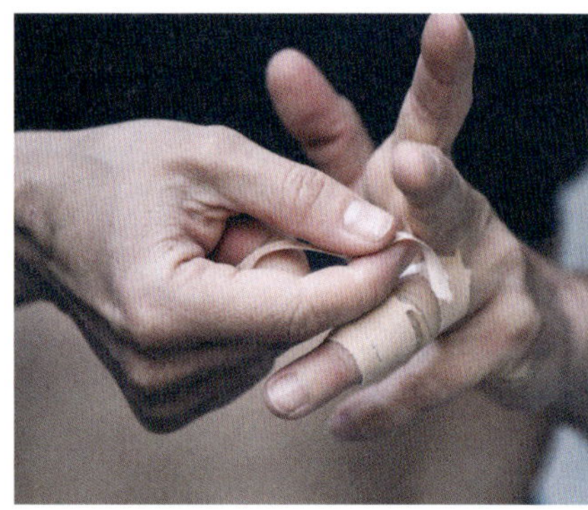

Beim Sport wird zur Vorbeugung von Fingerkapselrissen oft ein Tape angelegt.

Typische Symptome sind:

- lang anhaltende Schwellung im Verletzungsgebiet
- Bewegungseinschränkungen des betroffenen Fingers
- schmerzhafte Fehlstellung
- Bluterguss
- Druckschmerzhaftigkeit im Gelenk

Mögliche Ursachen können sein:

- gewaltsame Überstreckung von Fingergelenken
- sportliche Aktivitäten wie zum Beispiel Ballsportarten
- Sturz auf den ausgestreckten Finger

Sehnenverletzungen

Durch die einzelnen Sehnen in unseren Fingern ist es uns möglich, unterschiedliche Griffkombinationen und Greifformen auszuführen. Unsere Hände lassen sich öffnen und schließen. Schon eine kleine Unachtsamkeit kann dazu führen, dass wir uns in den Finger schneiden, und die meisten Unfälle passieren im Haushalt. Das ist nicht nur ein Sprichwort, sondern Realität. Aufgrund der geringeren Weichteildeckung an Handrücken und Fingern sind die Strecksehnen von Rissen und Durchtrennungen mehr betroffen als Beugesehnen. Bei vorgeschädigten Sehnen kann es auch zu Spontanrissen kommen, die offen oder geschlossen sein können. Je nach Schweregrad der Verletzung können beide Sehnenarten betroffen sein.

HINWEIS

Bei Schnittwunden, bei denen der Verdacht einer Sehnenruptur besteht, sollte auf jeden Fall zügig medizinischer Rat eingeholt werden!

Strecksehnenverletzung

Die bekannteste Strecksehnenverletzung wird gemeinhin auch als »Hausfrauenverletzung« bezeichnet. Jeder wird schon einmal ein Bettlaken zwischen Bettrahmen und Matratze gesteckt haben. Dabei kann es passieren, dass die Strecksehne im Bereich des Fingerendgelenks durch zu starke und vor allem unkontrollierte Überdehnung in Beugung einreißt oder sogar knöchern ausreißt. Der Strecksehnenausriss am Endglied des Fingers zeigt eine deutliche Fehlstellung in Beugung. Eine Streckung ist dann aktiv nicht mehr möglich. Strecksehnenverletzungen müssen je nach Verletzungszone operativ versorgt und entsprechend handtherapeutisch nachbehandelt werden.

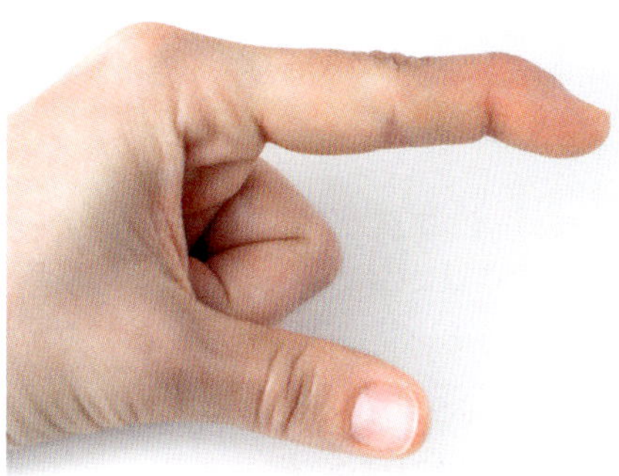

Bei einer Strecksehnenverletzung am Fingerendgelenk des Zeigefingers lässt sich das vordere Glied des Fingers nicht mehr strecken.

HINWEIS

Strecksehnenverletzungen können an der Hand und am Unterarm auftreten, und zwar in den folgenden acht Bereichen: Fingermittelglieder, Fingermittelgelenke, Fingergrundglieder, Fingergrundgelenke, Handrücken beziehungsweise Mittelhand, Handgelenk und Unterarm.

Typische Symptome sind:

- Schwellung
- Druckschmerz
- Bluterguss
- eingeschränkte Strecksehnenfunktion

Mögliche Ursachen können sein:

- Schnittverletzungen
- Stichverletzungen
- Quetschverletzungen
- Gewalteinwirkungen, wie zum Beispiel beim Einstecken des Bettlakens oder beim Hängenbleiben in Kleidung
- Fraktur von Finger, Hand und Unterarm

Beugesehnenverletzung

Die häufigsten Verletzungsmuster von Beugesehnenverletzungen sind Schnittverletzungen durch Messer oder Glas. Aufgrund der anatomischen Gegebenheiten ist eine Beugesehnenverletzung schwerwiegender als eine Strecksehnenverletzung. Schnittwunden mit Beugesehnenbeteiligung müssen operativ versorgt und entsprechend handtherapeutisch nachbehandelt werden.

HINWEIS

Beugesehnenverletzungen können an der Hand und am Unterarm auftreten, und zwar in den folgenden Bereichen:

- Langfinger: Fingerendglied bis zum Ansatz der oberflächlichen Beugesehne sowie Ansatz der oberflächlichen Beugesehne bis zum Ringband A1
- Daumen: Fingerendglied bis zum Beginn des Ringbandes A2 sowie Ringband A2 bis zum Beginn des Ringbandes A1
- Handinnenfläche beziehungsweise Mittelhand
- Karpaltunnel
- Unterarm

Typische Symptome sind:

- Schwellung
- Druckschmerz
- Bluterguss
- unnatürliche Streckstellung
- eingeschränkte Beugesehnenfunktion
- Durchtrennung der tiefen Beugesehne: aktive Beugung im Fingerendgelenk abgeschwächt bis aufgehoben
- Durchtrennung der oberflächlichen Beugesehne: aktive Beugung im Fingermittelgelenk abgeschwächt bis aufgehoben

Mögliche Ursachen können sein:

- Schnittverletzungen
- Stichverletzungen
- Quetschverletzungen
- Fraktur von Finger, Hand und Unterarm

Frakturen der Hand

Es gibt eine Vielzahl an Frakturarten an der Hand und jede benötigt eine entsprechende Versorgung und Nachbehandlung. Daher sollten Sie in jedem Fall bei einer (eventuell) gebrochenen Hand medizinische Hilfe in Anspruch nehmen und die Fraktur ärztlich behandeln lassen. Nur so kann sichergestellt werden, dass die richtige Behandlung erfolgt. Das ist deswegen so wichtig, weil nicht unbedingt die Frakturstelle das Hauptproblem der Handverletzung werden kann. Der komplizierte Aufbau der Hand und die vielen Gleitlager der Sehnen können durch Einblutungen verkleben und für zusätzliche Funktionseinschränkungen sorgen. Daher ist es essenziell, unsere Gelenke aktiv zu mobilisieren und korrekt zu lagern, um eine Verkürzung von Kapsel-Band-Apparat zu vermeiden. Sehnen müssen gleiten, und das können sie nur durch eine aktive Ansteuerung. Die Beugesehnen und Strecksehnen haben durch ihren anatomischen Aufbau und ihren Verlauf viele Stellen, an denen sie in kürzester Zeit funktionell behindert werden können. Das Gewebe verändert sich, dadurch fällt die Beweglichkeit von Handgelenk und Fingergelenken schwer. Alle Bewegungen sind anstrengender und benötigen gefühlt mehr Kraft, zusätzlich dazu können auch Narben die Bewegung ausbremsen. Durch eine Fraktur können zudem Sensibilitätsstörungen als Begleiterscheinungen auftreten.

Nach der Behandlung und einem Wundverschluss muss natürlich die Mobilisation an die Wundheilung angepasst werden. So kann nach dem Fadenzug das Bewegungsausmaß mittels funktioneller Narbenmassagen erweitert werden. Es ist außerdem ratsam, nach abgeschlossener Frakturheilung die betroffenen Strukturen weiterhin mobil zu halten und das OP-Ergebnis und die handtherapeutische Leistung durch Ergotherapeuten und Physiotherapeuten mittels Integration der Hand in den Alltag weiterhin zu verbessern. Mit den Übungen auf Seite 214 kann man die Heilung einer Fraktur unterstützen.

Fingerfraktur

Unter einer Fingerfraktur versteht man einen Bruch des Grundgliedes, Mittelgliedes oder Endgliedes eines Fingers. Frakturen an den Fingern zählen zu den häufigsten Verletzungen an den Händen.

Typische Symptome sind:

- starke Schmerzen aufgrund der Verletzung der Knochenhaut
- schmerzhafte Bewegungseinschränkungen
- Schwellung
- Bluterguss
- Achsabweichung
- Überwärmung
- Rötung

Mögliche Ursachen können sein:

- Sturz auf die Hand
- Anprallverletzung
- Quetschverletzung
- Sportverletzung
- knöcherner Ausriss einer Sehne
- Verrenkung

Mittelhandfraktur

Unter einer Mittelhandfraktur versteht man einen Bruch der langen Röhrenknochen im Bereich des Handrückens beziehungsweise der Handinnenfläche zwischen Fingerknochen und Handwurzel.

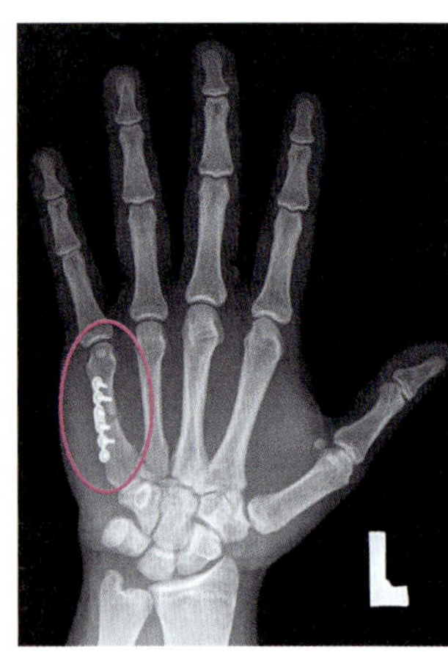

Hier sieht man eine Plattenosteosynthese nach einer Mittelhandfraktur des fünften Mittelhandknochens.

Typische Symptome sind:

- starke Schmerzen
- starke Bewegungseinschränkungen
- Schwellung am Handrücken
- Fehlstellungen der Finger

Mögliche Ursachen können sein:

- Sturz auf die Hand
- Anprallverletzung durch Faustschlag
- Sportverletzungen

Handwurzelfraktur

Die bekannteste Fraktur im Handwurzelbereich ist die Kahnbeinfraktur. Das Kahnbein liegt unterhalb des Daumens in der ersten Handwurzelreihe und gehört zu den acht Handwurzelknochen der Hand.

Typische Symptome sind:

- schmerzhafte Schwellung am Handgelenk speichenseitig
- lokaler Druckschmerz
- teilweise eingeschränkte Beweglichkeit
- reduzierte Kraft

Mögliche Ursachen können sein:

- Sturz auf die ausgestreckte Hand, zum Beispiel beim Radfahren, Inlineskaten, Snowboarden oder Sturz von einer Leiter
- Sportverletzung

Distale Radiusfraktur

Unter einer distalen Radiusfraktur versteht man einen Bruch der Speiche knapp unterhalb des Handgelenks.

Typische Symptome sind:

- schmerzhafte Schwellung
- schmerzhafte Bewegungseinschränkungen
- Fehlstellung Handgelenk

Mögliche Ursachen können sein:

- Sturz auf ausgestreckte Hand, selten auf gebeugtes Handgelenk
- Sportverletzungen

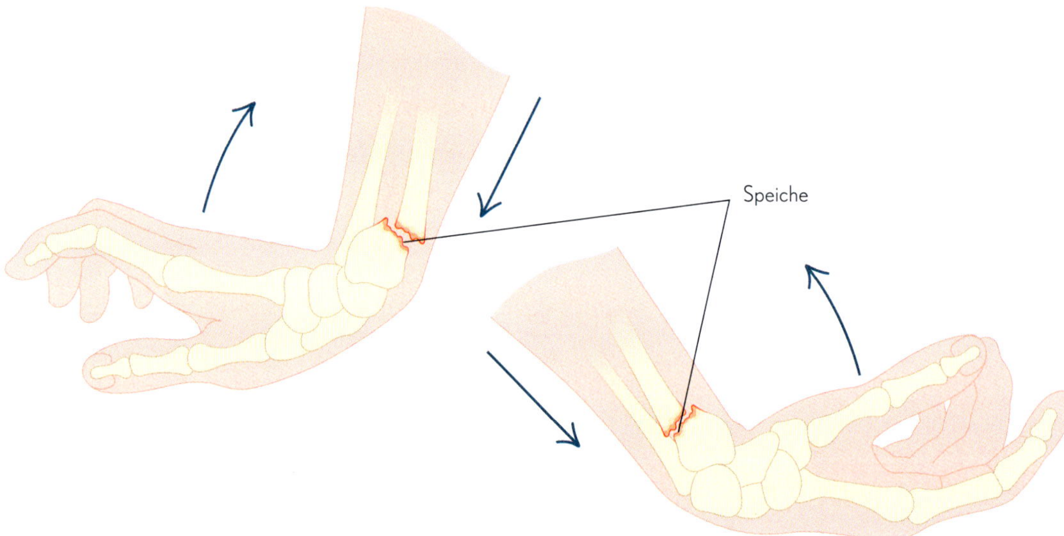

Die Colles-Fraktur und die Smith-Fraktur unterscheiden sich darin, ob das Handgelenk beim Sturz überstreckt und zu stark gebeugt worden ist.

Infektionen an der Hand

Eine Infektion an der Hand sollte nicht einfach so als eine Kleinigkeit abgetan werden, denn aus einer kleinen Sache kann ganz schnell etwas ganz Großes werden. Wie oft hat man sich selbst schon dabei erwischt, dass man eine Tackerklammer auseinandergebogen und sich dabei verletzt hat. Ein eingewachsener Nagel kann auch sehr unangenehm werden. Selbst die spitzen Zähnchen unserer treuen Wegbegleiter sind nicht zu unterschätzen. Der anatomische Aufbau unserer Hände bietet genügend Wege, um eine Infektion in kürzester Zeit zu verteilen. Auch bei Entzündungen können gewisse Übungen helfen. Welche das sind, erfahren Sie auf Seite 213.

Entzündung des Fingers

Bei einer Nagelbettentzündung kann die Haut rund um den Nagel durch eine Infektion schmerzhaft anschwellen, erwärmt und gerötet sein. Zusätzlich kann es zu einer Eiteransammlung kommen. Wird die Infektion nicht zeitnah erkannt und behandelt, dringt diese weiter in die Tiefe fort und kann den Knochen und das Gelenk befallen. In dieser Phase spricht man von einem Abszess.

Da allein der Finger ein durchaus komplexes Konstrukt ist, kann es zu den unterschiedlichsten Entzündungen kommen. Da gibt es zum einen Infektionen, die sich auf die oberen Hautschichten beschränken, aber auch solche, die bis ins Unterhaut- und Fettgewebe reichen. Über Verbindungskanäle können manche Infektionen sogar bis zu den Knochen vordringen. Aber auch am beziehungsweise um und sogar unter dem Fingernagel kann es zu Infektionen kommen. Manche Infektionen breiten sich über Sehnenscheiden aus bis hin zur Handphlegmone. Andere beschränken sich auf die Bereiche der Fingerendgelenke.

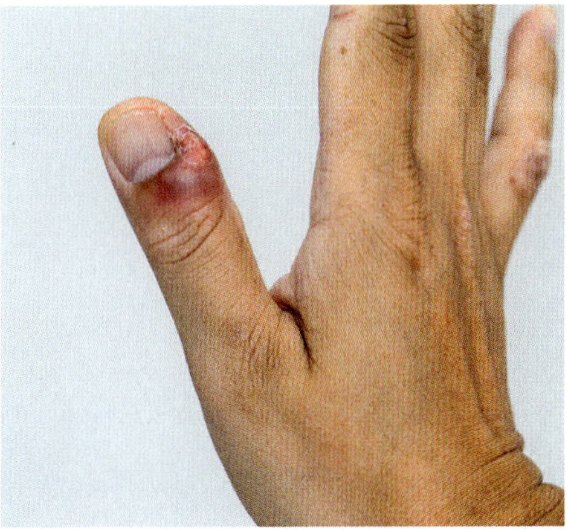

Eine Nagelbettentzündung am seitlichen und hinteren Nagelwall zeigt sich hier deutlich in der Rötung und Schwellung.

Typische Symptome sind:

- Rötung
- Schwellung
- Schmerzen
- Druckschmerz
- Schwellung benachbarter Lymphknoten
- allgemeine Entzündungszeichen wie Schüttelfrost und Fieber
- Nagelwachstumsstörungen

Mögliche Ursachen können sein:

- Bagatellverletzungen, kleine unbemerkte Verletzungen der Haut
- eingewachsene Fingernägel
- Stichwunden
- Bisswunden
- Schnittverletzungen
- Quetschverletzungen

Bakterielle Infektion von Haut- und Weichteilgewebe

Die bakterielle Infektion von Haut- und Weichteilgewebe (*Phlegmone*) an der Hand sollte man nicht unterschätzen. Durch eine Verletzung können Bakterien bis zu den Sehnenscheiden vordringen und sich in den Hohlräumen der Handinnenfläche ausbreiten. Durch diesen recht schnell fortschreitenden Prozess kann es zu einer flächendeckenden Entzündung des Gewebes kommen.

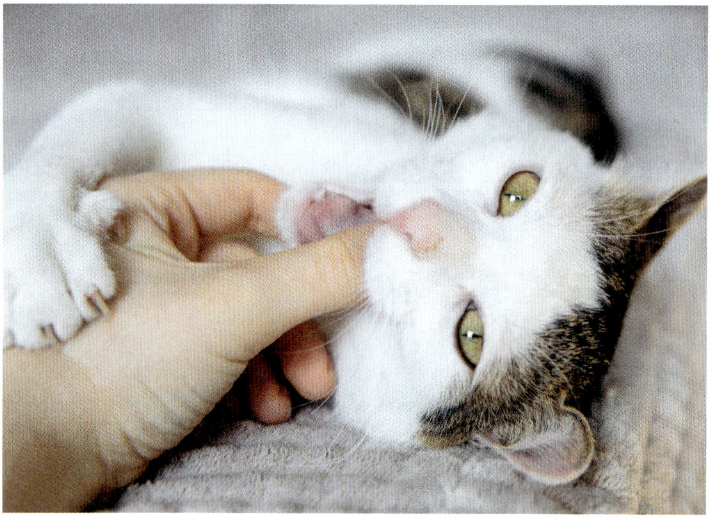

Infektionen an der Hand können unter anderem durch Katzenbisse entstehen.

Typische Symptome sind:

- starke Schwellung
- starke Bewegungseinschränkungen
- kaum aktive Bewegung möglich, passive Bewegungen sehr schmerzhaft
- Überwärmung
- Rötung
- Schwellung benachbarter Lymphknoten
- allgemeine Entzündungszeichen wie Schüttelfrost und Fieber

Mögliche Ursachen können sein:

- Bisswunden
- Schnittwunden
- Stichwunden

Mausarm

Der Mausarm ist die umgangssprachliche Bezeichnung für das RSI-Syndrom, wobei RSI für *Repetitive Strain Injury* steht, also eine Schädigung durch wiederholte Überlastung. Aufgrund lang anhaltender und immer wiederkehrender Bewegungen treten Beschwerden im Bereich Nacken, Schulter, Arm, Hand und Finger auf. Oft wird diese Symptomatik durch eine falsche Sitzhaltung noch begünstigt. Dieses Syndrom betrifft häufig Personen, die viel am Computer arbeiten und somit die Computermaus häufig bedienen müssen, daher stammt auch der Name Mausarm. Allerdings kann es auch bei jeder anderen Tätigkeit mit vielen Wiederholungen und monotonen Bewegungsabläufen auftreten, sodass Fließbandarbeiter, Kassierer oder Mitarbeiter in der Verpackungsindustrie ebenfalls häufig an diesem Syndrom leiden. Auf Seite 215 finden Sie ein Programm, mit dem sich dem Mausarm entgegenwirken lässt.

Typische Symptome sind:

- Schmerzen im gesamten Arm
- Ruheschmerzen
- Belastungsschmerzen
- Missempfindungen in Hand und Unterarm
- Kraftverlust
- eingeschränkte Beweglichkeit im gesamten Arm
- Koordinationsstörungen
- Einschränkungen der Feinmotorik und Geschicklichkeit
- krampfartige Zustände der Muskulatur

Mögliche Ursachen können sein:

- Sehnenscheidenentzündung
- Karpaltunnelsyndrom
- mechanische Beanspruchung in den betroffenen Körperregionen
- lang andauernde Muskelkontraktion im Nacken- und Handbereich
- monotone Tätigkeiten
- unergonomische Arbeitsplatzgestaltung

Handy- oder Smartphone-Daumen

Seitdem wir alle ein Smartphone besitzen und es mehrmals täglich, oftmals sogar für längere Zeit bedienen, hat sich auch die Belastung unserer Hände verändert. Besonders der Daumen leidet unter den Veränderungen im Vergleich zur Bedienung eines Handys aus früheren Zeiten. Da das Smartphone ein kleiner Computer ist und wir so gut wie alles damit erledigen können, ist auch die tägliche Nutzungsdauer sehr hoch. Unsere Hände sind für das Greifen gemacht. Wir nutzen täglich alle möglichen Freiheitsgrade der Gelenke aus. Selbst Wiederholungen von Bewegungen sind kein Problem. Jedoch gibt es bestimmte Bewegungsmuster, die Schmerzen auslösen können und uns zu Ausweichbewegungen zwingen, die das Problem verstärken. Bei der Bedienung eines Handys handelt es sich um viele und schnelle Bewegungen, die den Daumen sehr beanspruchen. Beim Festhalten bietet der Daumen Gegenhalt, beim Schreiben einer Nachricht wird er zusätzlich mit vielen aufeinanderfolgenden Bewegungen beansprucht. Wir verlangen von unserem Daumen, dass er die komplette Displaygröße bedienen kann. Durch die immer wiederkehrenden Tipp- und Wischbewegungen können Reizzustände entstehen. Dadurch kommt es sehr oft zu unphysiologischen Bewegungsausführungen. Das Übungsprogramm auf Seite 215 hilft auch bei Handy- oder Smartphone-Daumen.

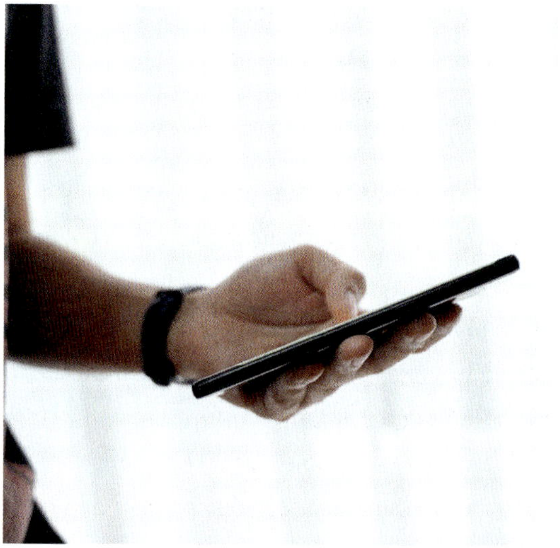

Durch die andauernde Belastung des Daumens bei der Handynutzung können Reizzustände entstehen.

Typische Symptome sind:

- ziehende Schmerzen bis hin zu starken Schmerzen im kompletten Daumenstrahl bis zum Handgelenk
- Bewegungseinschränkungen

Mögliche Ursachen können sein:

- andauernde einhändige Handynutzung
- starker Druck auf Sehnen und Bänder
- Verschleiß in den Gelenken
- Sehnenscheidenentzündung

Sie sehen: Die Liste der Beschwerden, die bei einem so komplexen Konstrukt wie unserer Hand auftreten können, scheint endlos. Dazu kommt, dass manche der Schmerzbilder auch in Kombination auftreten oder sich sogar gegenseitig begünstigen können – zum Beispiel indem man eine schmerzende Bewegung vermeiden will und dadurch einen anderen Bereich um ein Vielfaches belastet. Und natürlich hat jeder und jede Betroffene ein anderes, individuelles Schmerzempfinden, sodass es »die eine richtige Behandlung« nicht geben kann. Aber zum Glück gibt es eine Bandbreite an unterschiedlichen Übungen und Maßnahmen, mit denen Sie selbst Ihre Handgesundheit anpacken und unterstützen können.

KAPITEL

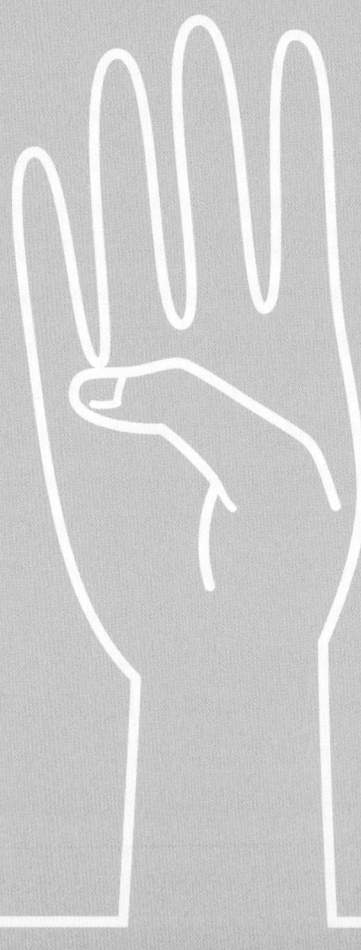

ÜBUNGEN ZUR SELBSTSTÄNDIGEN BEHANDLUNG UND VORBEUGUNG

AKTIVE MOBILISATION

Unsere Hände sind mit ihren funktionellen Möglichkeiten nur wertvoll, wenn wir sie auch durch Hand-, Ellenbogen- und Schultergelenk an die gewünschte Stelle des Körpers bringen können. Daher lernen Sie in diesem Abschnitt, wie Sie selbst an der Mobilisation der Gelenke von Schultergelenk bis Fingergelenk arbeiten können. Unser Körper gibt uns eigentlich ganz praktisch vor, welche Bewegungen wir trainieren sollen, sodass wir uns dabei eigentlich nur an den im Kapitel 1 beschriebenen Freiheitsgraden zu orientieren brauchen. Die gesamte obere Extremität benötigt Belastungsreize und Wiederholungen, um das größtmögliche Bewegungsausmaß so lange wie möglich aufrechtzuerhalten. Wenn Sie einmal Ihren Alltag beobachten, werden Sie bemerken, welche Bewegungen der Gelenke für Ihre Aktivitäten des täglichen Lebens wichtig sind.

Bei den nun folgenden Übungen geht es vorrangig um die Verbesserung der Beweglichkeit. Am Anfang ist es zu empfehlen, die Übungen ohne zusätzliche Gewichte durchzuführen. Das Augenmerk liegt hier ganz gezielt auf der Bewegungsausführung, weshalb jede Bewegung so physiologisch wie möglich umgesetzt werden sollte. Das Eigengewicht unserer Arme ist dabei meist schon ausreichend. Sie werden es merken!

Manche der Übungen sind für beide Körperseiten – die linke und die rechte Hand – angeleitet, aber nur für eine Seite bebildert. Führen Sie, wenn in der Beschreibung ein Seitenwechsel angekündigt ist, die Schritte wie beschrieben durch. Die Bilder gelten für die linke und die rechte Hand gleichermaßen.

HINWEISE

Um die Übungen optimal durchzuführen und ihre Wirksamkeit zu optimieren, sollten Sie bitte die folgenden Hinweise beachten:

- Für eine gute Stabilität im Oberkörper ziehen Sie den Bauchnabel nach innen und spannen Sie Ihre Bauchdecke an.
- Richten Sie Ihr Becken auf und vermeiden Sie eine Verkippung nach vorne sowie nach hinten, um einer Fehlhaltung vorzubeugen.
- Verteilen Sie Ihr Körpergewicht gleichmäßig auf beide Füße.
- Führen Sie die Bewegungen in einer gleichbleibenden Geschwindigkeit und bewusst durch. Denken Sie an einen Schaukelstuhl, an ein langsames Vor und Zurück.
- Achten Sie bitte auch auf Ihre Atmung. Bitte halten Sie bei Anstrengung nicht die Luft an.
- Versuchen Sie während der Durchführung die Spannung in den Armen zu halten.
- Für eine bessere Bewegungskontrolle nutzen Sie einen Spiegel für eine korrekte Bewegungsausführung.
- Vermeiden Sie Ausweichbewegungen.

Zwischen den Sätzen der jeweiligen Aufgabe werden 30 Sekunden Pause empfohlen, zwischen den einzelnen Aufgaben mindestens 60 Sekunden.

Mobilisation der Schulter

ÜBUNG 1A

1. In der Ausgangsposition stehen Sie sicher, aufrecht und entspannt. Die Beine sind hüftgelenksbreit geöffnet und die Füße stehen parallel zueinander. Die Schultern locker lassen. Die Ellenbogen sind gestreckt, die Unterarme und Handgelenke befinden sich in Neutralstellung. Beide Hände sind geöffnet und die Finger gestreckt.
2. Heben Sie beide Arme nach vorne bis zu einem Winkel von 90 Grad im Schultergelenk an und senken Sie diese wieder bis zur Ausgangsposition. Führen Sie die Bewegungen mit beiden Armen gleichzeitig aus.

Wiederholungen: 2 Sätze mit 10 Wiederholungen
Pause: 30 Sekunden Pause zwischen den Sätzen

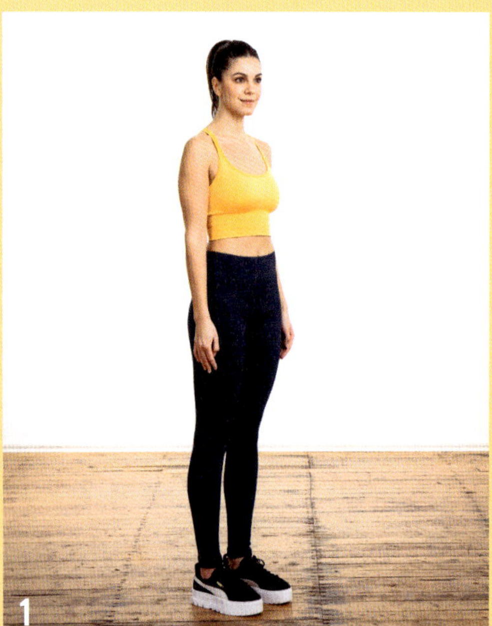

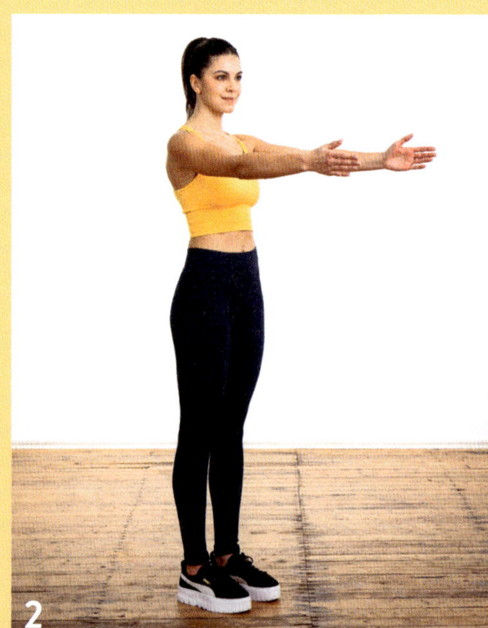

Mobilisation der Schulter

ÜBUNG 1B

1. Nehmen Sie die Ausgangsposition aus Übung 1a ein.
2. Heben Sie dann beide Arme nach vorne im Schultergelenk an und bringen diese anschließend bis auf Kopfhöhe. Senken Sie die Arme wieder bis zur Ausgangsposition. Führen Sie die Bewegungen mit beiden Armen gleichzeitig aus.

Wiederholungen: 2 Sätze mit 10 Wiederholungen
Pause: 30 Sekunden Pause zwischen den Sätzen

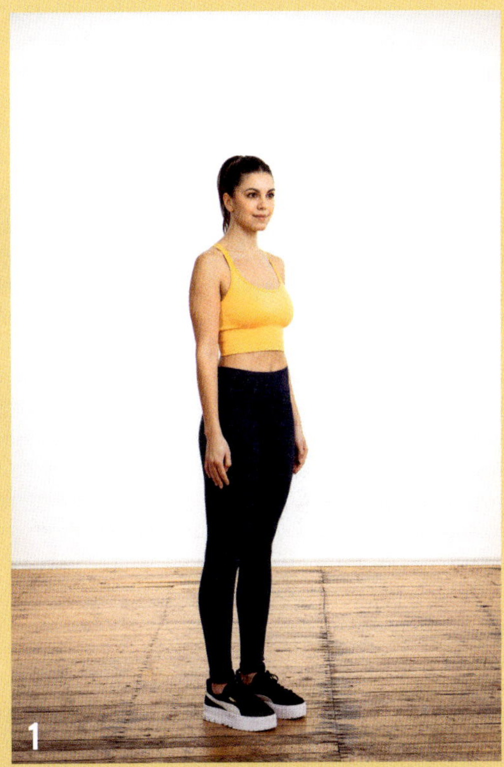

1

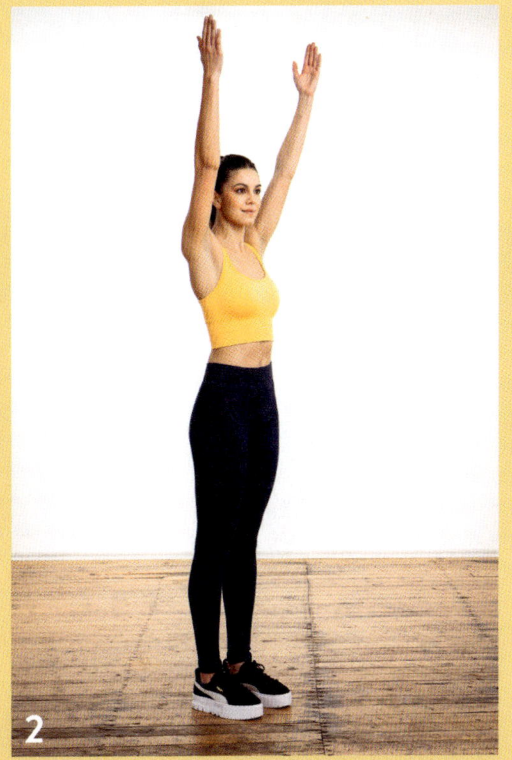

2

Mobilisation der Schulter

ÜBUNG 2A

1. In der Ausgangsposition stehen Sie sicher, aufrecht und entspannt. Die Beine sind hüftgelenksbreit geöffnet und die Füße stehen parallel zueinander. Die Schultern locker lassen. Die Ellenbogen sind gestreckt, die Unterarme und Handgelenke befinden sich in Neutralstellung. Beide Hände sind geöffnet und die Finger gestreckt.
2. Heben Sie beide Arme seitlich vom Körper in einem Winkel von 90 Grad im Schultergelenk an und senken Sie diese wieder bis zur Ausgangsposition. Führen Sie die Bewegungen mit beiden Armen gleichzeitig aus. Beim seitlichen Abheben drehen die Unterarme auswärts, sodass die Handinnenflächen nach vorne zeigen.

Wiederholungen: 2 Sätze mit 10 Wiederholungen
Pause: 30 Sekunden Pause zwischen den Sätzen

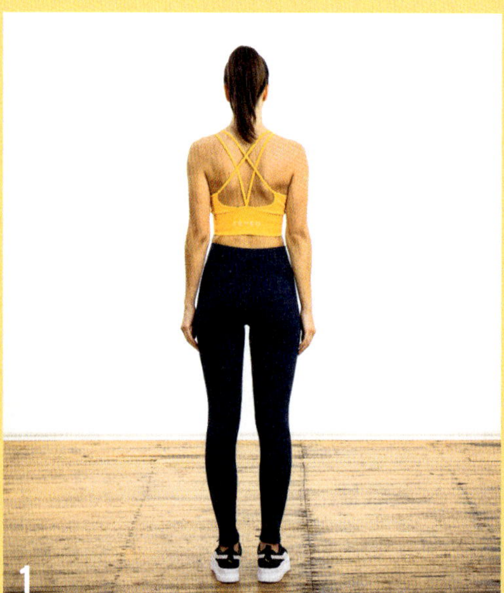

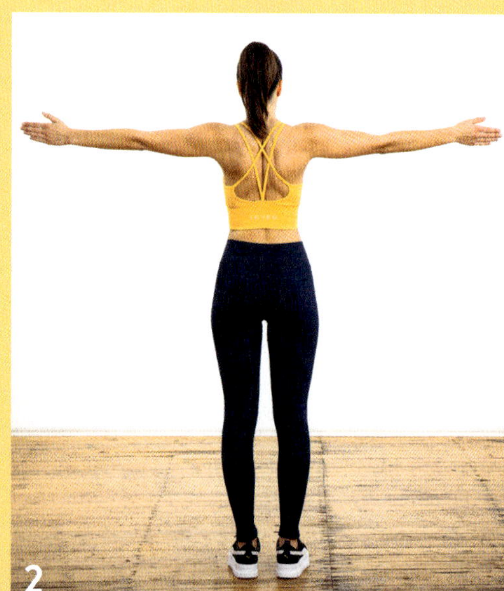

Mobilisation der Schulter

ÜBUNG 2B

1. Nehmen Sie die Ausgangsposition aus Übung 2a ein.
2. Heben Sie beide Arme seitlich vom Körper im Schultergelenk an und bringen diese so weit nach oben, dass sie neben beiden Seiten des Kopfes nach oben gestreckt sind. Senken Sie die Arme wieder bis zur Ausgangsposition. Führen Sie die Bewegungen mit beiden Armen gleichzeitig aus. Beim seitlichen Abheben drehen die Unterarme auswärts, sodass die Handinnenflächen nach vorne zeigen.

Wiederholungen: 2 Sätze mit 10 Wiederholungen
Pause: 30 Sekunden Pause zwischen den Sätzen

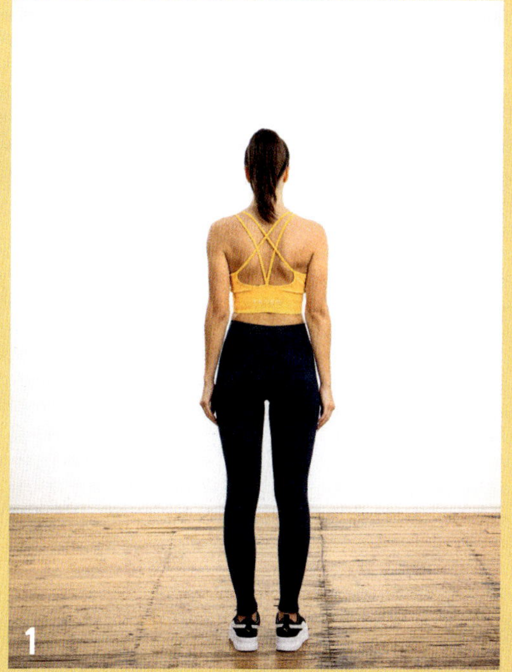

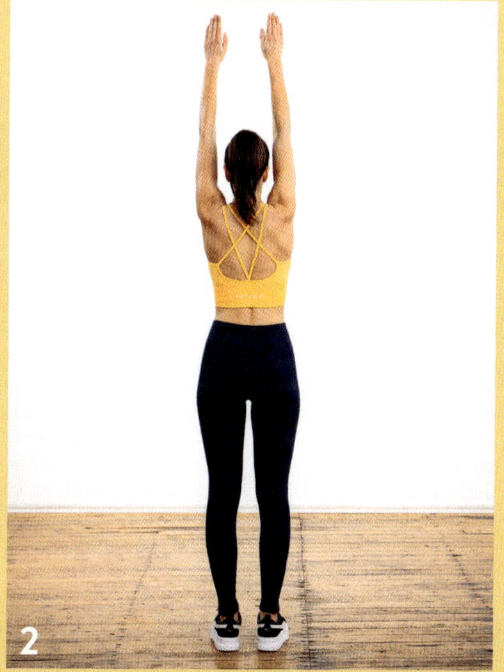

Mobilisation der Schulter

ÜBUNG 3

1. In der Ausgangsposition stehen Sie sicher, aufrecht und entspannt. Die Beine sind hüftgelenksbreit geöffnet und die Füße stehen parallel zueinander. Die Schultern locker lassen. Die Ellenbogen sind gestreckt, die Unterarme und Handgelenke befinden sich in Neutralstellung. Beide Hände sind geöffnet.
2. Die Schultern weiterhin locker und die Ellenbogen gestreckt lassen. Die Unterarme drehen Sie nun maximal einwärts. Die Handinnenflächen zeigen nach hinten. Die Handgelenke befinden sich in Neutralstellung und die Finger sind gestreckt. Führen Sie die Bewegungen mit beiden Armen gleichzeitig aus.
3. Führen Sie beide Arme gleichzeitig am Oberkörper vorbei. Beide Hände überqueren die Körpermittellinie, die Ellenbogen bleiben gestreckt. Dann beide Arme wieder zurückführen und neben dem Oberkörper gestreckt platzieren. Die Unterarme befinden sich in maximaler Einwärtsdrehung und die Handinnenflächen zeigen nach hinten. Während der Wiederholungen wechseln sich der linke und der rechte Arm in der Reihenfolge beim Überkreuzen der Körpermittellinie ab. Führen Sie die Bewegungen mit beiden Armen gleichzeitig aus.

Wiederholungen: 2 Sätze mit 10 Wiederholungen
Pause: 30 Sekunden Pause zwischen den Sätzen

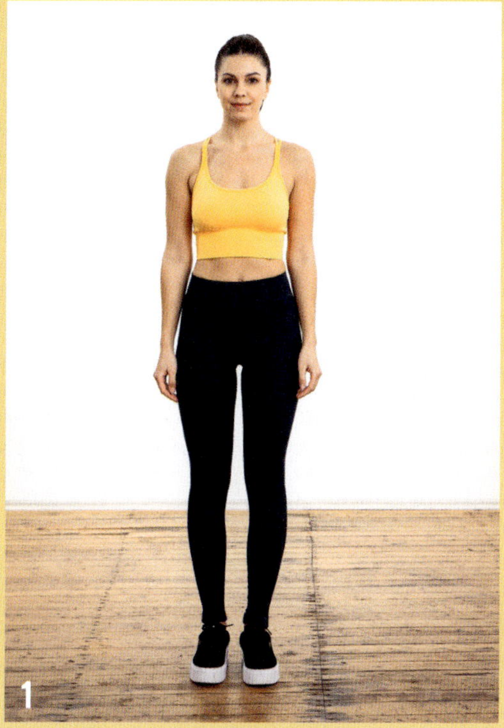
1

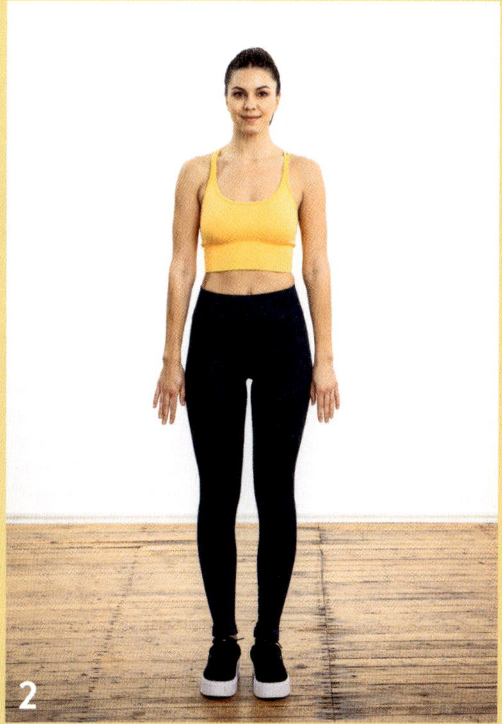
2

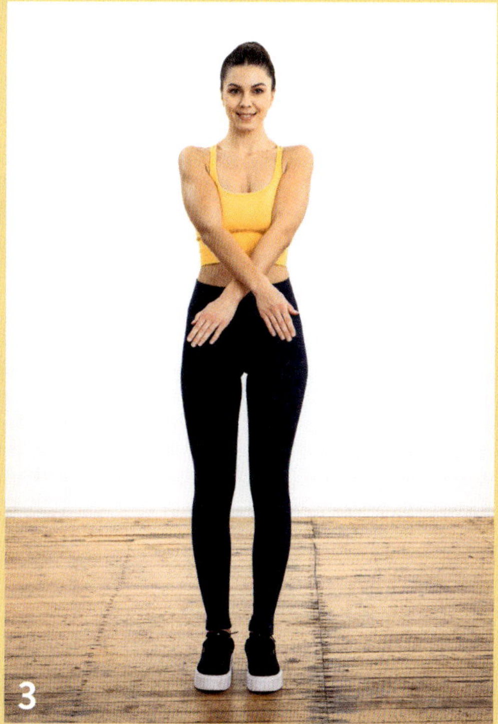
3

Mobilisation der Schulter

ÜBUNG 4

1. In der Ausgangsposition stehen Sie sicher, aufrecht und entspannt. Die Beine sind hüftgelenksbreit geöffnet und die Füße stehen parallel zueinander. Die Schultern locker lassen. Die Ellenbogen sind bis 90 Grad gebeugt, die Unterarme und Handgelenke befinden sich in Neutralstellung. Beide Hände sind geöffnet und die Finger gestreckt.
2. Positionieren Sie beide Unterarme vor dem Oberkörper. Beide Hände überqueren dabei die Körpermittellinie. Die Oberarme bleiben bei der Ausführung so nahe wie möglich am Oberkörper, die 90-Grad-Beugung im Ellenbogen wird während der gesamten Durchführung beibehalten. Die Handinnenflächen berühren die Ellenbogen. Während der Wiederholungen wechseln sich der linke und der rechte Arm in der Reihenfolge beim Überkreuzen der Körpermittellinie ab. Führen Sie die Bewegungen mit beiden Armen gleichzeitig aus.
3. Öffnen Sie die Arme, indem Sie die Unterarme zur Seite führen. Bringen Sie die Schultergelenke in eine maximale Außenrotation. Die Oberarme bleiben bei der Ausführung so nahe wie möglich am Oberkörper und die 90-Grad-Beugung im Ellenbogen wird beibehalten. Unterarme und Handgelenke befinden sich in der Neutralposition, die Finger sind gestreckt.

Wiederholungen: 2 Sätze mit 10 Wiederholungen
Pause: 30 Sekunden Pause zwischen den Sätzen

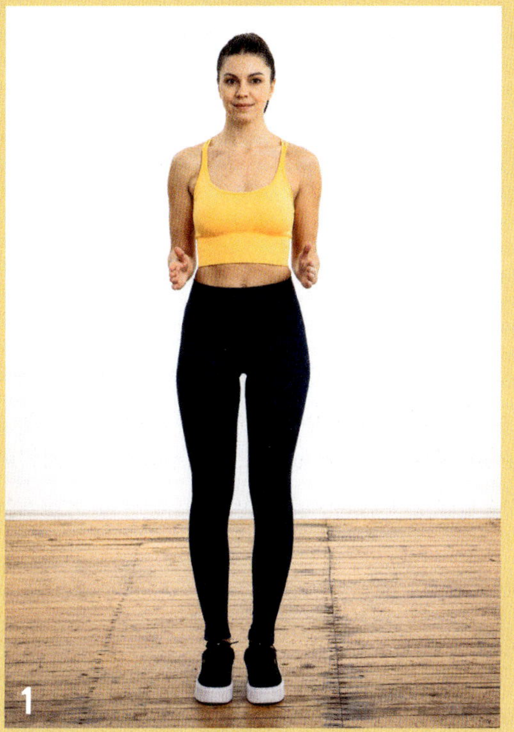
1

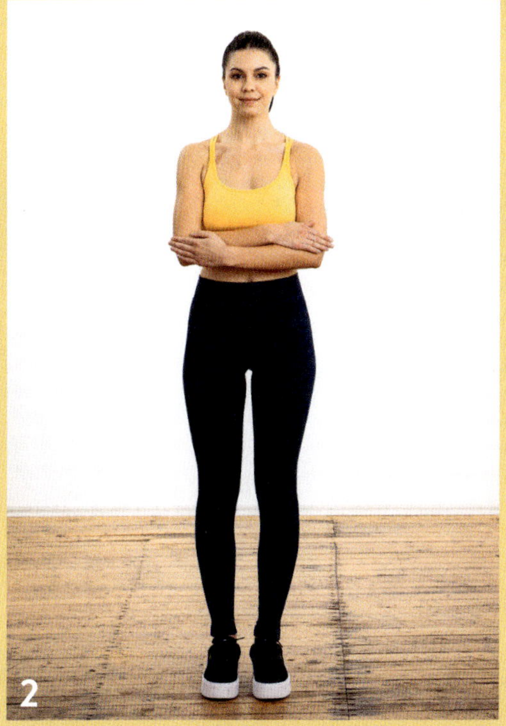
2

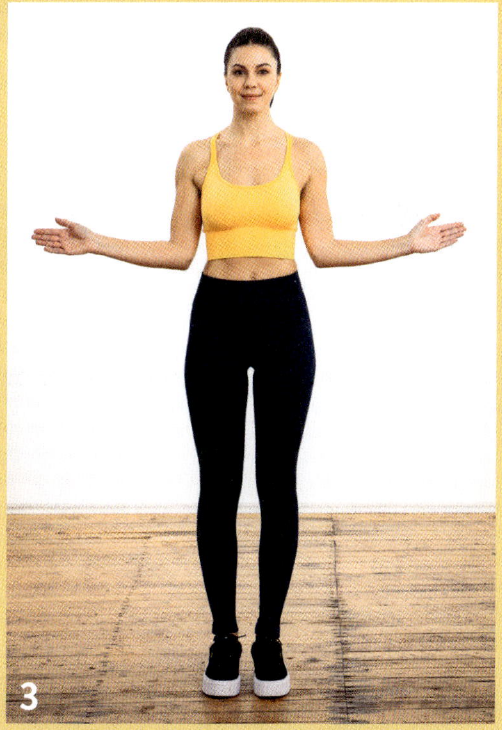
3

Mobilisation der Schulter

ÜBUNG 5

1. In der Ausgangsposition stehen Sie sicher, aufrecht und entspannt. Die Beine sind hüftgelenksbreit geöffnet und die Füße stehen parallel zueinander. Heben Sie die Arme bis zu 90 Grad im Schultergelenk an. Die Ellenbogen sind bis 90 Grad gebeugt, die Unterarme und Handgelenke befinden sich in Neutralstellung. Beide Hände sind geöffnet und die Finger gestreckt. Die Handinnenflächen zeigen nach unten.
2. Bringen Sie das Schultergelenk in eine maximale Außenrotation, indem Sie die Unterarme nach oben bewegen. Die Handinnenflächen zeigen nun nach vorne.
3. Bringen Sie das Schultergelenk in eine maximale Innenrotation, indem Sie die Unterarme nach unten bewegen. Die Handinnenflächen zeigen nun nach hinten.

Wiederholungen: 2 Sätze mit 10 Wiederholungen
Pause: 30 Sekunden Pause zwischen den Sätzen

HINWEIS

Die jeweiligen Bewegungsrichtungen können einzeln oder in Kombination durchgeführt werden. Achten Sie dabei bitte auf eine korrekte Ausführung und die Stabilität im Oberkörper.

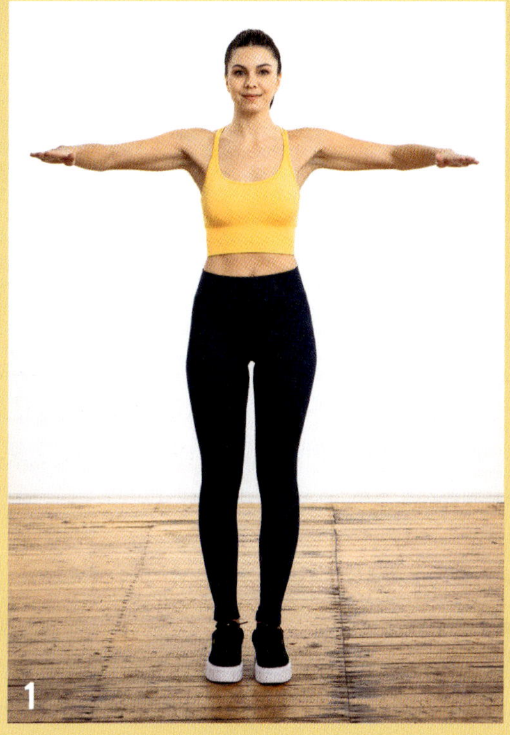

1

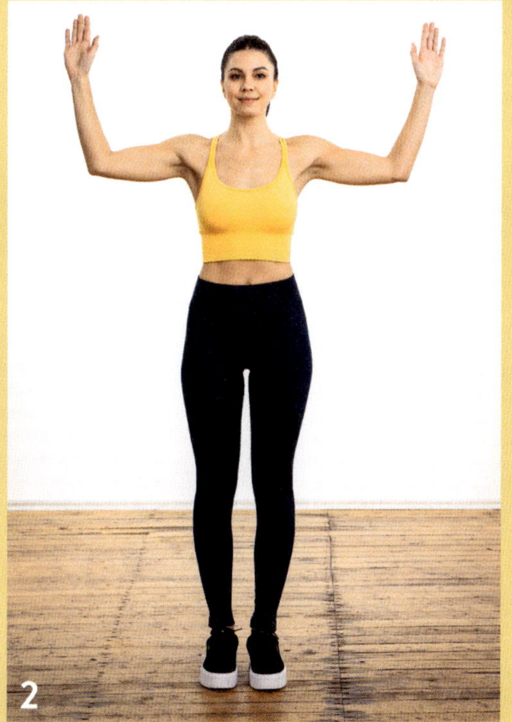

2

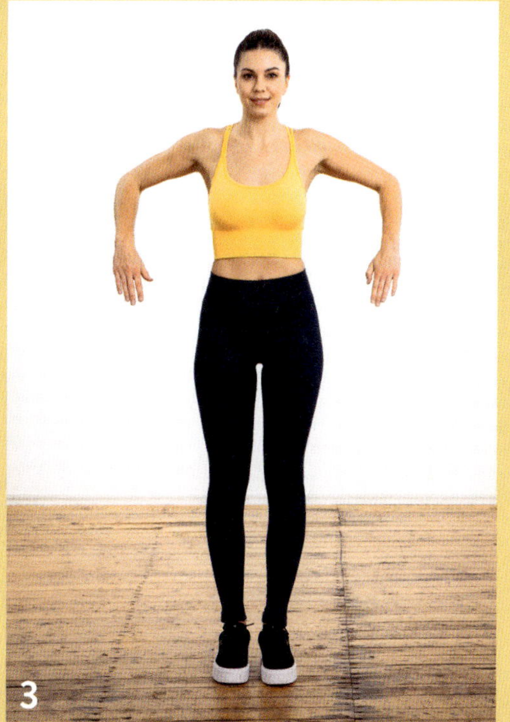

3

Mobilisation der Schulter

NACKENGRIFF

1. In der Ausgangsposition sitzen Sie sicher, aufrecht und entspannt auf einem Hocker. Die Beine sind hüftgelenksbreit geöffnet und die Füße stehen parallel zueinander. Die Schultern locker lassen. Die Ellenbogen sind gestreckt, die Unterarme und Handgelenke befinden sich in Neutralstellung. Beide Hände sind geöffnet.
2. Beugen Sie die Ellenbogen bis 90 Grad und heben Sie die Arme nach vorne bis auf 90 Grad im Schultergelenk an. Die Unterarme befinden sich in Neutralstellung und die Handgelenke in Beugung. Die Handinnenflächen berühren den Hinterkopf. Die Ellenbogen werden so nah wie möglich am Oberkörper Richtung Kopf geführt.
3. Die Handinnenflächen berühren weiterhin den Hinterkopf. Achten Sie auf die Stabilität in der Körpermitte. Vorsicht, Hohlkreuz! Ziehen Sie die Ellenbogen so weit wie möglich zur Seite vom Körper weg. Halten Sie die Bewegung für 3 Sekunden und gehen Sie dann wieder in die Ausgangsposition zurück.

Wiederholungen: 2 Sätze mit 10 Wiederholungen
Pause: 30 Sekunden Pause zwischen den Sätzen

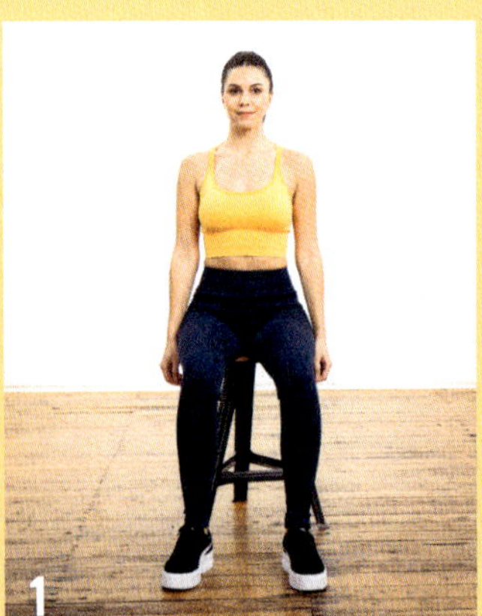

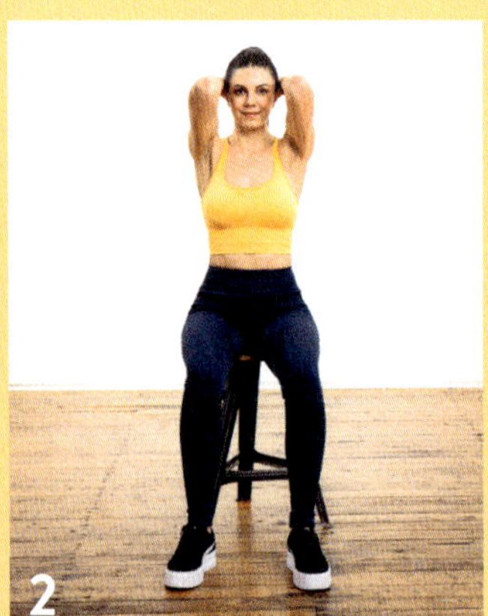

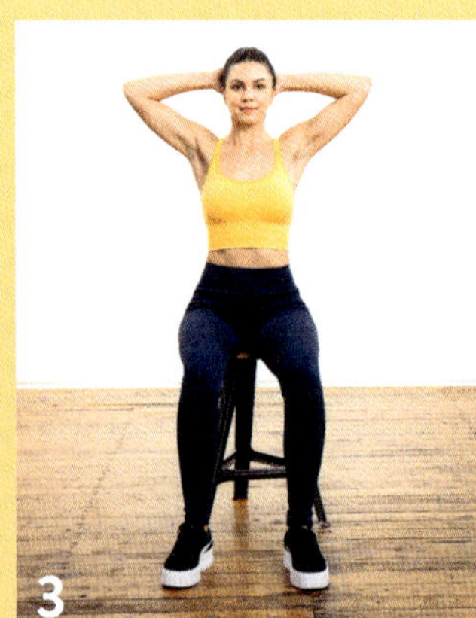

Mobilisation der Schulter

SCHÜRZENGRIFF

1. In der Ausgangsposition sitzen Sie sicher, aufrecht und entspannt. Die Beine sind hüftgelenksbreit geöffnet und die Füße stehen parallel zueinander. Die Schultern locker lassen. Die Ellenbogen sind gestreckt, die Unterarme und Handgelenke befinden sich in Neutralstellung. Beide Hände sind geöffnet.
2. Führen Sie beide Arme gestreckt nach hinten. Beugen Sie die Ellenbogen so weit, dass sich die Hände auf Höhe des Lendenwirbelbereichs berühren. Die Hände greifen ineinander. Achten Sie auf einen festen Bauch, um nicht in ein übermäßiges Hohlkreuz zu kommen.
3. Beugen Sie die Ellenbogen so weit wie möglich und ziehen Sie dabei die Hände Richtung Brustwirbelbereich. Halten Sie die Bewegung für 3 Sekunden und gehen Sie dann wieder in die Ausgangsposition zurück.

Wiederholungen: 2 Sätze mit 10 Wiederholungen
Pause: 30 Sekunden Pause zwischen den Sätzen

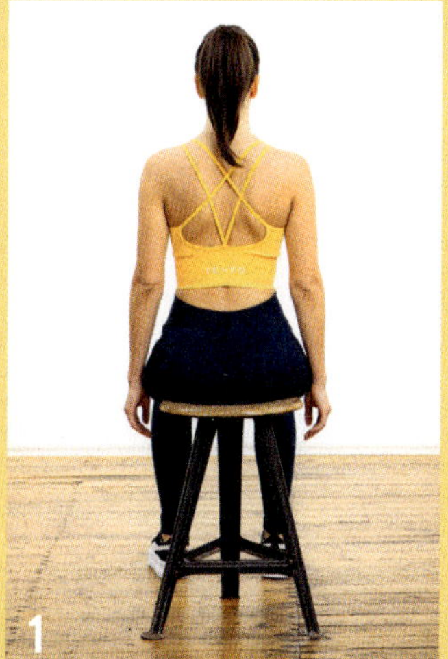

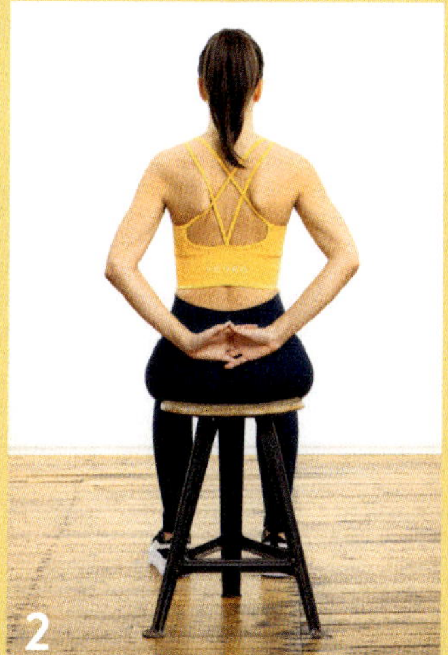

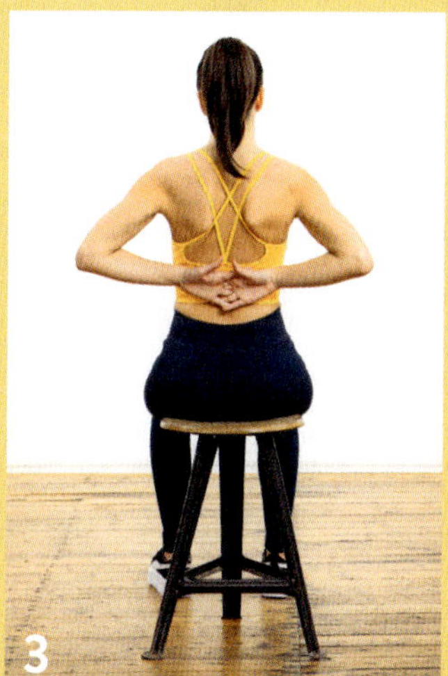

Mobilisation des Ellenbogens

1. In der Ausgangsposition stehen Sie sicher, aufrecht und entspannt. Die Beine sind hüftgelenksbreit geöffnet und die Füße stehen parallel zueinander. Die Schultern locker lassen. Die Ellenbogen sind gestreckt, die Unterarme und Handgelenke befinden sich in Neutralstellung. Beide Hände sind geöffnet.
2. Führen Sie eine maximale Beugung in den Ellenbogengelenken durch. Die Unterarme und Handgelenke befinden sich in Neutralstellung, die Finger sind gestreckt.
3. Führen Sie anschließend eine maximale Streckung in den Ellenbogengelenken durch. Die Unterarme und Handgelenke befinden sich in Neutralstellung, die Finger sind gestreckt.

Wiederholungen: 2 Sätze mit 10 Wiederholungen
Pause: 30 Sekunden Pause zwischen den Sätzen

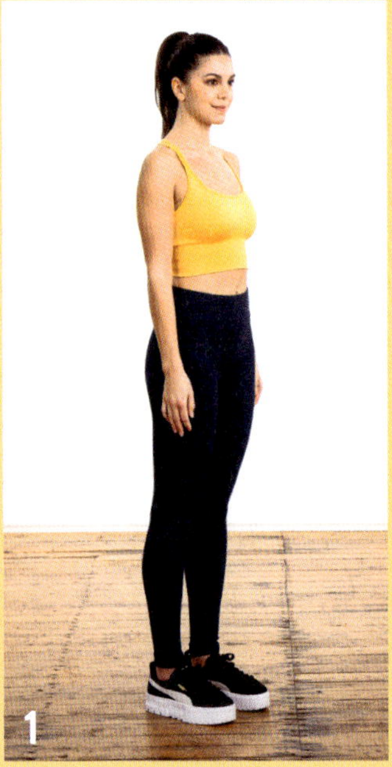

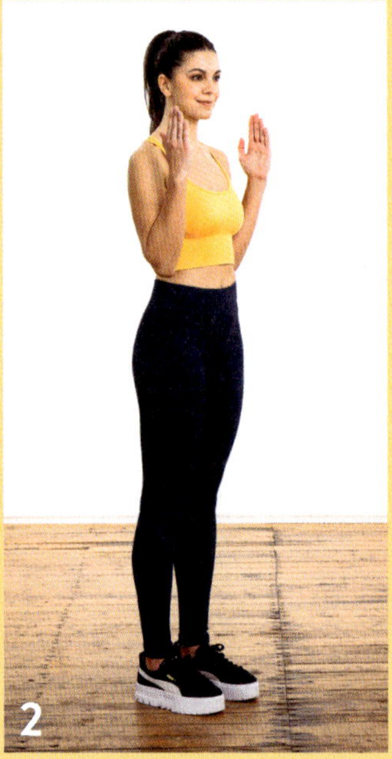

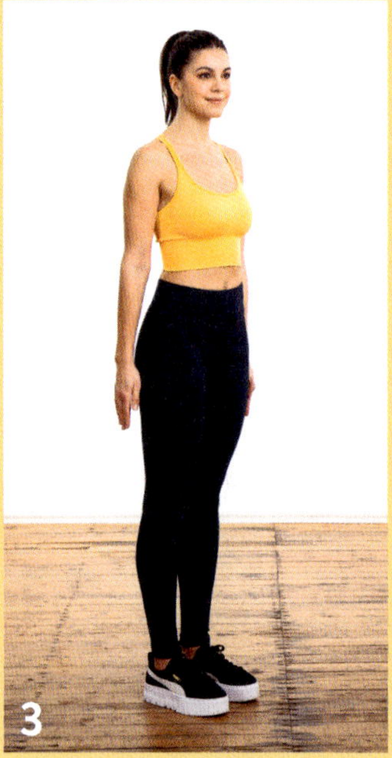

Mobilisation des Unterarms

1. In der Ausgangsposition stehen Sie sicher, aufrecht und entspannt. Die Beine sind hüftgelenksbreit geöffnet und die Füße stehen parallel zueinander. Die Schultern locker lassen. Die Ellenbogen sind bis 90 Grad gebeugt, die Unterarme und Handgelenke befinden sich in Neutralstellung. Beide Hände sind geöffnet und die Finger gestreckt.
2. Führen Sie eine maximale Auswärtsdrehung im Unterarm durch. Die Handinnenflächen zeigen dabei nach oben, die Schultern locker lassen.
3. Führen Sie nun eine maximale Einwärtsdrehung im Unterarm durch. Die Handinnenflächen zeigen dabei nach unten, die Schultern locker lassen.

Wiederholungen: 2 Sätze mit 10 Wiederholungen
Pause: 30 Sekunden Pause zwischen den Sätzen

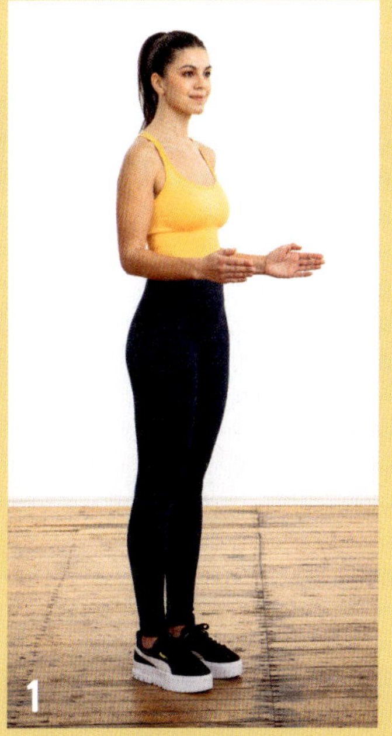

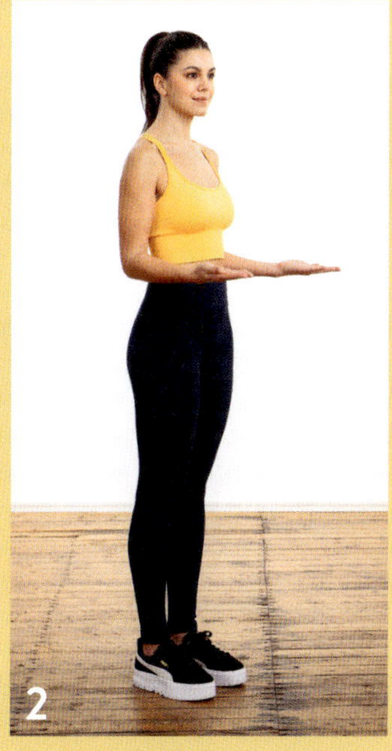

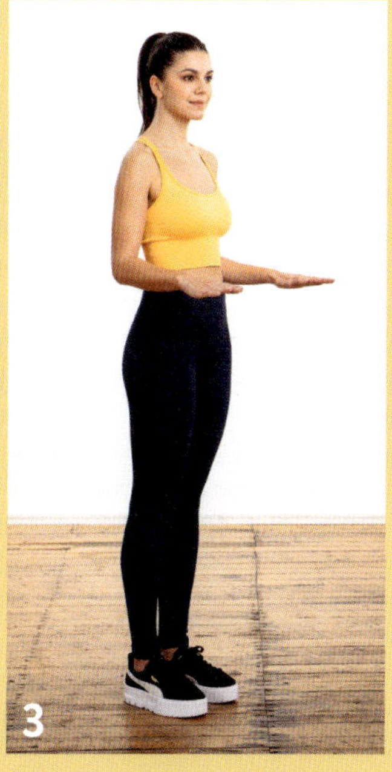

Mobilisation des Handgelenks

ÜBUNG 1

Bei den Übungen zur Mobilisation des Handgelenks sitzen Sie sicher und bequem an einem Tisch. Achten Sie auf die Tischhöhe, gegebenenfalls passen Sie Ihre Sitzhöhe mit einem Kissen an. Legen Sie beide Unterarme entspannt auf der Tischfläche ab. Bei diesen Übungen werden die Bewegungen nicht gleichzeitig mit beiden Armen durchgeführt. Während eine Seite die Bewegung aktiv durchführt, wird sie von der anderen Seite entsprechend fixiert.

1. Fixieren Sie mit der rechten Hand den linken Unterarm unterhalb des Handgelenkes. Der Unterarm und das Handgelenk befinden sich in der Neutralstellung. Die Finger sind getreckt.
2. Bewegen Sie das linke Handgelenk in die maximale Beugung. Die Finger sind möglichst weit gestreckt. Die rechte Hand stabilisiert den linken Unterarm und ermöglicht eine physiologische Bewegungsausführung.
3. Bewegen Sie das linke Handgelenk in die maximale Streckung. Die Finger sind möglichst weit gestreckt. Die rechte Hand stabilisiert den linken Unterarm und ermöglicht eine physiologische Bewegungsausführung.

Seitenwechsel

4. Fixieren Sie nun in der Ausgangsposition mit der linken Hand den rechten Unterarm. Der rechte Unterarm und das Handgelenk befinden sich in der Neutralstellung.
5. Bewegen Sie das rechte Handgelenk in die maximale Beugung. Die Finger sind möglichst weit gestreckt. Die linke Hand stabilisiert den Unterarm und ermöglicht eine physiologische Bewegungsausführung.
6. Bewegen Sie das rechte Handgelenk in die maximale Streckung. Die Finger sind möglichst weit gestreckt. Die linke Hand stabilisiert den rechten Unterarm und ermöglicht eine physiologische Bewegungsausführung.

Wiederholungen: Pro Seite je 2 Sätze mit 10 Wiederholungen
Pause: 30 Sekunden Pause zwischen den Sätzen

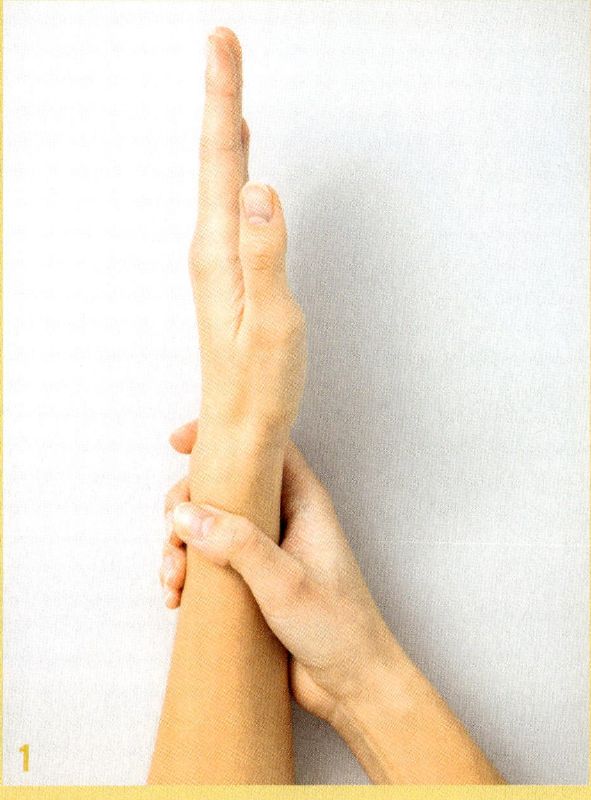
1

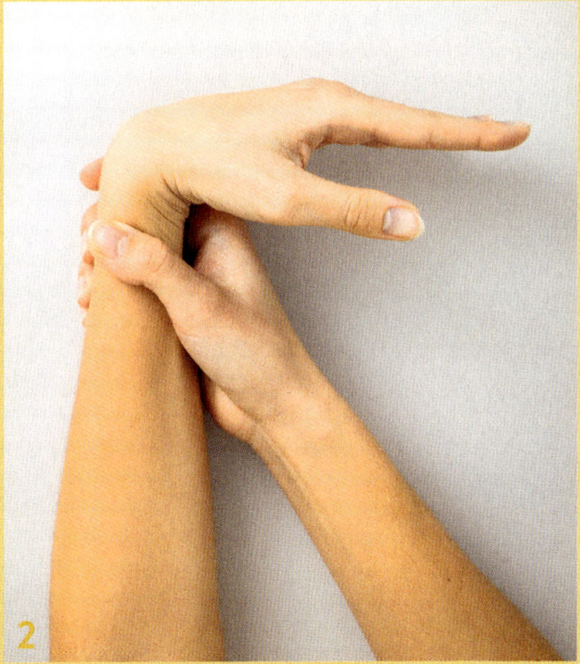
2

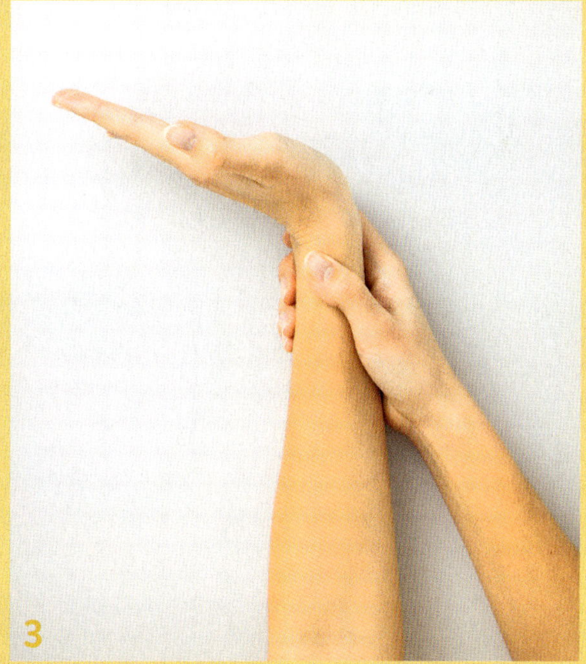
3

Mobilisation des Handgelenks

ÜBUNG 2

1. Fixieren Sie in der Ausgangsposition mit der rechten Hand den linken Unterarm unterhalb des Handgelenks. Der linke Unterarm befindet sich in maximaler Einwärtsdrehung und das Handgelenk in Neutralstellung. Die Finger sind getreckt.
2. Bewegen Sie das linke Handgelenk maximal seitlich nach außen, in Richtung Elle. Die Finger sind gestreckt. Die rechte Hand stabilisiert den linken Unterarm und ermöglicht eine physiologische Bewegungsausführung.
3. Bewegen Sie das linke Handgelenk so weit wie möglich rechts in Richtung Speiche. Die Finger sind gestreckt. Die rechte Hand stabilisiert den linken Unterarm und ermöglicht eine physiologische Bewegungsausführung.

Seitenwechsel

4. Führen Sie nun einen Seitenwechsel durch, bei dem Sie in der Ausgangsposition mit der linken Hand den rechten Unterarm unterhalb des Handgelenkes fixieren. Der rechte Unterarm befindet sich in maximaler Einwärtsdrehung und das Handgelenk in Neutralstellung. Die Finger sind getreckt.
5. Bewegen Sie das rechte Handgelenk maximal seitlich in Richtung Elle. Die Finger sind gestreckt. Die linke Hand stabilisiert den rechten Unterarm und ermöglicht eine physiologische Bewegungsausführung.
6. Bewegen Sie das rechte Handgelenk maximal seitlich in Richtung Speiche. Die Finger sind gestreckt. Die linke Hand stabilisiert den rechten Unterarm und ermöglicht eine physiologische Bewegungsausführung.

Wiederholungen: Pro Seite je 2 Sätze mit 10 Wiederholungen
Pause: 30 Sekunden Pause zwischen den Sätzen

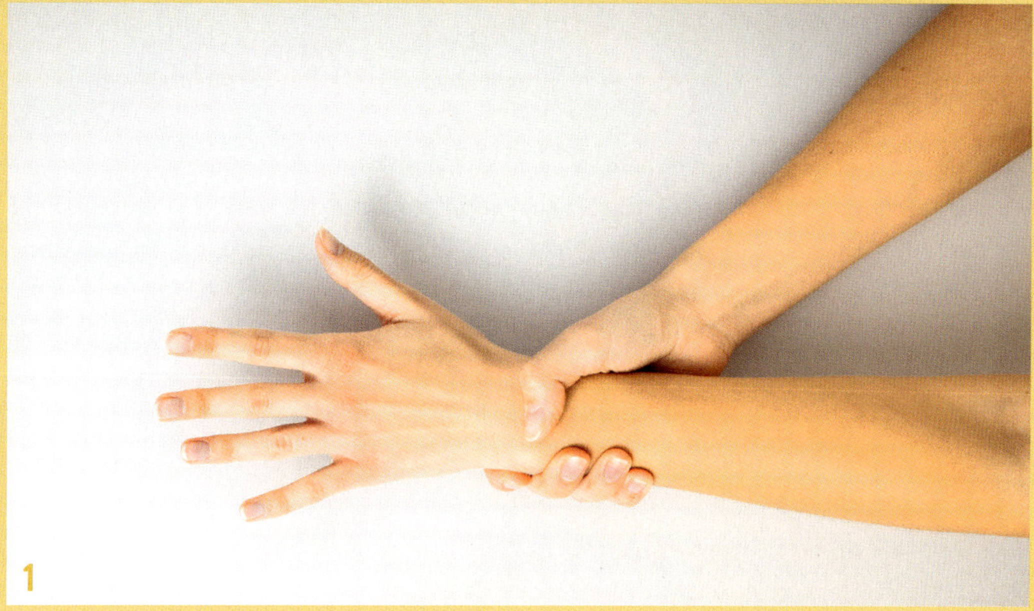

1

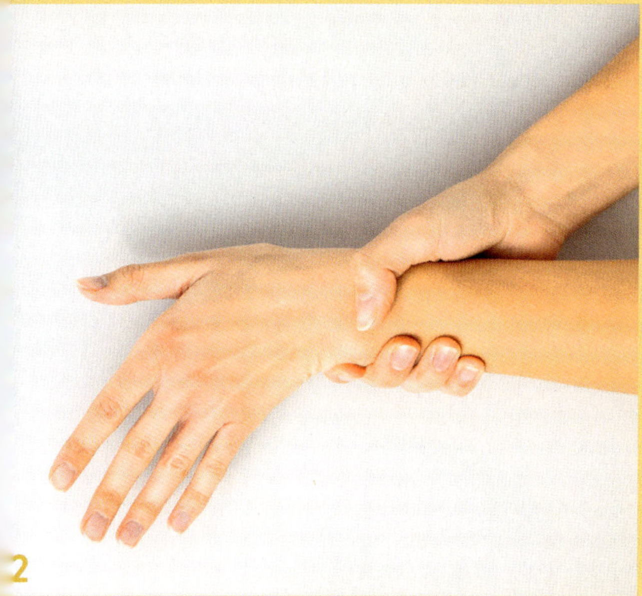

2

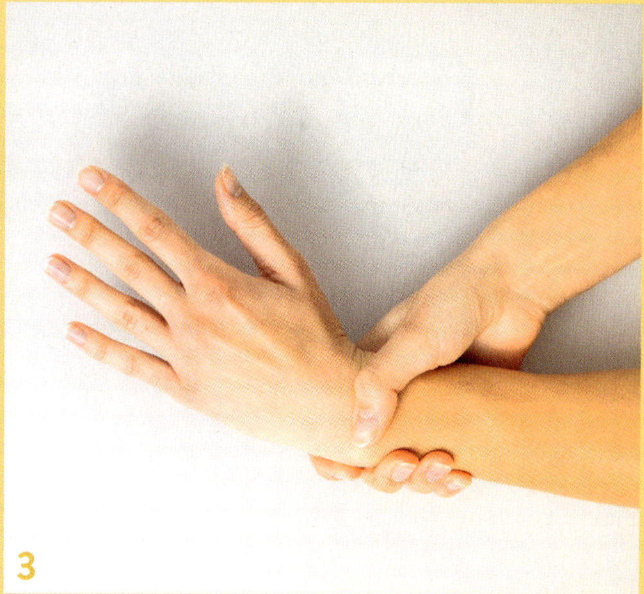

3

Mobilisation der Fingergrundgelenke

1. In der Ausgangsposition legen Sie den linken Unterarm in maximaler Auswärtsdrehung auf der Tischfläche ab. Fixieren Sie mit der rechten Hand die linke Mittelhand wie eine Spange. Der rechte Daumen in seiner gesamten Länge liegt unterhalb der Fingergrundgelenke.
2. Strecken Sie die Langfinger und führen Sie diese zusammen.
3. Beugen Sie alle Langfinger bis zu 90 Grad in den Fingergrundgelenken und strecken Sie diese wieder. Achten Sie dabei auf eine Streckung in den Fingermittel- und Fingerendgelenken der Langfinger und des Daumens.

Seitenwechsel

4. Führen Sie nun einen Seitenwechsel durch. Legen Sie in der Ausgangsposition den rechten Unterarm in maximaler Auswärtsdrehung auf der Tischfläche ab. Fixieren Sie mit der linken Hand die rechte Mittelhand wie eine Spange. Der linke Daumen in seiner gesamten Länge liegt unterhalb der Fingergrundgelenke.
5. Strecken Sie die Langfinger und führen Sie diese zusammen.
6. Beugen Sie alle Langfinger bis zu 90 Grad in den Fingergrundgelenken und strecken Sie diese wieder. Achten Sie dabei auf eine Streckung in den Fingermittel- und Fingerendgelenken der Langfinger und des Daumens.

Wiederholungen: Pro Seite je 2 Sätze mit 10 Wiederholungen
Pause: 30 Sekunden Pause zwischen den Sätzen

HINWEIS

Nehmen Sie sich bei dieser Übung Zeit und führen Sie keine zu schnellen, hektischen Bewegungen durch – die Bewegungsgeschwindigkeit darf so ruhig sein wie das Schwingen eines Schaukelstuhls. Konzentrieren Sie sich ganz auf die Bewegungsausführung.

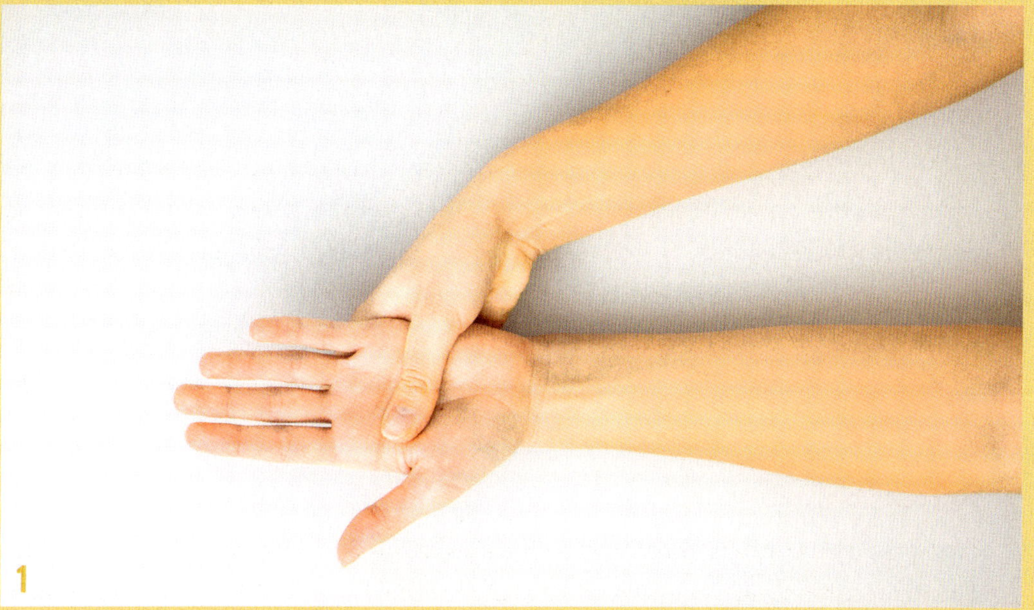
1

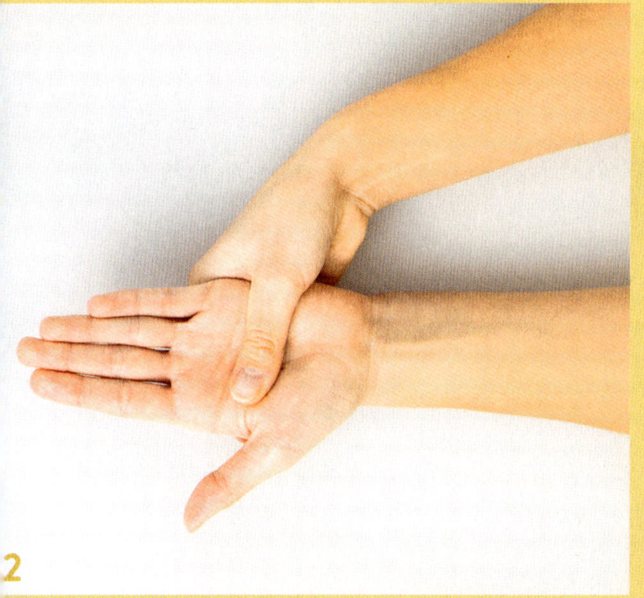
2

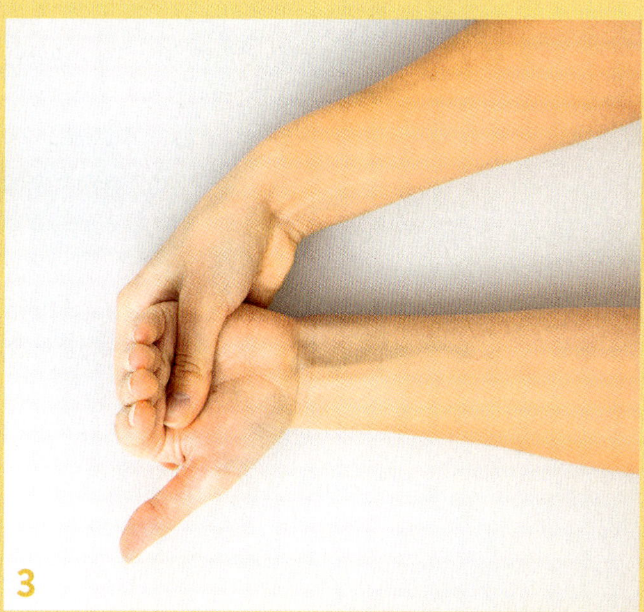
3

Mobilisation der Fingermittelgelenke

ZEIGEFINGER

1. In der Ausgangsposition legen Sie den linken Unterarm in maximaler Auswärtsdrehung auf der Tischfläche ab. Fixieren Sie mit der rechten Hand das Fingergrundglied des linken Zeigefingers im Zweipunktgriff.
2. Beugen Sie den linken Zeigefinger bis zu 90 Grad im Fingermittelgelenk und strecken Sie dieses wieder. Achten Sie dabei auf eine Streckung im Fingerendgelenk.

Seitenwechsel

3. Führen Sie nun einen Seitenwechsel durch. Legen Sie den rechten Unterarm in maximaler Auswärtsdrehung auf der Tischfläche ab. Fixieren Sie mit der linken Hand das Fingergrundglied des rechten Zeigefingers im Zweipunktgriff.
4. Beugen Sie den rechten Zeigefinger bis zu 90 Grad im Fingermittelgelenk und strecken Sie dieses wieder. Achten Sie dabei auf eine Streckung im Fingerendgelenk.

Wiederholungen: Pro Seite je 2 Sätze mit 10 Wiederholungen
Pause: 30 Sekunden Pause zwischen den Sätzen

HINWEIS

Vermeiden Sie bei den Mobilisationsübungen der Fingermittelgelenke zu viel Duck auf das Gewebe bei der Fixierung der Fingerglieder, damit die darunterliegenden Strukturen nicht in ihrer Bewegung behindert werden.

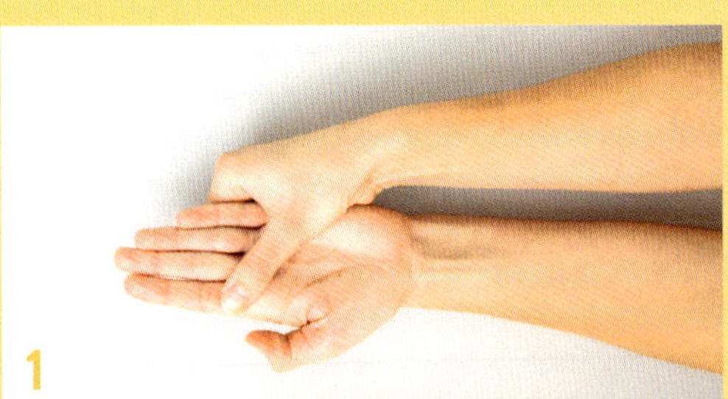

1

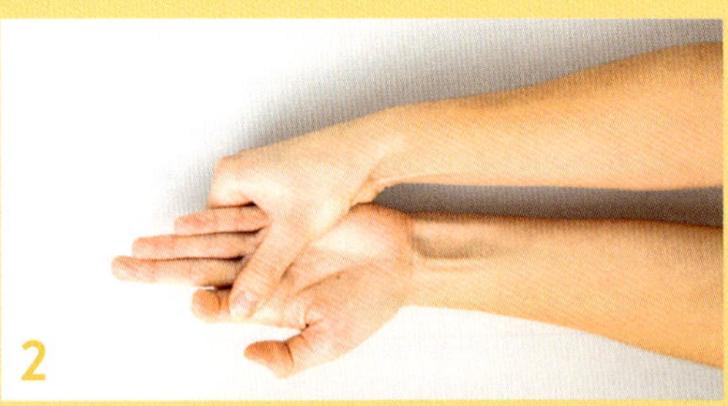

2

Mobilisation der Fingerendgelenke

ZEIGEFINGER

1. Legen Sie in der Ausgangsposition den linken Unterarm in maximaler Auswärtsdrehung auf der Tischfläche ab. Fixieren Sie mit der rechten Hand das Fingermittelglied des linken Zeigefingers im Zweipunktgriff.
2. Beugen Sie den linken Zeigefinger bis zu 90 Grad im Fingerendgelenk und strecken Sie es wieder. Achten Sie dabei auf eine Streckung im Fingergrund- und Fingermittelgelenk.

Seitenwechsel

3. Führen Sie nun einen Seitenwechsel durch. Legen Sie den rechten Unterarm in maximaler Auswärtsdrehung auf der Tischfläche ab. Fixieren Sie mit der linken Hand das Fingermittelglied des rechten Zeigefingers im Zweipunktgriff.
4. Beugen Sie den rechten Zeigefinger bis zu 90 Grad im Fingerendgelenk und strecken Sie dieses wieder. Achten Sie dabei auf eine Streckung im Fingergrund- und Fingermittelgelenk.

Wiederholungen: Pro Seite je 2 Sätze mit 10 Wiederholungen
Pause: 30 Sekunden Pause zwischen den Sätzen

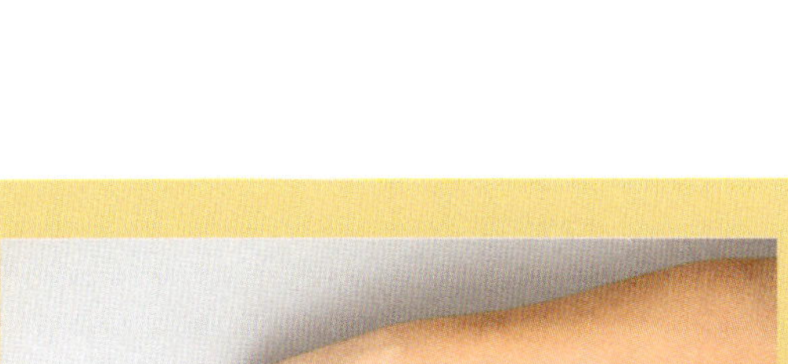

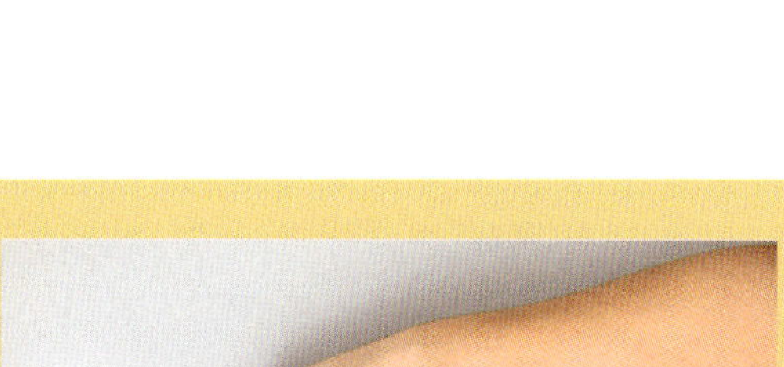

Mobilisation der Fingermittelgelenke

MITTELFINGER

1. Legen Sie in der Ausgangsposition den linken Unterarm in maximaler Auswärtsdrehung auf der Tischfläche ab. Fixieren Sie mit der rechten Hand das Grundglied des linken Mittelfingers im Zweipunktgriff.
2. Beugen Sie den linken Mittelfinger bis zu 90 Grad im Fingermittelgelenk und strecken Sie dieses wieder. Achten Sie dabei auf eine Streckung im Fingerendgelenk.

Seitenwechsel

3. Führen Sie nun einen Seitenwechsel durch. Legen Sie den rechten Unterarm in maximaler Auswärtsdrehung auf der Tischfläche ab. Fixieren Sie mit der linken Hand das Fingergrundglied des rechten Mittelfingers im Zweipunktgriff.
4. Beugen Sie den rechten Mittelfinger bis zu 90 Grad im Fingermittelgelenk und strecken Sie dieses wieder. Achten Sie dabei auf eine Streckung im Fingerendgelenk.

Wiederholungen: Pro Seite je 2 Sätze mit 10 Wiederholungen
Pause: 30 Sekunden Pause zwischen den Sätzen

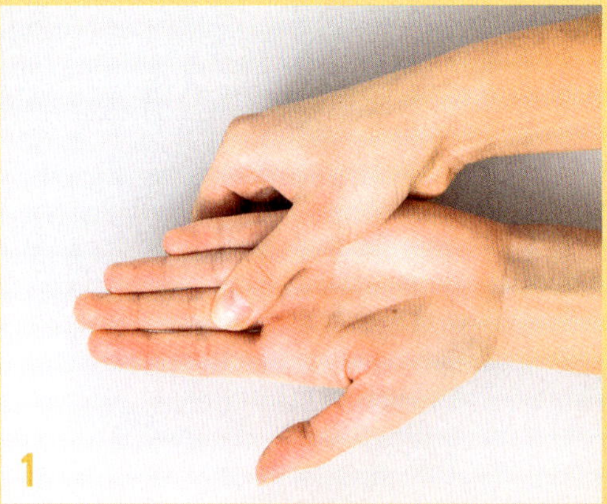

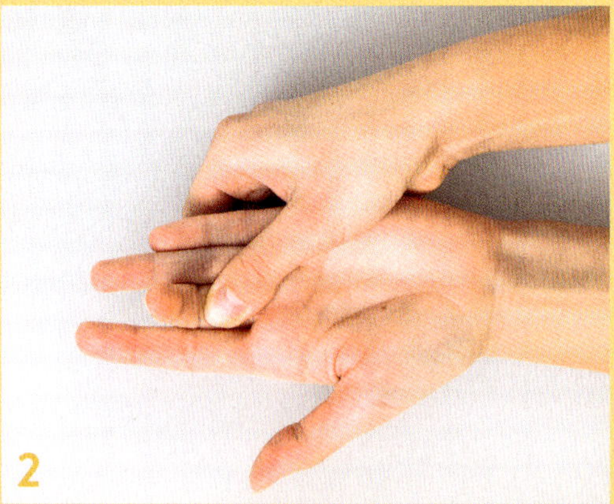

Mobilisation der Fingerendgelenke

MITTELFINGER

1. In der Ausgangsposition legen Sie den linken Unterarm in maximaler Auswärtsdrehung auf der Tischfläche ab. Fixieren Sie mit der rechten Hand das Fingermittelglied des linken Mittelfingers im Zweipunktgriff.
2. Beugen Sie den linken Mittelfinger bis zu 90 Grad im Fingerendgelenk und strecken Sie es wieder. Achten Sie dabei auf eine Streckung im Fingergrund- und Fingermittelgelenk.

Seitenwechsel

3. Führen Sie nun einen Seitenwechsel durch. Legen Sie den rechten Unterarm in maximaler Auswärtsdrehung auf der Tischfläche ab. Fixieren Sie mit der linken Hand das Fingermittelglied des rechten Mittelfingers im Zweipunktgriff.
4. Beugen Sie den rechten Mittelfinger bis zu 90 Grad im Fingerendgelenk und strecken Sie dieses wieder. Achten Sie dabei auf eine Streckung im Fingergrund- und Fingermittelgelenk.

Wiederholungen: Pro Seite je 2 Sätze mit 10 Wiederholungen
Pause: 30 Sekunden Pause zwischen den Sätzen

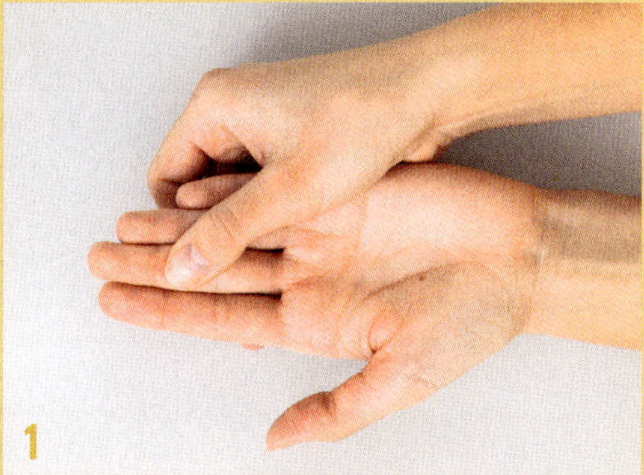
1

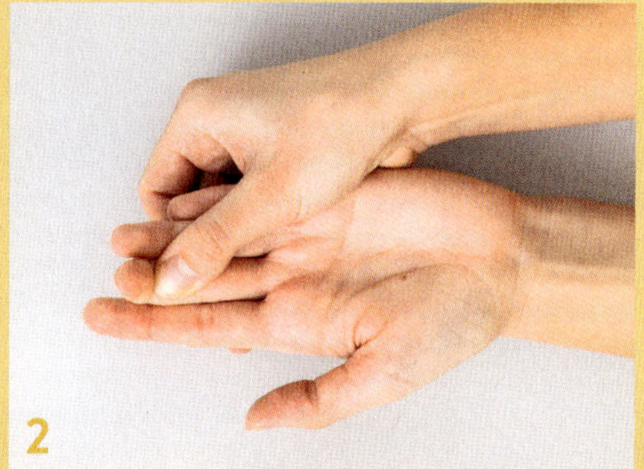
2

Mobilisation der Fingermittelgelenke

RINGFINGER

1. Legen Sie in der Ausgangsposition den linken Unterarm in maximaler Auswärtsdrehung auf der Tischfläche ab. Fixieren Sie mit der rechten Hand das Fingergrundglied des linken Ringfingers im Zweipunktgriff.
2. Beugen Sie den linken Ringfinger bis zu 90 Grad im Fingermittelgelenk und strecken Sie dieses wieder. Achten Sie dabei auf eine Streckung im Fingerendgelenk.

Seitenwechsel

3. Führen Sie nun einen Seitenwechsel durch. Legen Sie den rechten Unterarm in maximaler Auswärtsdrehung auf der Tischfläche ab. Fixieren Sie mit der linken Hand das Fingergrundglied des rechten Ringfingers im Zweipunktgriff.
4. Beugen Sie den rechten Ringfinger bis zu 90 Grad im Fingermittelgelenk und strecken Sie dieses wieder. Achten Sie dabei auf eine Streckung im Fingerendgelenk.

Wiederholungen: Pro Seite je 2 Sätze mit 10 Wiederholungen
Pause: 30 Sekunden Pause zwischen den Sätzen

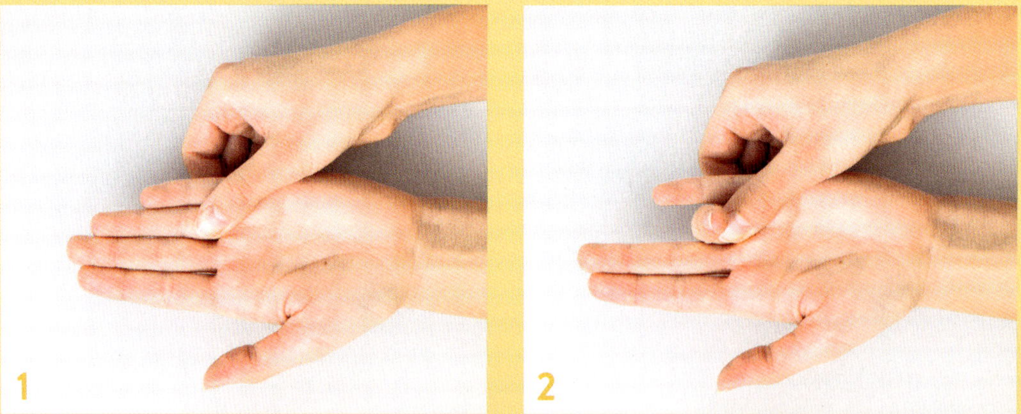

Mobilisation der Fingerendgelenke

RINGFINGER

1. In der Ausgangsposition legen Sie den linken Unterarm in maximaler Auswärtsdrehung auf der Tischfläche ab. Fixieren Sie mit der rechten Hand das Fingermittelglied des linken Ringfingers im Zweipunktgriff.
2. Beugen Sie den linken Ringfinger bis zu 90 Grad im Fingerendgelenk und strecken Sie es wieder. Achten Sie dabei auf eine Streckung im Fingergrund- und Fingermittelgelenk.

Seitenwechsel

3. Führen Sie nun einen Seitenwechsel durch. Legen Sie den rechten Unterarm in maximaler Auswärtsdrehung auf der Tischfläche ab. Fixieren Sie mit der linken Hand das Fingermittelglied des rechten Ringfingers im Zweipunktgriff.
4. Beugen Sie den rechten Ringfinger bis zu 90 Grad im Fingerendgelenk und strecken Sie dieses wieder. Achten Sie dabei auf eine Streckung im Fingergrund- und Fingermittelgelenk.

Wiederholungen: Pro Seite je 2 Sätze mit 10 Wiederholungen
Pause: 30 Sekunden Pause zwischen den Sätzen

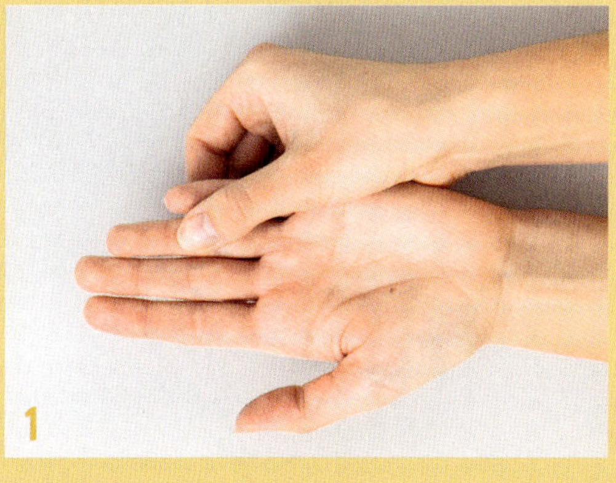

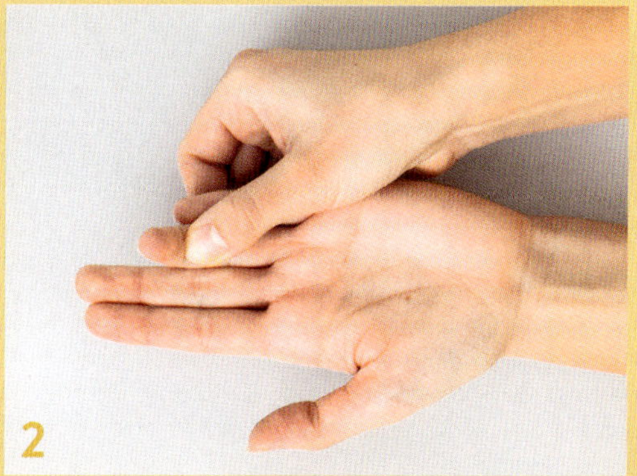

Mobilisation der Fingermittelgelenke

KLEINFINGER

1. Legen Sie in der Ausgangsposition den linken Unterarm in maximaler Auswärtsdrehung auf der Tischfläche ab. Fixieren Sie mit der rechten Hand das Fingergrundglied des linken Kleinfingers im Zweipunktgriff.
2. Beugen Sie den linken Kleinfinger bis zu 90 Grad im Fingermittelgelenk und strecken Sie dieses wieder. Achten Sie dabei auf eine Streckung im Fingerendgelenk.

Seitenwechsel

3. Führen Sie nun einen Seitenwechsel durch. Legen Sie den rechten Unterarm in maximaler Auswärtsdrehung auf der Tischfläche ab. Fixieren Sie mit der linken Hand das Fingergrundglied des rechten Kleinfingers im Zweipunktgriff.
4. Beugen Sie den rechten Kleinfinger bis zu 90 Grad im Fingermittelgelenk und strecken Sie dieses wieder. Achten Sie dabei auf eine Streckung im Fingerendgelenk.

Wiederholungen: Pro Seite je 2 Sätze mit 10 Wiederholungen
Pause: 30 Sekunden Pause zwischen den Sätzen

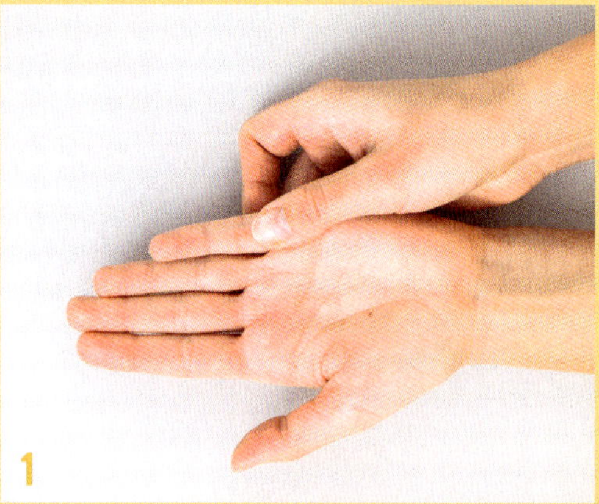
1

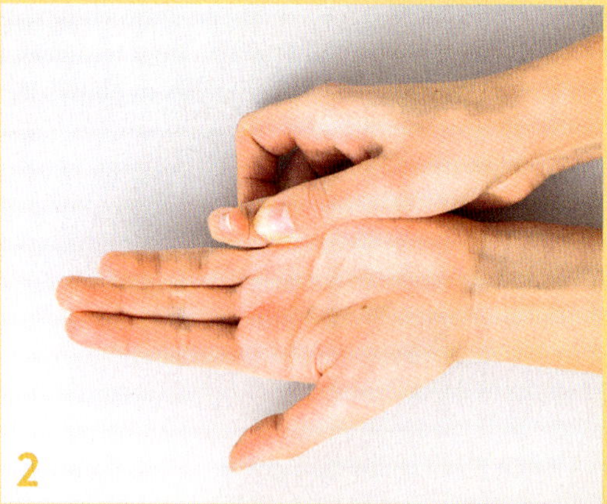
2

Mobilisation der Fingerendgelenke

KLEINFINGER

1. In der Ausgangsposition legen Sie den linken Unterarm in maximaler Auswärtsdrehung auf der Tischfläche ab. Fixieren Sie mit der rechten Hand das Fingermittelglied des linken Kleinfingers im Zweipunktgriff.
2. Beugen Sie den linken Kleinfinger bis zu 90 Grad im Fingerendgelenk und strecken Sie es wieder. Achten Sie dabei auf eine Streckung im Fingergrund- und Fingermittelgelenk.

Seitenwechsel

3. Führen Sie nun einen Seitenwechsel durch. Legen Sie den rechten Unterarm in maximaler Auswärtsdrehung auf der Tischfläche ab. Fixieren Sie mit der linken Hand das Fingermittelglied des rechten Kleinfingers im Zweipunktgriff.
4. Beugen Sie den rechten Kleinfinger bis zu 90 Grad im Fingerendgelenk und strecken Sie dieses wieder. Achten Sie dabei auf eine Streckung im Fingergrund- und Fingermittelgelenk.

Wiederholungen: Pro Seite je 2 Sätze mit 10 Wiederholungen
Pause: 30 Sekunden Pause zwischen den Sätzen

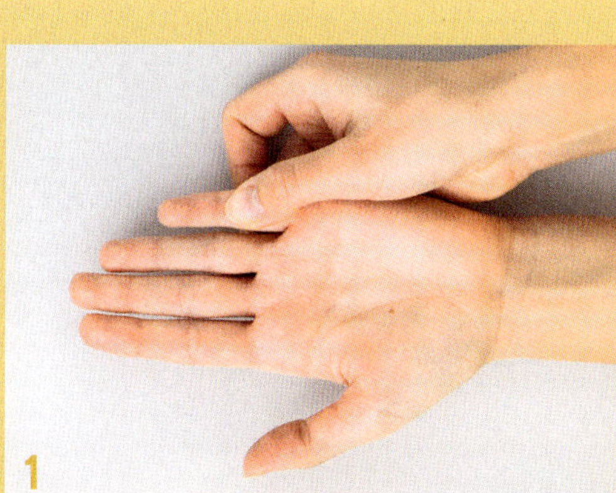

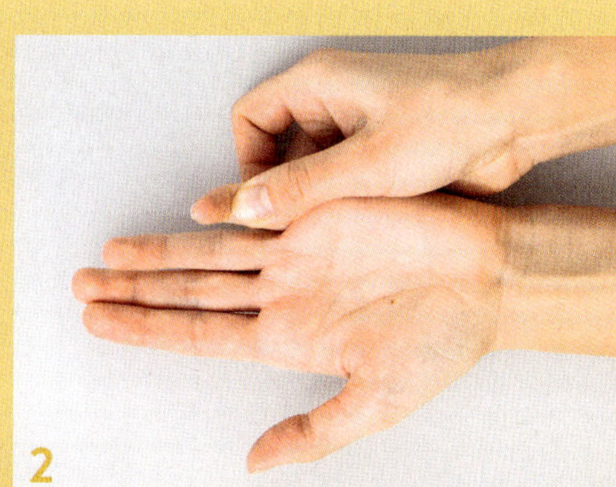

Sehnengleiten

1. Legen Sie die Unterarme und Handgelenke in Neutralstellung auf der Tischfläche ab. Strecken Sie die Langfinger und führen Sie diese aneinander. Der Daumen ist gestreckt.
2. Beugen Sie die Langfinger bis zu einem Winkel von 90 Grad in den Fingergrundgelenken. Konzentrieren Sie sich auf die Streckung der Fingermittel- und Fingerendgelenke der Langfinger. Führen Sie die Bewegungen mit allen Langfingern gleichzeitig aus und führen Sie die Bewegung bewusst und ohne viel Kraft aus.
3. Beugen Sie die Langfinger bis zu einem Winkel von 90 Grad in den Fingermittelgelenken. Die Fingerendgelenke bleiben gestreckt. Achten Sie auf die 90-Grad-Stellung in den Fingergrundgelenken.
4. Beugen Sie die Langfinger bis zu einem Winkel von 90 Grad in den Fingerendgelenken. Die Langfinger sind nun zu einer Faust geschlossen. Die Daumen werden weiterhin gestreckt.
5. Halten Sie beide Hände weiterhin zu einer Faust geschlossen. Die Daumen werden gebeugt und verriegeln die Langfinger.
6. Strecken Sie die Daumen. Beide Hände bleiben weiterhin zu einer Faust geschlossen.
7. Strecken Sie die Fingergrundgelenke und beugen Sie weiterhin die Fingermittel- sowie Fingerendgelenke bis zu einem Winkel von 90 Grad. Die Langfinger sind zur kleinen Faust geschlossen. Die Daumen sind gestreckt.
8. Strecken Sie alle Fingergelenke.

Wiederholungen: 2 Sätze mit 3 Wiederholungen
Pause: 30 Sekunden Pause zwischen den Sätzen

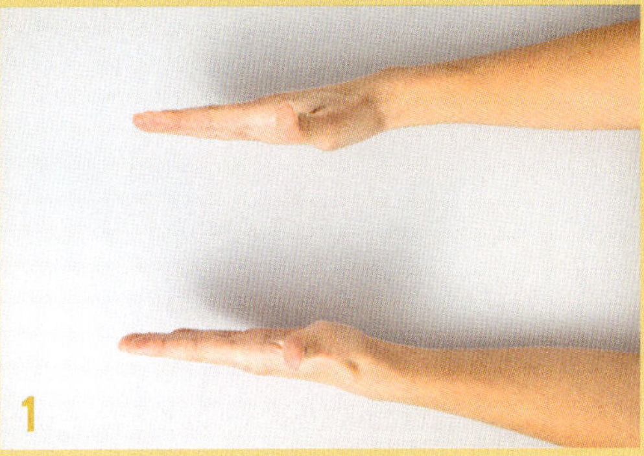

1

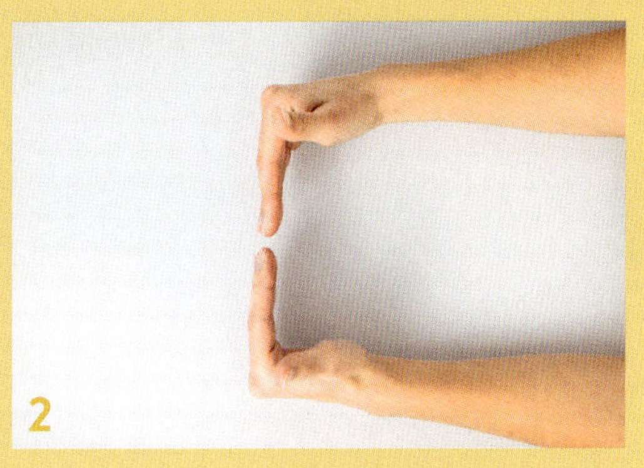

2

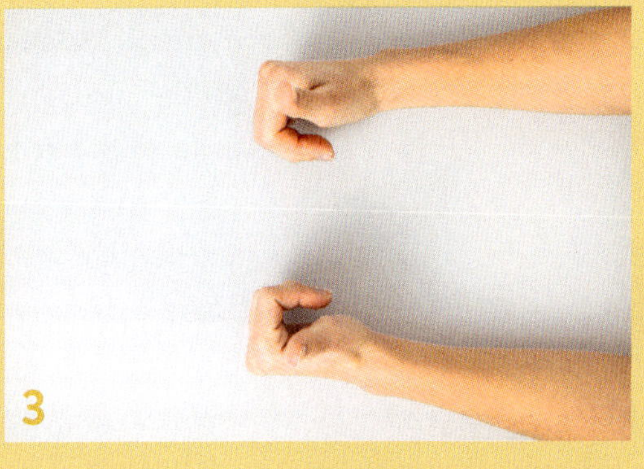

3

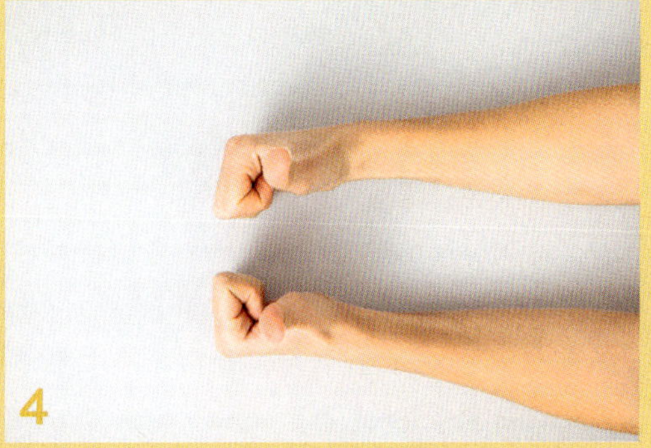

4

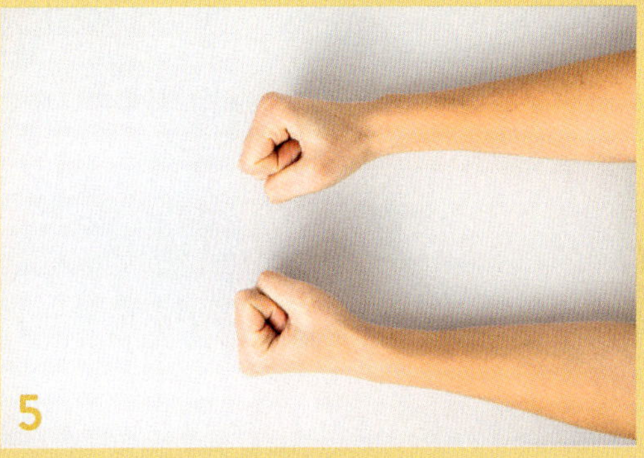

5

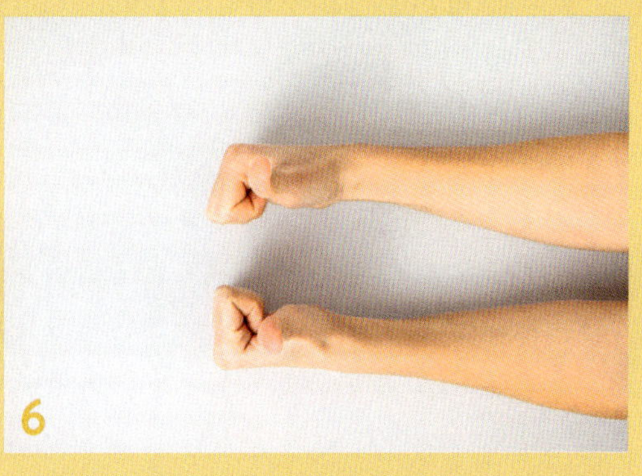

6

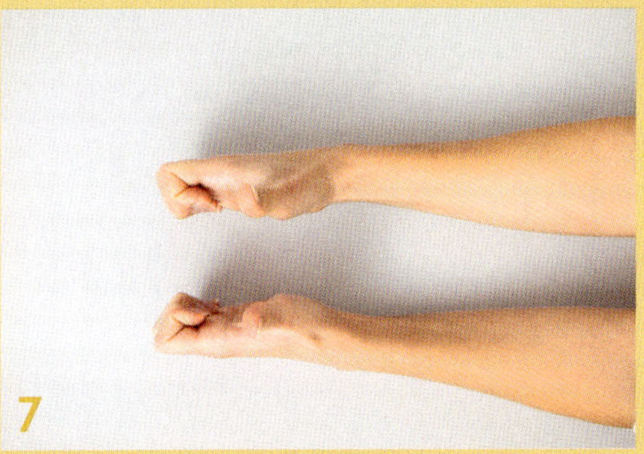

7

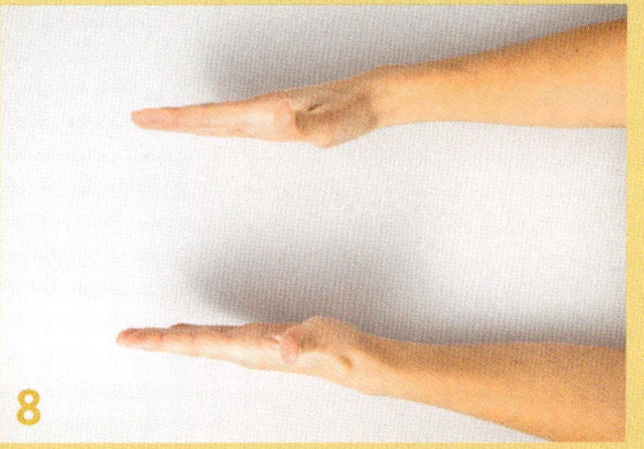

8

DEHNUNG

Diesen Rat werden Sie von jeder Orthopädin und jedem Physiotherapeuten hören: Dehnen Sie sich so oft wie möglich, am besten mehrmals täglich. Dies hat nicht nur Auswirkungen auf den jeweiligen Körperbereich, der gestretcht wird, sondern auf den gesamten Bewegungsapparat. Der menschliche Körper ist ein Konstrukt, bei dem alles mit allem zusammenhängt – so hat auch ein verkrampfter, angespannter Rücken Auswirkungen auf unsere Hände. Aber natürlich kann man auch mit gezielten Dehnübungen die Partien der Hände direkt adressieren, die Verkrampfungen aufweisen und diese somit punktgenau auflösen. Wichtig beim Dehnen ist, dass Sie den Strukturen Zeit geben und ruckartige schmerzhafte Bewegungen vermeiden. Dehnen Sie daher lieber langsam und dafür öfter. Nur so geben die Faszien nach und eine Lockerung von Gelenken, Sehnen, Gewebe kann stattfinden. Es ist auch nicht jeder Tag gleich, deshalb spüren Sie in sich hinein und verfolgen Sie die Muskelspannungen. Versuchen Sie sich während der Dehnung zu entspannen und federartige Bewegungen zu vermeiden.

HINWEIS

Wenn Sie sich morgens und abends nur ein paar Minuten durchstretchen, hat das einen erheblichen positiven Effekt auf alle Körperbereiche, aber auch auf Ihre Hände. Morgens bereiten Sie sich so auf die Anforderungen des anstehenden Tages vor, abends können Sie so über den Tag angesammelte Anspannungen lösen.

Dehnung der Streckerkette

1. Heben Sie den linken Arm bis 90 Grad im Schultergelenk nach vorne an. Der Ellenbogen ist gestreckt, der Unterarm in Einwärtsdrehung und das Handgelenk locker gebeugt.
2. Verstärken Sie die Dehnung, indem Sie mit der rechten Hand über dem Handrücken der linken Hand das Handgelenk in maximale Beugung und die Streckmuskulatur auf Dehnung bringen.

Seitenwechsel

3. Führen Sie nun einen Seitenwechsel durch und heben Sie den rechten Arm bis 90 Grad im Schultergelenk nach vorne an. Der Ellenbogen ist gestreckt, der Unterarm in Einwärtsdrehung und das Handgelenk locker gebeugt.
4. Verstärken Sie die Dehnung, indem Sie mit der linken Hand über dem Handrücken der rechten Hand das Handgelenk in maximale Beugung und die Streckmuskulatur auf Dehnung bringen.

Dauer: Pro Seite 3 Wiederholungen

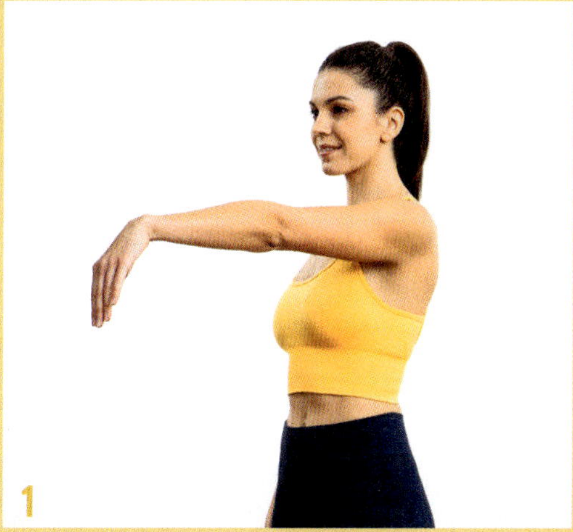
1

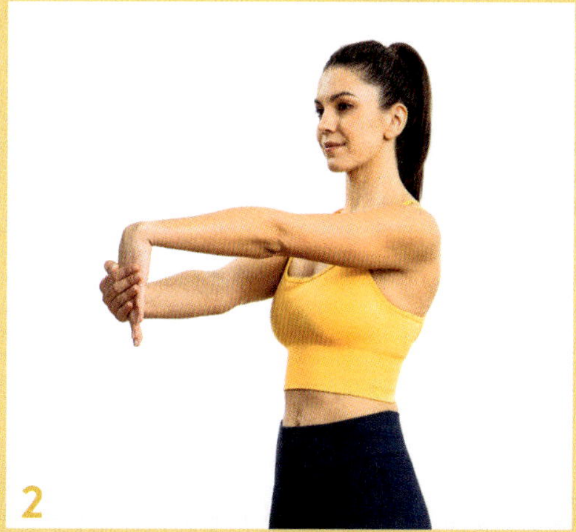
2

Dehnung der Beugerkette

1. Stellen Sie sich vor eine Wand und stützen Sie sich mit den Handinnenflächen an der Wand ab. Beide Hände werden parallel auf Schulterhöhe platziert. Die Ellenbogengelenke und Handgelenke befinden sich in leichter Beugung. Die Finger und Daumen sind gestreckt.
2. Strecken Sie die Ellenbogengelenke und Handgelenke so weit wie möglich, um die Dehnungsposition der Beugemuskulatur zu erreichen.
3. Um die Dehnung zu intensivieren, können Sie die Position der Unterarme durch eine maximale Innenrotation im Schultergelenk verändern.
4. Strecken Sie auch in dieser Position die Ellenbogengelenke und Handgelenke vollständig, um die Dehnung der Beugemuskulatur zu verstärken.
5. Nach einer guten Vordehnung können Sie eine Dehnung der Beugemuskulatur in maximaler Außenrotation im Schultergelenk mit gestreckten Ellenbogengelenken und Handgelenken durchführen.

Dauer: Pro Seite 3 Wiederholungen

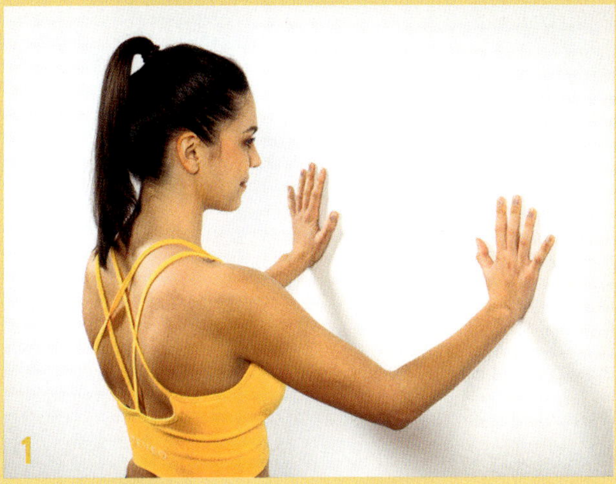
1

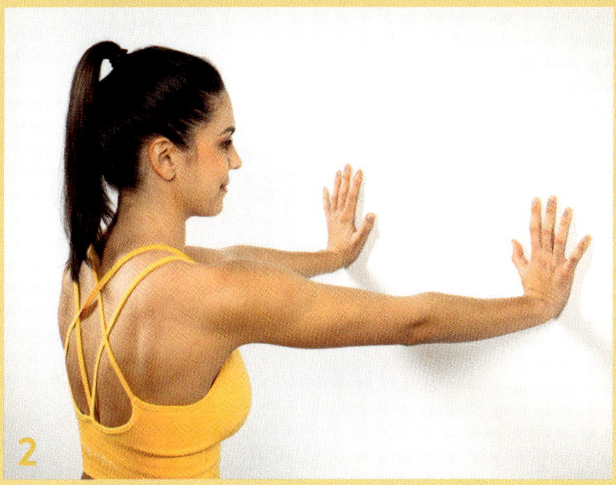
2

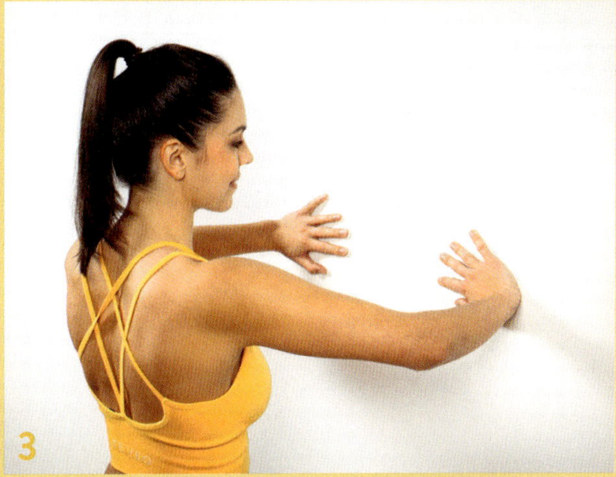
3

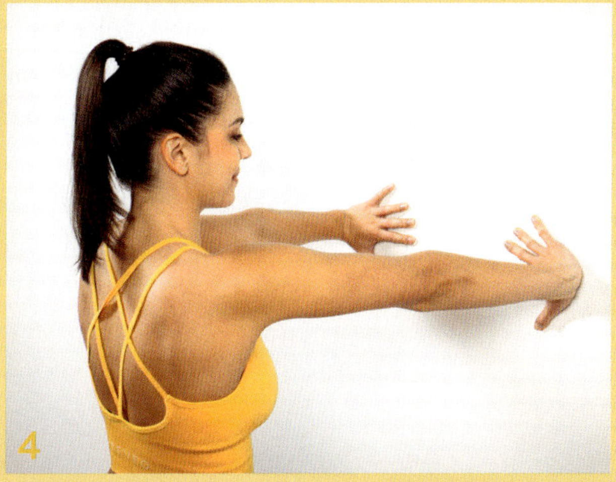
4

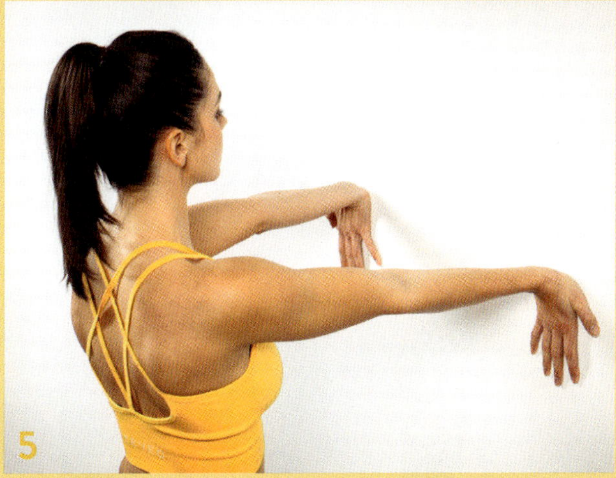
5

Beuger- und Streckerkette

KOMBINIERTE DEHNUNG

1. Heben Sie den linken Arm bis 90 Grad im Schultergelenk nach vorne an. Der Ellenbogen ist gestreckt, der Unterarm und das Handgelenk sind in Neutralstellung. Die Finger sind gerade nach vorn gestreckt.
2. Drehen Sie den linken Unterarm einwärts. Das Handgelenk und die Finger sind gestreckt. Die Handinnenfläche zeigt nach unten.
3. Strecken Sie das linke Handgelenk und die Finger so weit wie möglich. Halten Sie die Spannung im gesamten Arm.
4. Spreizen Sie die Finger.
5. Drehen Sie den linken Unterarm in maximale Auswärtsdrehung und führen Sie die gestreckten Finger zusammen.
6. Schließen Sie die linke Hand zur Faust und verriegeln Sie diese mit dem Daumen über den Langfingern.
7. Beugen Sie das linke Handgelenk so weit wie möglich und halten Sie den Ellenbogen dabei gestreckt.
8. Beugen Sie den linken Ellenbogen und halten Sie weiterhin die Hand zur Faust geschlossen.

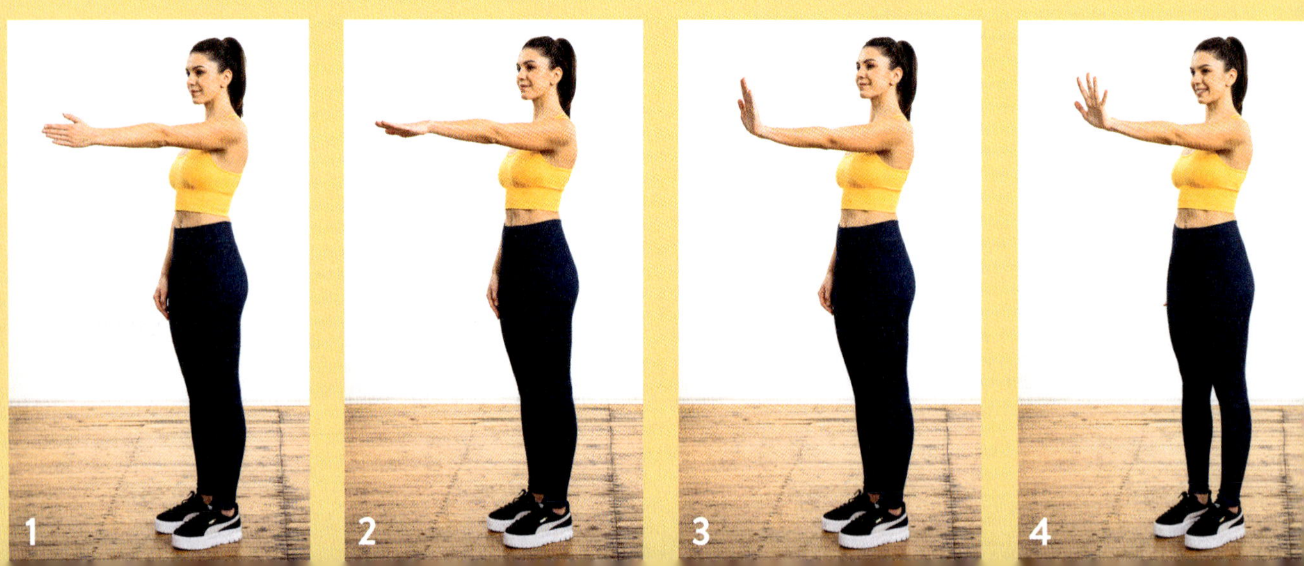

Seitenwechsel

9. Führen Sie nun einen Seitenwechsel durch. Heben Sie den rechten Arm bis 90 Grad im Schultergelenk nach vorne an. Der Ellenbogen ist gestreckt, der Unterarm und das Handgelenk in Neutralstellung. Die Finger sind gestreckt.
10. Drehen Sie den rechten Unterarm einwärts. Das Handgelenk und die Finger sind gestreckt. Die Handinnenfläche zeigt nach unten.
11. Strecken Sie das rechte Handgelenk und die Finger so weit wie möglich. Halten Sie die Spannung im gesamten Arm.
12. Spreizen Sie die Finger.
13. Drehen Sie den rechten Unterarm in maximale Auswärtsdrehung und führen Sie die gestreckten Finger zusammen.
14. Schließen Sie die rechte Hand zur Faust und verriegeln Sie diese mit dem Daumen über den Langfingern.
15. Beugen Sie das rechte Handgelenk so weit wie möglich und halten Sie den Ellenbogen dabei gestreckt.
16. Beugen Sie den rechten Ellenbogen und halten Sie weiterhin die Hand in einer Faust.

Wiederholungen: Pro Seite je 3 Wiederholungen
Dauer: Dehnung am Ende für 3 tiefe Atemzüge halten
Pause: 30 Sekunden Pause zwischen den Ausführungen

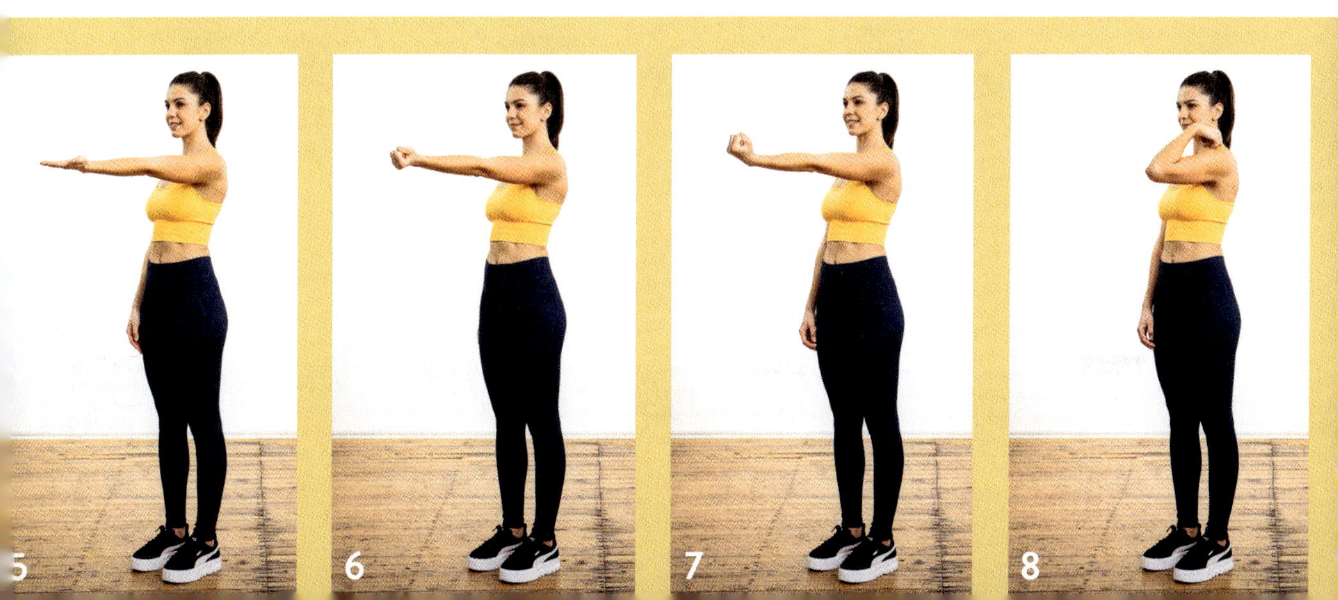

NERVENMOBILISATION

Nehmen Sie sich Zeit für die Mobilisation Ihrer Nerven. Um eine gute Gleitfähigkeit der Nerven zu schaffen, ist eine gute Vorbereitung notwendig. Führen Sie die Bewegungen daher langsam und bewusst durch und verlangen Sie nicht zu viel von Ihrem Körper. Tasten Sie sich Schritt für Schritt an die einzelnen Bewegungsabläufe heran – im wahrsten Sinne des Wortes.

Aufwärmung für die Nervenmobilisation

1. Sitzen Sie sicher, aufrecht und entspannt auf einem Hocker. Die Beine sind hüftgelenksbreit geöffnet und die Füße stehen parallel zueinander. Die Schultern locker lassen. Die Ellenbogen sind gestreckt, die Unterarme und Handgelenke befinden sich in Neutralstellung. Beide Hände sind geöffnet.
2. Neigen Sie Ihren Kopf in Richtung der linken Schulter. Führen Sie die Bewegung nur so weit aus, wie es Ihnen angenehm ist.
3. Bewegen Sie Ihren Kopf wieder zur Körpermitte zurück.
4. Neigen Sie Ihren Kopf in Richtung der rechten Schulter. Führen Sie die Bewegung nur so weit aus, wie es Ihnen angenehm ist.
5. Bewegen Sie Ihren Kopf wieder zur Körpermitte zurück.
6. Drehen Sie nun den Kopf, schauen Sie über Ihre linke Schulter und heben Sie den linken Arm seitlich bis zu 90 Grad im Schultergelenk an. Der Ellenbogen ist gestreckt, das Handgelenk ist in Streckung ebenfalls um etwa 90 Grad angewinkelt, sodass die Finger nach oben zeigen.
7. Drehen Sie Ihren Kopf nun zunächst wieder zurück in die neutrale Haltung mit Blick nach vorn und neigen Sie ihn dann zur rechten Schulter. Der ausgestreckte linke Arm bleibt angehoben, der Ellenbogen gestreckt und das Handgelenk angewinkelt.
8. Bewegen Sie Ihren Kopf wieder zur Körpermitte zurück. Gleichzeitig drehen Sie die Handinnenfläche des ausgestreckten Arms nach oben, beugen das Handgelenk und den Ellenbogen, sodass die Hand Ihre Schulter berührt.

Seitenwechsel

9. Kommen Sie in die Ausgangshaltung, beide Arme hängen entspannt herunter. Heben Sie nun den rechten Arm gerade zur Seite und winkeln Sie die Hand mit ausgestreckten Fingern an. Der Kopf dreht ebenfalls nach rechts.
10. Richten Sie den Blick wieder nach vorn.
11. Beugen Sie nun in einer fließenden Bewegung Handgelenk und Schulter, während Sie den Kopf wieder aufrichten.

Wiederholungen: Führen Sie bei den Schritten 7 bis 10 je 10 Wiederholungen durch.

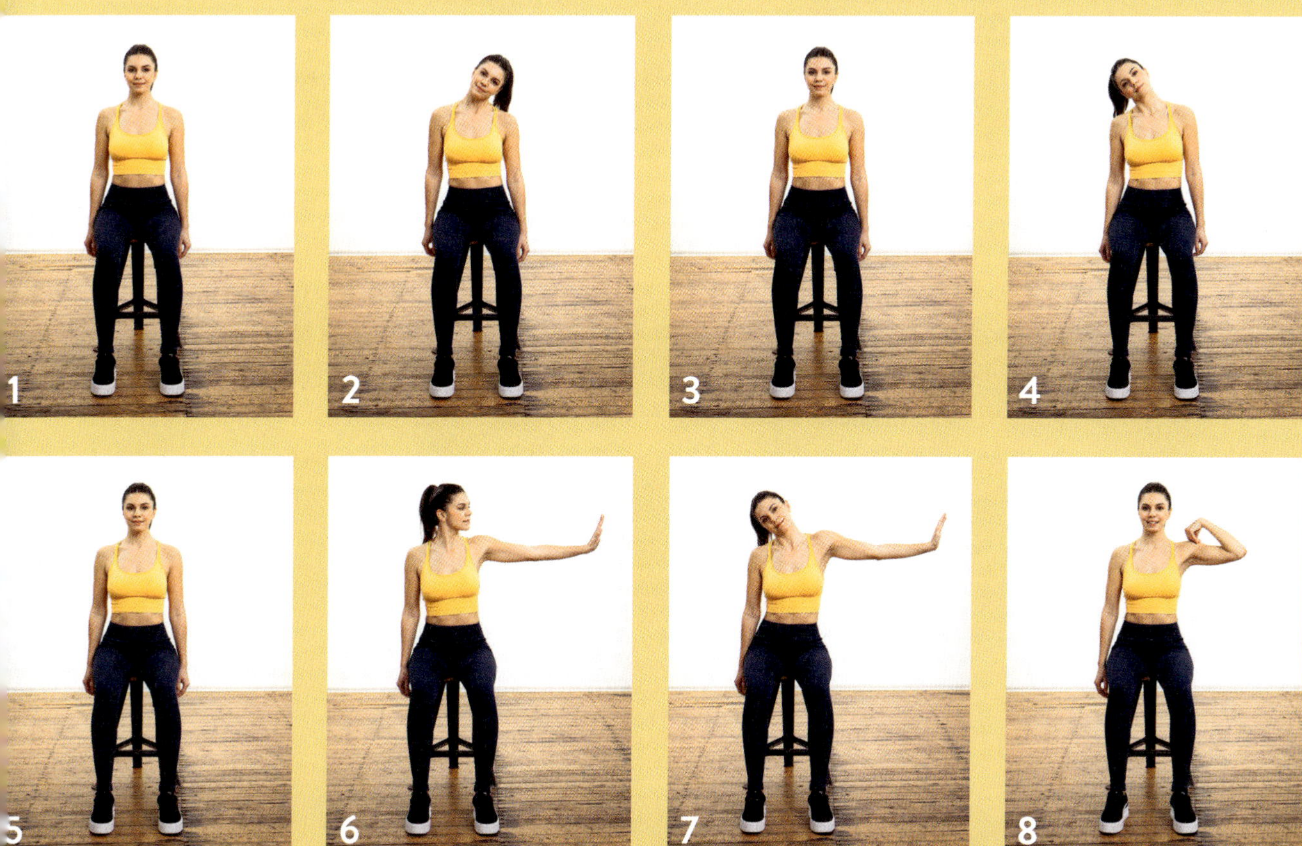

Mobilisation des Mittelnervs

1. Sitzen Sie sicher, aufrecht und entspannt auf einem Hocker. Die Beine sind hüftgelenksbreit geöffnet und die Füße stehen parallel zueinander. Heben Sie den linken Arm seitlich bis zu 45 Grad im Schultergelenk an. Halten Sie dabei eine maximale Außenrotation im Schultergelenk, der Ellenbogen ist gestreckt, der Unterarm befindet sich in maximaler Auswärtsdrehung und das Handgelenk in Neutralstellung. Die Finger sind gestreckt und die Handinnenfläche zeigt nach oben.
2. Bewegen Sie Ihren Kopf in Richtung der linken Schulter. Führen Sie die Bewegung nur so weit aus, wie es Ihnen angenehm ist. Strecken Sie Ihr Handgelenk so weit wie möglich.
3. Bewegen Sie Ihren Kopf in Richtung der rechten Schulter. Führen Sie die Bewegung nur so weit aus, wie es Ihnen angenehm ist. Beugen Sie Ihr Handgelenk und die Finger so weit wie möglich. Achten Sie während der Ausführung auf eine Streckung im Ellenbogen.

Seitenwechsel

4. Führen Sie die Übung nun auf der anderen Seite durch: Sitzen Sie sicher, aufrecht und entspannt auf dem Hocker. Die Beine sind hüftgelenksbreit geöffnet und die Füße stehen parallel zueinander. Heben Sie den rechten Arm seitlich bis zu 45 Grad im Schultergelenk an. Halten Sie dabei eine maximale Außenrotation im Schultergelenk, der Ellenbogen ist gestreckt, der Unterarm befindet sich in maximaler Auswärtsdrehung und das Handgelenk in Neutralstellung. Die Finger sind gestreckt und die Handinnenfläche zeigt nach oben.
5. Bewegen Sie Ihren Kopf in Richtung der rechten Schulter. Führen Sie die Bewegung nur so weit aus, wie es Ihnen angenehm ist. Strecken Sie Ihr Handgelenk so weit wie möglich.
6. Bewegen Sie Ihren Kopf in Richtung der linken Schulter. Führen Sie die Bewegung nur so weit aus, wie es Ihnen angenehm ist. Beugen Sie Ihr Handgelenk und die Finger so weit wie möglich. Achten Sie während der Ausführung auf eine Streckung im Ellenbogen.

Wiederholungen: Führen Sie Schritt 2 und 3 sowie 5 und 6 mit 10 Wiederholungen durch.

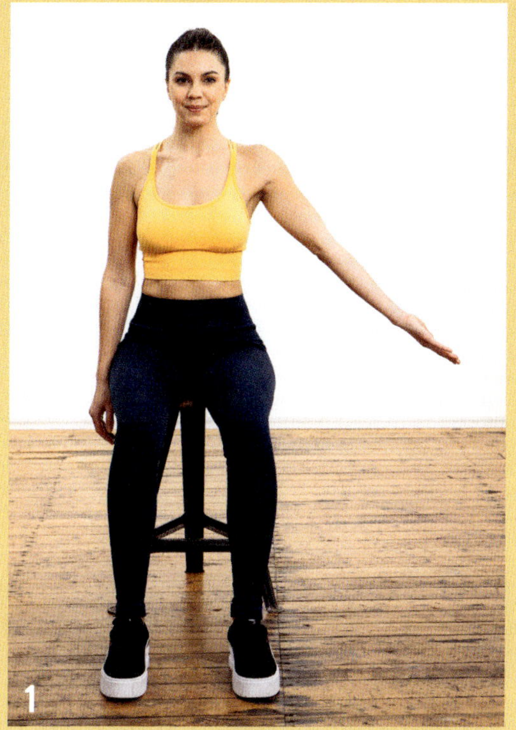
1

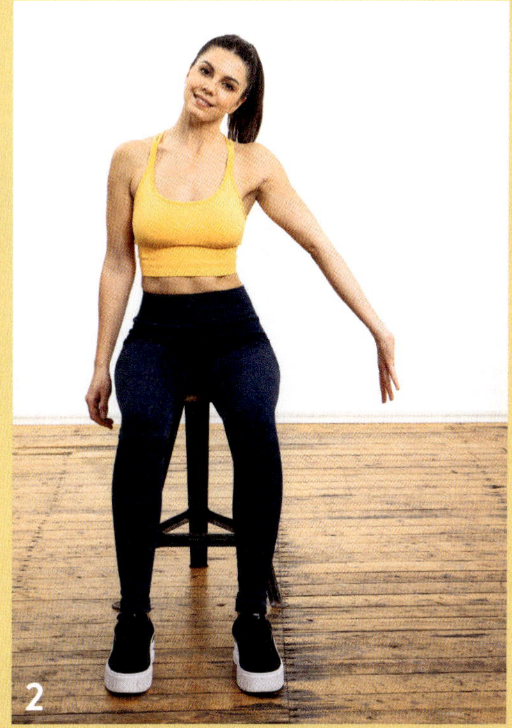
2

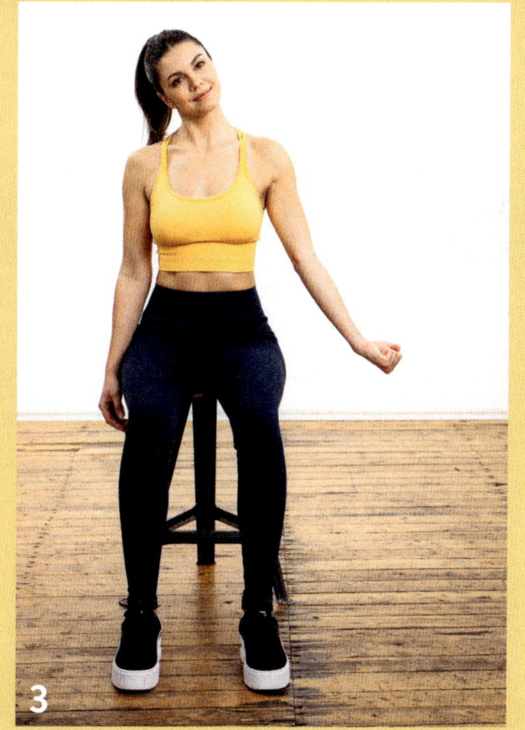
3

Mobilisation des Ellennervs

1. Sitzen Sie sicher, aufrecht und entspannt auf einem Hocker. Die Beine sind hüftgelenksbreit geöffnet und die Füße stehen parallel zueinander. Heben Sie den linken Arm seitlich bis zu 90 Grad im Schultergelenk an. Achten Sie dabei auf eine maximale Außenrotation im Schultergelenk, der Ellenbogen ist bis zu 90 Grad gebeugt, der Unterarm befindet sich in maximaler Auswärtsdrehung und das Handgelenk in Streckung. Die Finger sind gestreckt und die Handinnenfläche zeigt nach oben.
2. Bewegen Sie Ihren Kopf in Richtung der linken Schulter und beugen Sie den Ellenbogen über 90 Grad, sodass sich Kopf und Handinnenfläche berühren. Führen Sie die Bewegung nur so weit aus, wie es Ihnen angenehm ist. Achten Sie auf die 90 Grad im Schultergelenk und die maximale Streckung im Handgelenk sowie in den Fingern.
3. Bewegen Sie Ihren Kopf nun in Richtung der rechten Schulter. Führen Sie die Bewegung nur so weit aus, wie es Ihnen angenehm ist. Strecken Sie den Ellenbogen bis zu 90 Grad. Das Handgelenk und die Finger sind gestreckt.

Seitenwechsel

4. Führen Sie die Übung nun auf der anderen Seite durch: Heben Sie den rechten Arm seitlich bis zu 90 Grad im Schultergelenk an. Achten Sie dabei auf eine maximale Außenrotation im Schultergelenk, der Ellenbogen ist bis zu 90 Grad gebeugt, der Unterarm befindet sich in maximaler Auswärtsdrehung und das Handgelenk in Streckung. Die Finger sind vom Körper weggestreckt und die Handinnenfläche zeigt nach oben.
5. Bewegen Sie Ihren Kopf in Richtung der rechten Schulter und beugen Sie den Ellenbogen über 90 Grad, sodass sich Kopf und Handinnenfläche berühren. Führen Sie die Bewegung nur so weit aus, wie es Ihnen angenehm ist. Achten Sie auf die 90 Grad im Schultergelenk und die maximale Streckung im Handgelenk sowie in den Fingern.
6. Bewegen Sie Ihren Kopf in Richtung der linken Schulter. Der Ellenbogen geht wieder in die 90-Grad-Haltung, wobei das Handgelenk abgeknickt und die Finger gestreckt sind.

Wiederholungen: Führen Sie Schritt 2 und 3 sowie 5 und 6 mit 10 Wiederholungen durch.

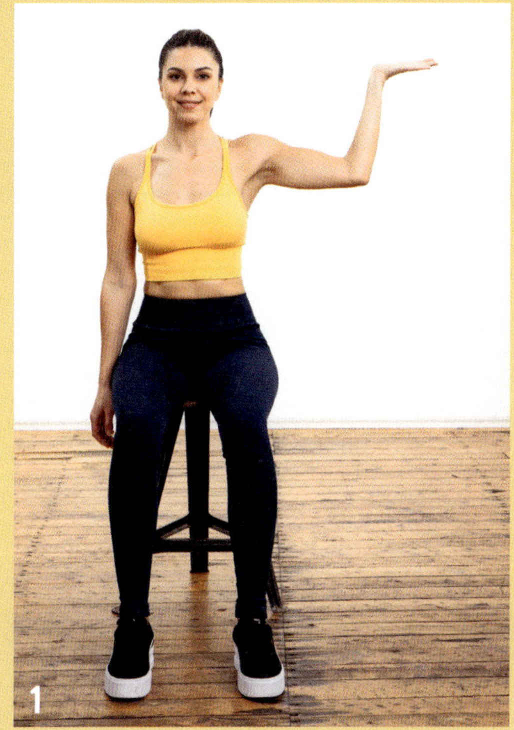
1

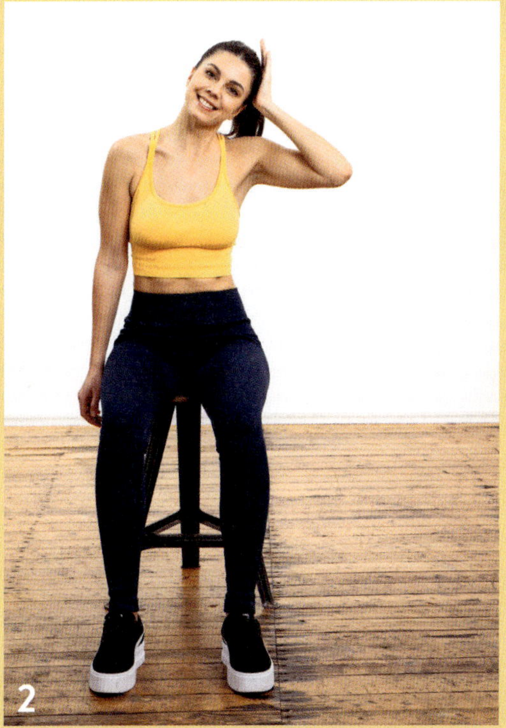
2

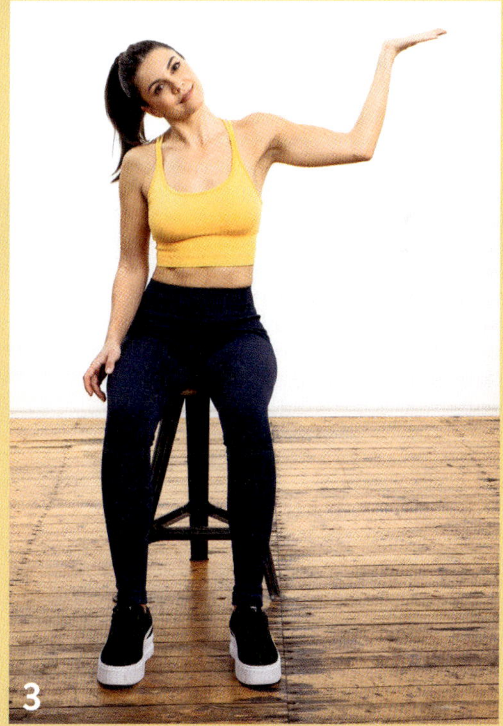
3

Mobilisation des Speichennervs

ÜBUNG 1

1. Sitzen Sie sicher, aufrecht und entspannt auf einem Hocker. Die Beine sind hüftgelenksbreit geöffnet und die Füße stehen parallel zueinander. Heben Sie den linken Arm seitlich bis zu 45 Grad im Schultergelenk an. Das Schultergelenk befindet sich in maximaler Innenrotation, der Ellenbogen ist gestreckt, der Unterarm in maximaler Einwärtsdrehung und das Handgelenk in Beugung. Die Finger sind gestreckt und die Handinnenfläche zeigt nach oben.
2. Bewegen Sie Ihren Kopf in Richtung der linken Schulter. Führen Sie die Bewegung nur so weit aus, wie es Ihnen angenehm ist.
3. Bewegen Sie Ihren Kopf in Richtung der rechten Schulter. Führen Sie die Bewegung nur so weit aus, wie es Ihnen angenehm ist. Beugen Sie den Ellenbogen bis 90 Grad. Der Unterarm befindet sich weiterhin in maximaler Einwärtsdrehung und das Handgelenk in Beugung. Die Finger sind gestreckt.

Seitenwechsel

4. Führen Sie die Übung nun auf der anderen Seite durch: Heben Sie den rechten Arm seitlich bis zu 45 Grad im Schultergelenk an. Das Schultergelenk befindet sich in maximaler Innenrotation, der Ellenbogen ist gestreckt, der Unterarm in maximaler Einwärtsdrehung und das Handgelenk in Beugung. Die Finger sind gestreckt und die Handinnenfläche zeigt nach oben.
5. Bewegen Sie Ihren Kopf in Richtung der rechten Schulter. Führen Sie die Bewegung nur so weit aus, wie es Ihnen angenehm ist.
6. Bewegen Sie Ihren Kopf in Richtung der linken Schulter. Führen Sie die Bewegung nur so weit aus, wie es Ihnen angenehm ist. Beugen Sie den Ellenbogen bis 90 Grad. Der Unterarm befindet sich weiterhin in maximaler Einwärtsdrehung und das Handgelenk in Beugung. Die Finger sind gestreckt.

Wiederholungen: Führen Sie Schritt 2 und 3 sowie 5 und 6 mit 10 Wiederholungen durch.

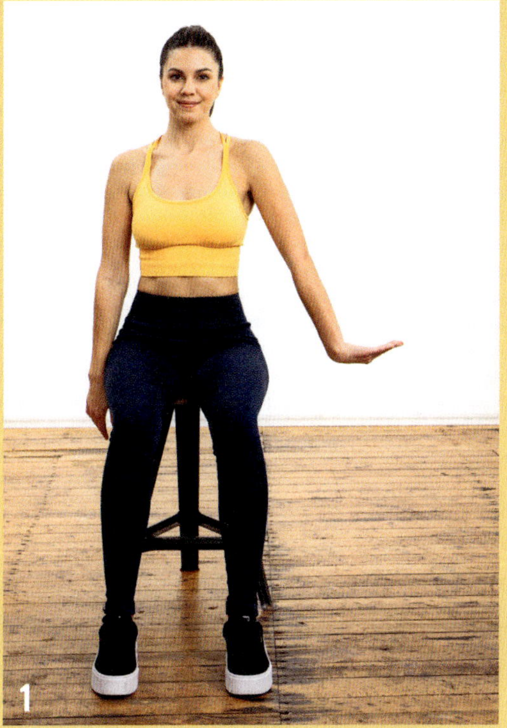
1

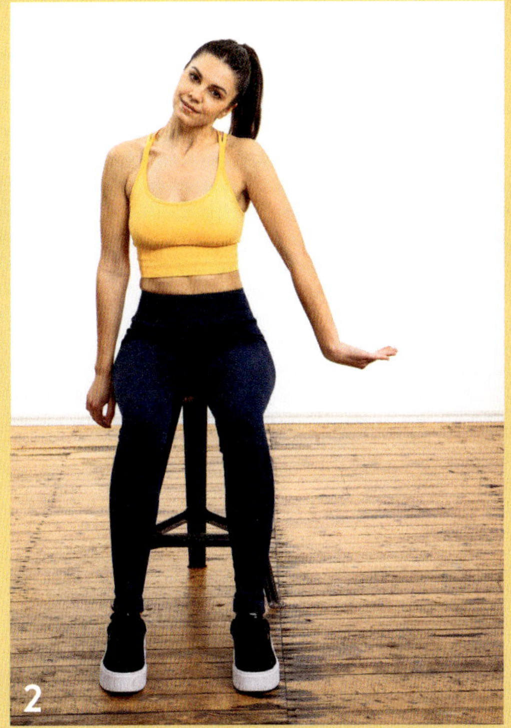
2

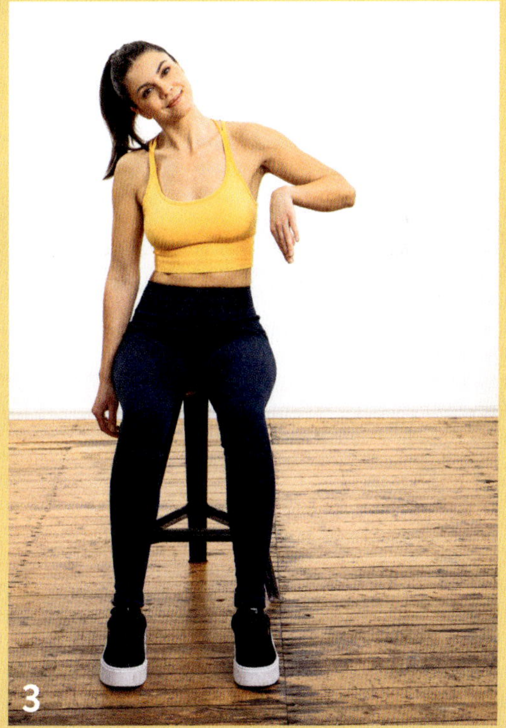
3

Mobilisation des Speichennervs

ÜBUNG 2

1. Sitzen Sie sicher, aufrecht und entspannt auf einem Hocker. Die Beine sind hüftgelenksbreit geöffnet und die Füße stehen parallel zueinander. Heben Sie den linken Arm seitlich bis zu 45 Grad im Schultergelenk an. Das Schultergelenk befindet sich in maximaler Innenrotation, der Ellenbogen ist gestreckt, der Unterarm in maximaler Einwärtsdrehung und das Handgelenk in Beugung. Die Finger sind gestreckt und die Handinnenfläche zeigt nach oben.
2. Drehen Sie Ihren Kopf in Richtung der linken Schulter und drehen Sie ihn anschließend etwas nach hinten, um in Ihre Handinnenfläche schauen zu können. Das Kinn befindet sich auf der Höhe des Schultergelenks. Führen Sie die Bewegung nur so weit aus, wie es Ihnen angenehm ist.
3. Neigen Sie Ihren Kopf in Richtung der rechten Schulter. Der Unterarm befindet weiterhin in maximaler Einwärtsdrehung und das Handgelenk in Streckung. Die Finger sind ebenfalls ausgestreckt.

Seitenwechsel

4. Führen Sie die Übung nun auf der anderen Seite durch: Heben Sie den rechten Arm seitlich bis zu 45 Grad im Schultergelenk an. Das Schultergelenk befindet sich in maximaler Innenrotation, der Ellenbogen ist gestreckt, der Unterarm in maximaler Einwärtsdrehung und das Handgelenk in Beugung. Die Finger sind gestreckt und die Handinnenfläche zeigt nach oben.
5. Drehen Sie Ihren Kopf in Richtung der rechten Schulter und neigen Sie ihn anschließend etwas nach hinten, um in Ihre Handinnenfläche schauen zu können. Das Kinn befindet sich auf der Höhe des Schultergelenks. Führen Sie die Bewegung nur so weit aus, wie es Ihnen angenehm ist.
6. Neigen Sie Ihren Kopf in Richtung der linken Schulter. Der Unterarm befindet weiterhin in maximaler Einwärtsdrehung. Das Handgelenk und die Finger sind gestreckt.

Wiederholungen: Führen Sie Schritt 2 und 3 sowie 5 und 6 mit 10 Wiederholungen durch.

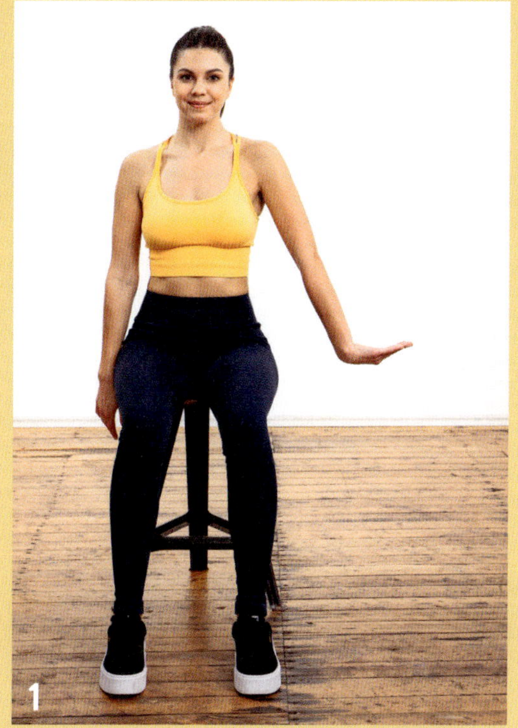
1

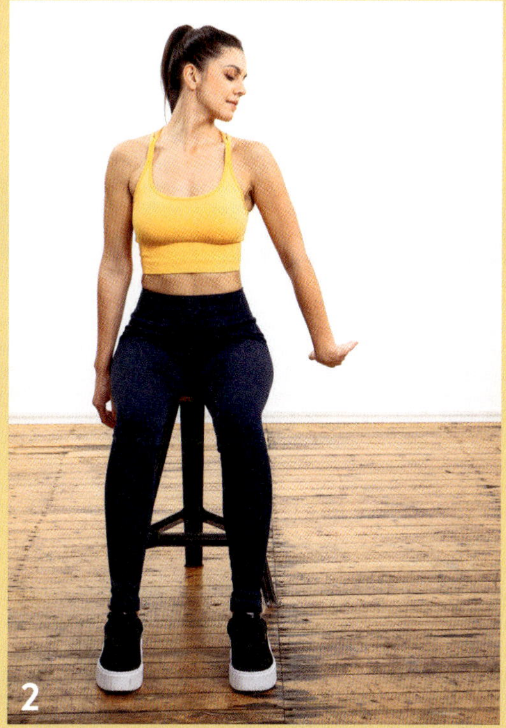
2

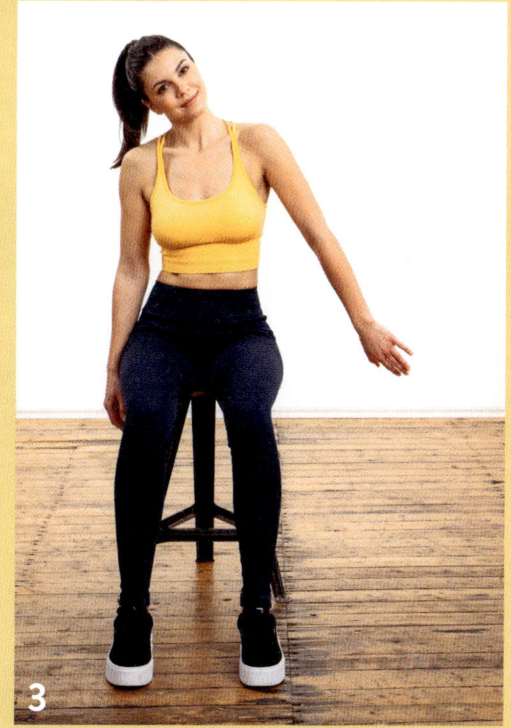
3

MUSKELENTSPANNUNG UND -KRÄFTIGUNG

Die Muskulatur unserer Hände und Unterarme spielt eine entscheidende Rolle in vielen täglichen Aktivitäten – vor allem wenn wir etwas greifen oder heben. Um die Leistungsfähigkeit dieser Muskeln beizubehalten und zu optimieren, ist es daher sinnvoll, gezielte Übungen für die Muskulatur durchzuführen. Dadurch mobilisieren, stärken und kräftigen Sie die Muskulatur, verbessern die Beweglichkeit der Finger und Hände und die Griffkraft und sorgen letztlich so dafür, Ihre Hände für alle Herausforderungen des täglichen Lebens zu unterstützen. Unterschiedliche Tools können dabei helfen, den Effekt noch zu verstärken.

Akupressurmatte

Das Verwenden der Akupressurmatte bietet eine gezielte Stimulation im Nacken und Rückenbereich durch Druck der Kunststoffspitzen, die flächig auf der Matte aufgebracht sind. Zudem ist es eine durchblutungsfördernde Maßnahme, um Verspannungen zu lösen, Schmerzen zu lindern und die Entspannung zu fördern.

Auf der Akupressurmatte ablegen

1. Legen Sie die Akupressurmatte auf eine feste Unterlage. Setzen Sie sich mit dem Gesäß direkt an die erste Reihe der Kunststoffspitzen. Winkeln Sie die Beine an, um eine bessere Kontrolle über die Körpermitte zu haben.
2. Senken Sie langsam den Oberkörper ab. Halten Sie die Spannung Ihrer Bauchdecke, damit Sie nicht ruckartig auf der Matte aufkommen. Das Liegen auf der Akupressurmatte ist am Anfang eine Mischung aus Schmerz und Wohlbefinden. Es bedarf etwas Übung, um optimal auf der Matte zum Liegen zu kommen.
3. Legen Sie den Rücken auf der Matte ab und positionieren die Arme seitlich daneben auf der Matte. Senken Sie den Kopf.

4. Strecken Sie die Beine, kontrollieren Sie Ihre Atmung und versuchen Sie zu entspannen.
5. Setzen Sie sich zum Abschluss eine Weile entspannt auf die Matte.

Dauer: Die Anwendungsdauer ist abhängig von der Regelmäßigkeit und Gewöhnung. Aus anfänglichen 5 Minuten werden später gerne 15 bis 30 Minuten, denn bei optimaler Entspannung kann man schon mal die Zeit vergessen. Probieren Sie es aus und genießen Sie die Wirkung der Glückshormone!

HINWEIS

Wenn es für Sie angenehmer ist, winkeln Sie in Schritt 4 die Beine an, anstatt sie zu strecken, somit drückt weniger Körpergewicht auf die Matte. Wenn die Akupressurmatte für Sie neu ist, kann es sein, dass sich Ihr Empfinden erst an die leicht piksende Massage gewöhnen muss. Mit etwas Erfahrung können Sie nach und nach die Beine ein klein wenig mehr ausstrecken und so die Impulse der Stacheln auf der Matte erhöhen.

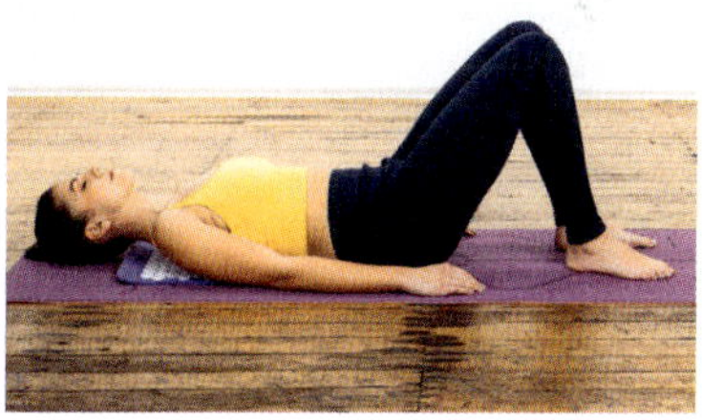

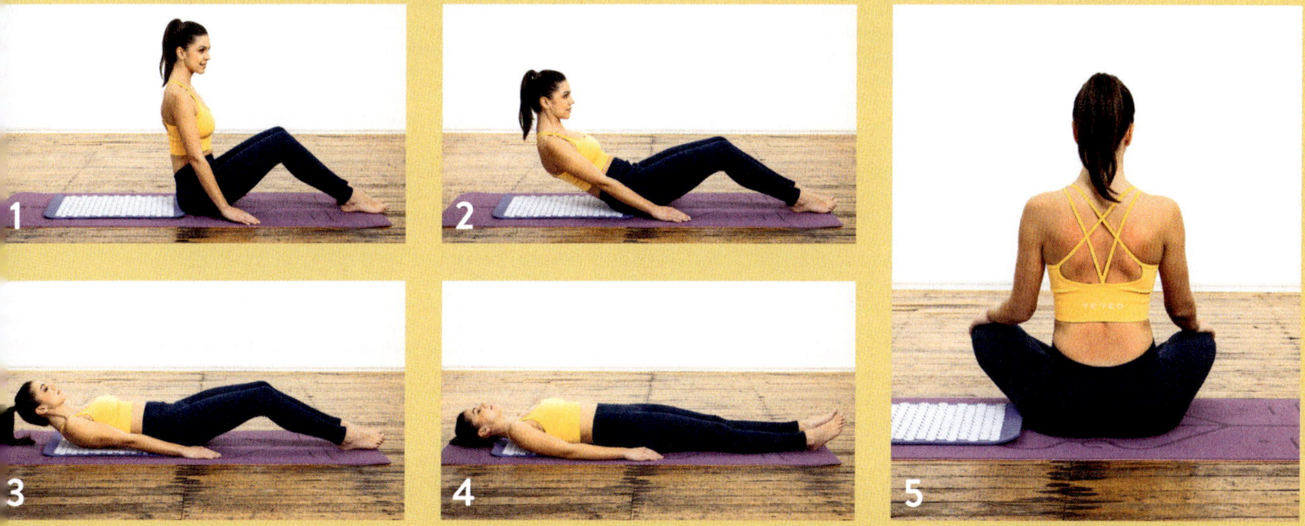

Vibrationstherapie

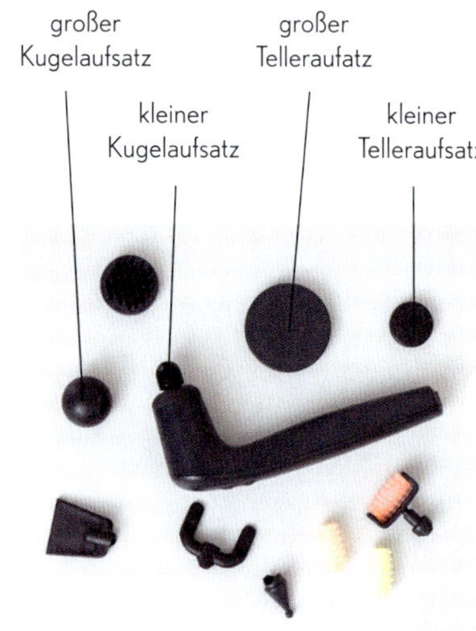

Schallwellengeräte, wie zum Beispiel das von NOVAFON®, eignen sich sehr gut für die selbstständige Anwendung, da sie leicht zu handhaben und vielfältig einsetzbar sind. Die verschiedenen Aufsätze lassen sich dank einer Magnetverbindung schnell und einfach wechseln und die Intensität kann je nach gewünschter Wirkweise angepasst werden. Somit ist es eine wirksame Vibrationstherapie zur Entspannung beanspruchter Muskulatur, Gewebestimulation, Schmerzlinderung, Sensibilisierung und Desensibilisierung.

Anwendung des Schallwellengeräts

1. Legen Sie Ihre Hand entspannt auf der Tischfläche ab. Der Unterarm befindet sich in Einwärtsdrehung und der Handrücken zeigt nach oben. Führen Sie das Schallwellengerät mit dem Telleraufsatz flächig über den Handrücken.
2. Wenden Sie nun die Hand, sodass sich der Unterarm in Auswärtsdrehung befindet und die Handinnenfläche nach oben zeigt. Führen Sie das Schallwellengerät mit dem Telleraufsatz flächig über die Handinnenfläche.
3. Drehen Sie die Hand wieder zurück, sodass der Handrücken nach oben zeigt. Umfahren Sie mit dem Schallwellengerät und dem dazugehörigen Kugelaufsatz den Zeigefinger (a), Mittelfinger (b), Ringfinger (c) und Kleinfinger (d).
4. Der Unterarm befindet sich in Auswärtsdrehung und die Handinnenfläche zeigt nach oben. Führen Sie das Schallwellengerät mit dem Telleraufsatz flächig über den gesamten Unterarm und die Beugemuskulatur.
5. Nun zeigt der Handrücken wieder nach oben. Führen Sie das Schallwellengerät mit dem Telleraufsatz flächig über den gesamten Unterarm und die Streckmuskulatur.

6. Der Unterarm befindet sich in Auswärtsdrehung und die Handinnenfläche zeigt nach oben. Führen Sie das Schallwellengerät mit dem Kugelaufsatz über den Kleinfingerballen. Fixieren Sie punktuelle Schmerzpunkte.
7. Der Unterarm befindet sich in Auswärtsdrehung und die Handinnenfläche zeigt nach oben. Führen Sie das Schallwellengerät mit dem Kugelaufsatz über den Daumenballen. Fixieren Sie punktuelle Schmerzpunkte.
8. Der Unterarm befindet sich in Einwärtsdrehung und der Handrücken zeigt nach oben. Führen Sie das Schallwellengerät mit dem Telleraufsatz über das Handgelenk.

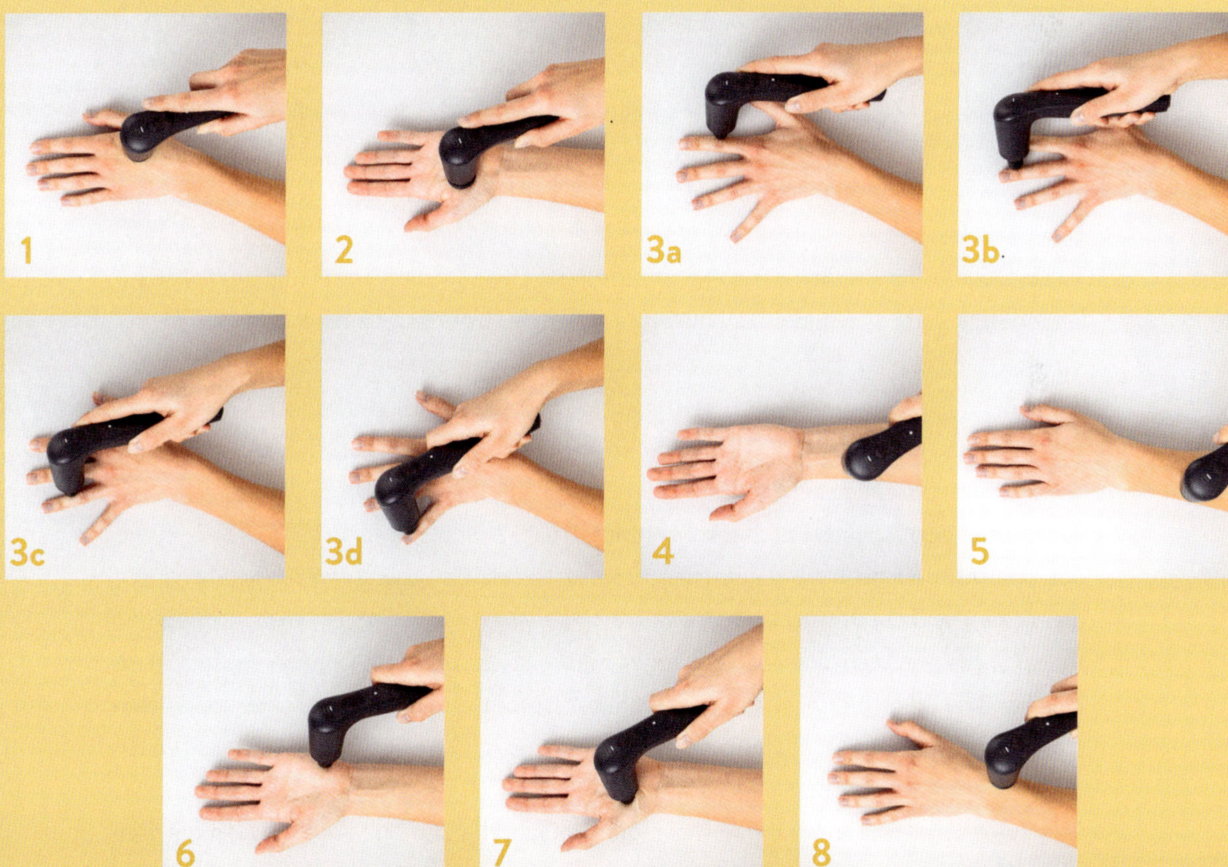

Faszientraining mit Faszienrolle und -ball

Durch Entspannung der Muskulatur und der Faszien können Sie die Beweglichkeit fördern, da durch den Druck auf den Muskel Stoffwechselprozesse aktiviert, die Dehnfähigkeit des Gewebes verbessert und die Durchblutung angeregt werden.

Faszien rollen

ÜBUNG 1

1. Legen Sie den linken Unterarm in Einwärtsdrehung auf der Höhe des Handgelenks auf der Faszienrolle ab. Die Handinnenfläche zeigt nach unten. Sie konzentrieren sich auf die Anwendung der Beugeseite des Unterarms.
2. Bewegen Sie den linken Unterarm auf der Faszienrolle entlang. Achten Sie auf die Streckung im Ellenbogen.
3. Rollen Sie den Arm wieder zu sich heran; durch die Beugung und Streckung des linken Ellenbogens kommt es zu einem optimalen Abrollen des Unterarms auf der Faszienrolle.

Seitenwechsel

4. Führen Sie die Übung nun an Ihrem anderen Arm aus. Legen Sie dazu den rechten Unterarm in Einwärtsdrehung auf der Höhe des Handgelenks auf der Faszienrolle ab. Die Handinnenfläche zeigt nach unten. Sie konzentrieren sich auf die Anwendung der Beugeseite des Unterarms. Je nach Trainingszustand können Sie die Bewegungen auch geführt durch die rechte Hand durchführen.
5. Rollen Sie den rechten Unterarm auf der Faszienrolle aus, bis der Ellenbogen gestreckt ist.
6. Durch die Beugung und Streckung des rechten Ellenbogens kommt es zu einem optimalen Abrollen des Unterarms auf der Faszienrolle.

Wiederholungen: Führen Sie die Rollbewegung in Schritt 2 und 3 sowie 5 und 6 mehrmals täglich für 1 bis 3 Minuten durch.

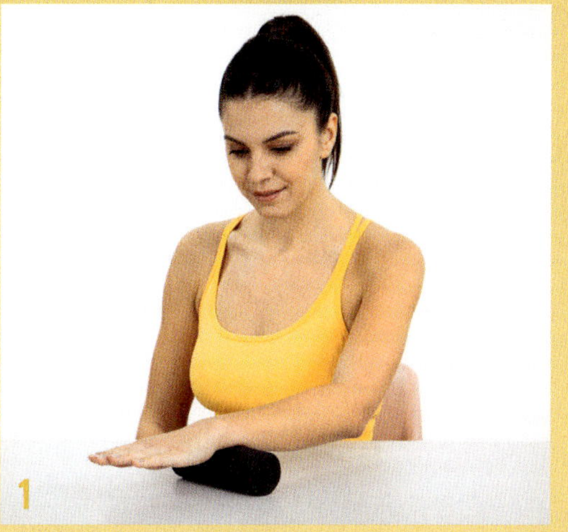

1

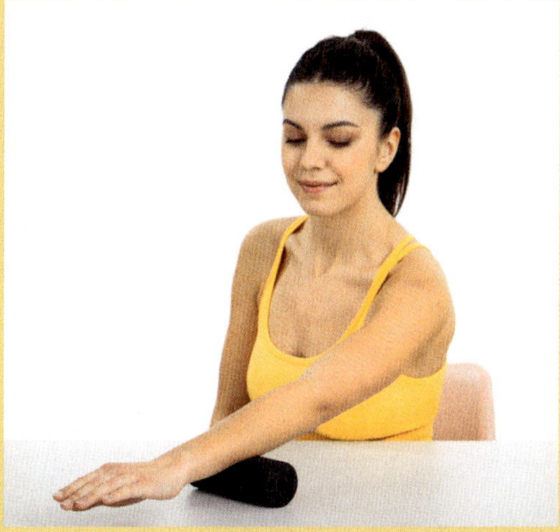

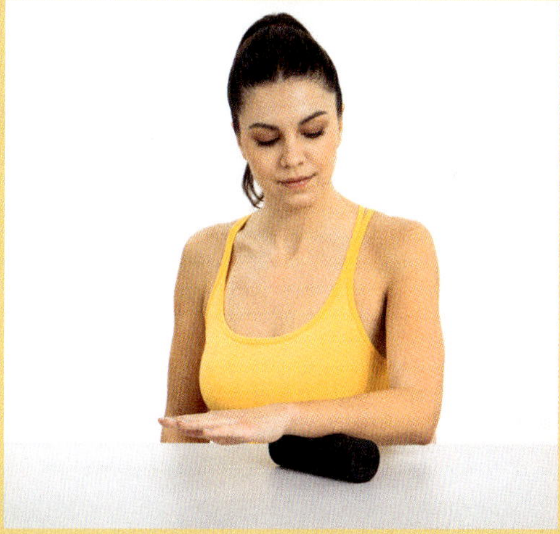

HINWEIS

Wenn es Ihnen schwerfällt, die Hand auf der Rolle allein zu bewegen, oder je nach Trainingszustand können Sie die andere, freie Hand nutzen, um die Bewegungsdurchführung zu unterstützen.

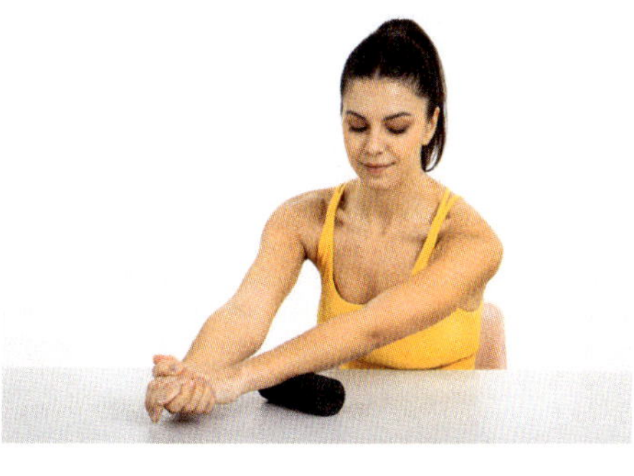

Faszien rollen

ÜBUNG 2

1. Legen Sie den linken Unterarm in maximaler Auswärtsdrehung auf der Höhe des Handgelenks auf der Faszienrolle ab. Die Handinnenfläche zeigt nach oben. Sie konzentrieren sich auf die Anwendung der Streckseite des Unterarms.
2. Rollen Sie den linken Unterarm auf der Faszienrolle so weit nach vorn, bis der Ellenbogen vollständig gestreckt ist.
3. Ziehen Sie nun den Arm wieder zu sich heran; durch die Beugung und Streckung des linken Ellenbogens kommt es zu einem optimalen Abrollen des Unterarms auf der Faszienrolle.

Seitenwechsel

4. Führen Sie die Übung nun an Ihrem anderen Arm aus. Legen Sie dazu den rechten Unterarm in maximaler Auswärtsdrehung auf der Höhe des Handgelenks auf der Faszienrolle ab. Die Handinnenfläche zeigt nach oben. Sie konzentrieren sich auf die Anwendung der Streckseite des Unterarms. Je nach Trainingszustand können Sie die Bewegungen auch geführt durch die rechte Hand durchführen.
5. Bewegen Sie den rechten Unterarm auf der Faszienrolle entlang. Achten Sie auf die Streckung im Ellenbogen.
6. Anschließend ziehen Sie den Arm auf der Rolle wieder zu sich heran und bringen den Ellenbogen zurück in die Beugung.

Wiederholungen: Führen Sie die Rollbewegung in Schritt 2 und 3 sowie 5 und 6 mehrmals täglich für 1 bis 3 Minuten durch.

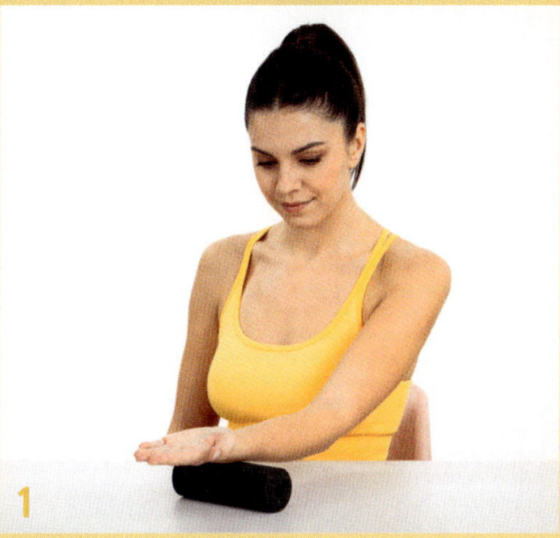

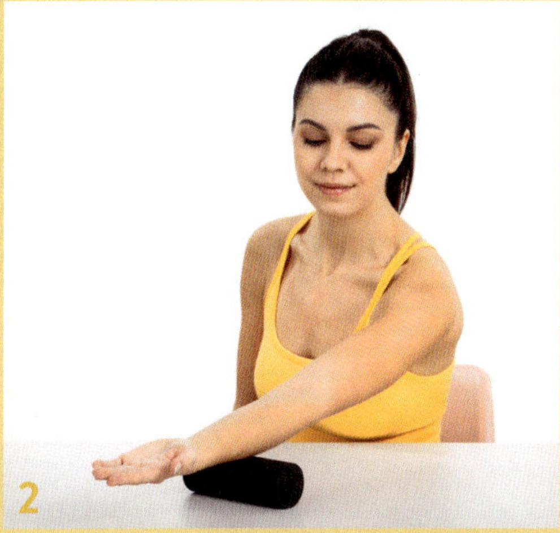

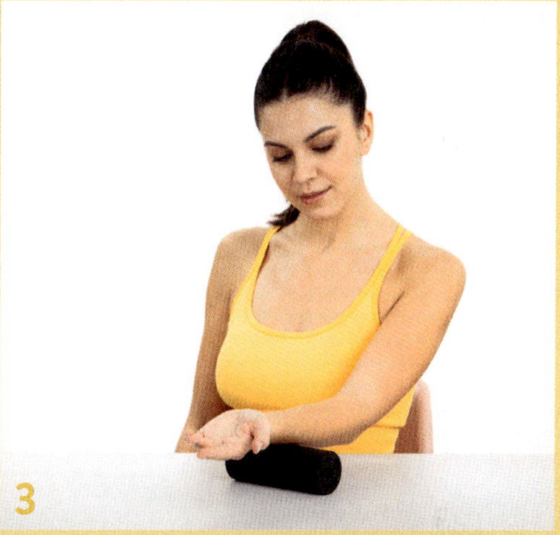

HINWEIS

Wenn es Ihnen schwerfällt, die Hand während der Bewegung auf der Rolle im Handgelenk stabil zu halten, dann können Sie die freie Hand zur Unterstützung nutzen.

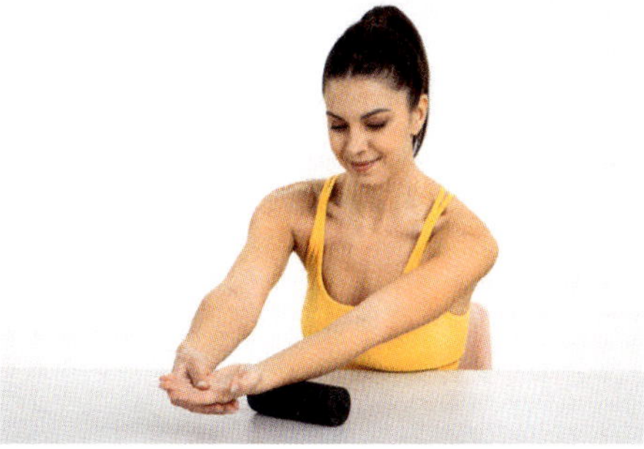

Faszien rollen

MIT DER KLEINEN FASZIENROLLE

1. Legen Sie das Handgelenk der linken Hand auf die Faszienrolle.
2. Streichen Sie mithilfe der Rolle den Daumenballen und Kleinfingerballen der linken und rechten Hand aus, indem Sie die Hand vor und zurück rollen.
3. Wechseln Sie die Seite und platzieren Sie nun die rechte Hand auf der Rolle.
4. Anschließend führen Sie auch auf dieser Seite ein paar Rollbewegungen durch.

Wiederholungen: Führen Sie die Rollbewegung mehrmals täglich für 1 bis 3 Minuten durch.

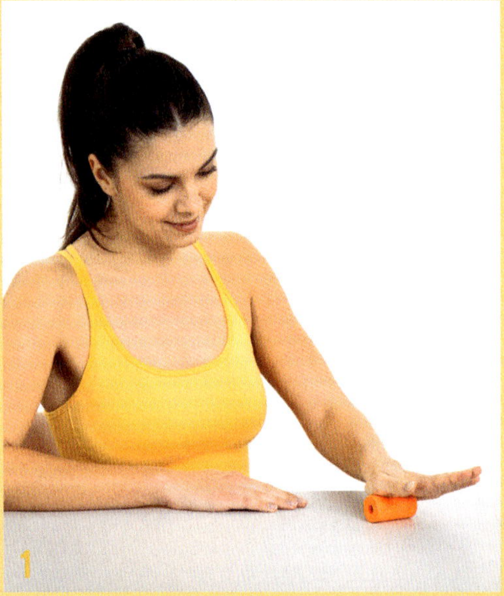

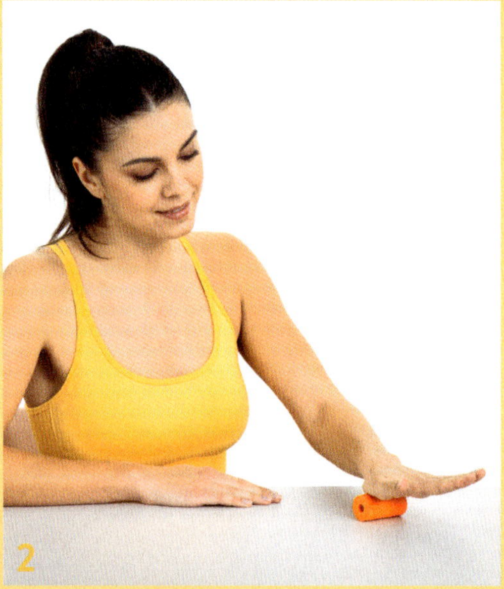

Ausrollen mit dem Faszienball

ÜBUNG 1

1. Legen Sie den linken Unterarm in Einwärtsdrehung auf der Tischfläche ab. Die Handinnenfläche zeigt nach unten. Mit der rechten Hand führen Sie den Faszienball kreisförmig über den Unterarm.
2. Mit dem Faszienball können Sie punktuell die Streckmuskulatur behandeln.
3. Führen Sie die Übung nun am rechten Unterarm durch und legen diesen dazu in Einwärtsdrehung auf der Tischfläche ab. Die Handinnenfläche zeigt nach unten. Mit der linken Hand führen Sie den Faszienball kreisförmig über den Unterarm.
4. Mit dem Faszienball können Sie punktuell die Streckmuskulatur behandeln.

Wiederholungen: Führen Sie diese Übung mehrmals täglich für 1 bis 3 Minuten durch.

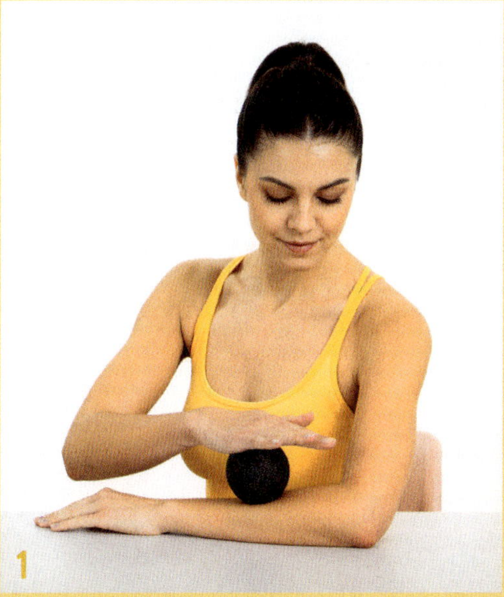

1

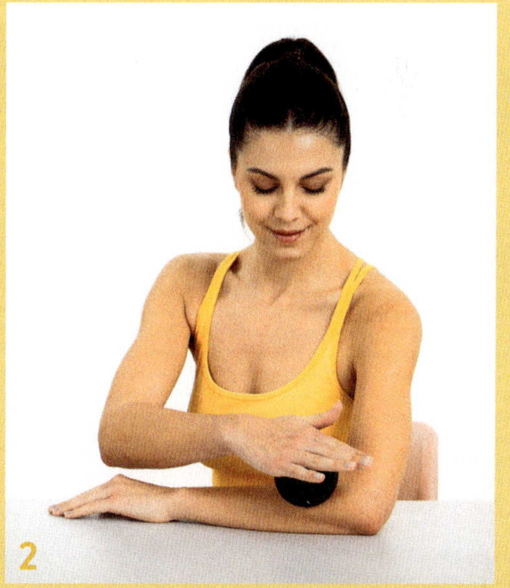

2

Ausrollen mit dem Faszienball

ÜBUNG 2

1. Legen Sie den linken Unterarm in maximaler Auswärtsdrehung auf der Tischfläche ab. Die Handinnenfläche zeigt nach oben. Mit der rechten Hand führen Sie den Faszienball kreisförmig über den Unterarm.
2. Mit dem Faszienball können Sie punktuell die Beugemuskulatur behandeln.
3. Führen Sie die Übung nun am rechten Unterarm durch und legen diesen dazu in maximaler Auswärtsdrehung auf der Tischfläche ab. Die Handinnenfläche zeigt nach oben. Mit der linken Hand führen Sie den Faszienball kreisförmig über den Unterarm.
4. Mit dem Faszienball können Sie punktuell die Beugemuskulatur behandeln.

Wiederholungen: Führen Sie auch die Übung 2 mehrmals täglich für 1 bis 3 Minuten durch.

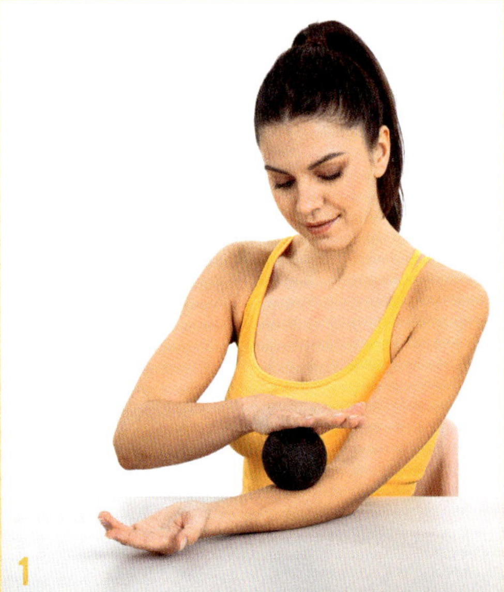
1

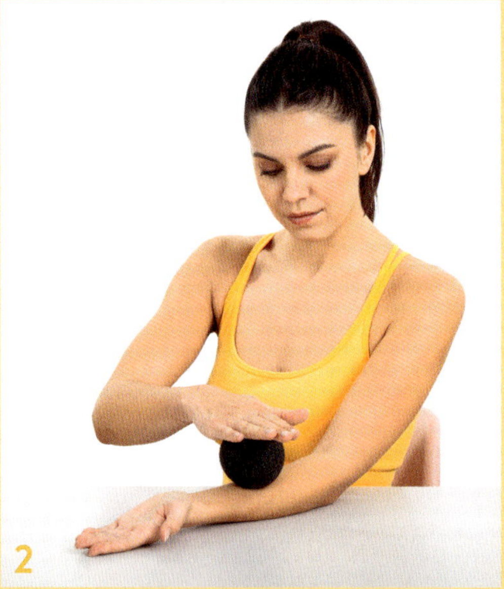
2

Triggerpunktbehandlung – Schmerzlinderung auf den Punkt

Schmerzhafte Verhärtungen in der Muskulatur können zu Bewegungseinschränkungen und Bewegungsvermeidung führen. Zudem kann besonders beanspruchte Muskulatur punktuell tastbare Knötchen aufweisen. Übt man Druck auf diese Stellen aus, können starke Schmerzen ausgelöst werden, die über die Muskulatur in den gesamten Arm ausstrahlen (ab Seite 26). Mit verschiedenen Hilfsmitteln wie dem Triggerknopf können diese Muskelverhärtungen und -verspannungen gelöst und die Durchblutung gefördert werden. Der Knopf wird auf dem Schmerzpunkt platziert und durch ein kinesiologisches Tape fixiert. Durch die Bewegung von Oberarm, Unterarm, Hand und Fingern wird ein stetiger Reiz auf die Punkte ausgeübt.

Kennzeichnung des Triggerpunkts und der Schmerzausstrahlung

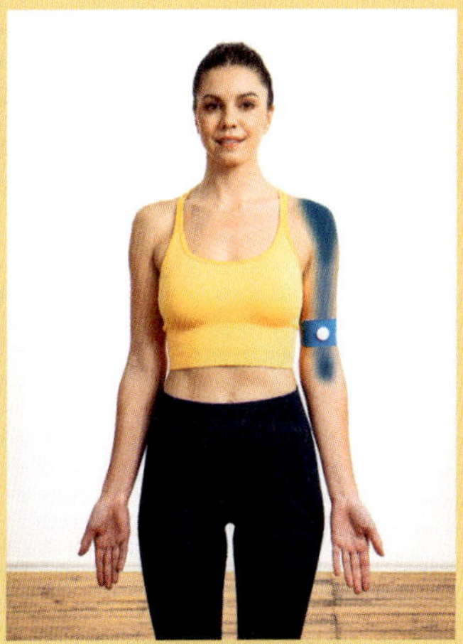

Bringen Sie den Triggerknopf am Triggerpunkt des *Musculus biceps brachii* an.

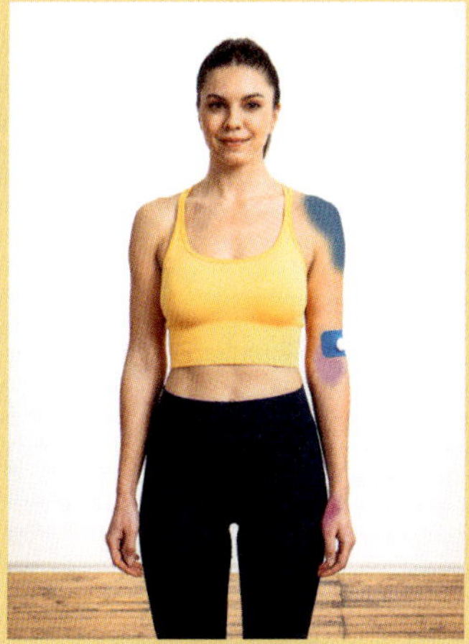

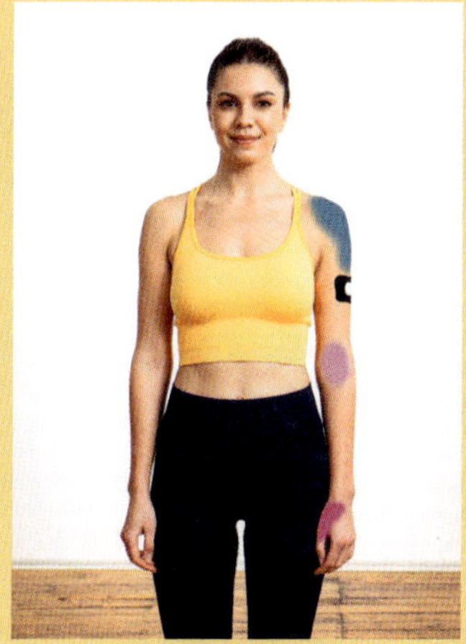

Bringen Sie den Triggerknopf am Triggerpunkt 1 und 2 des *Musculus brachialis* an.

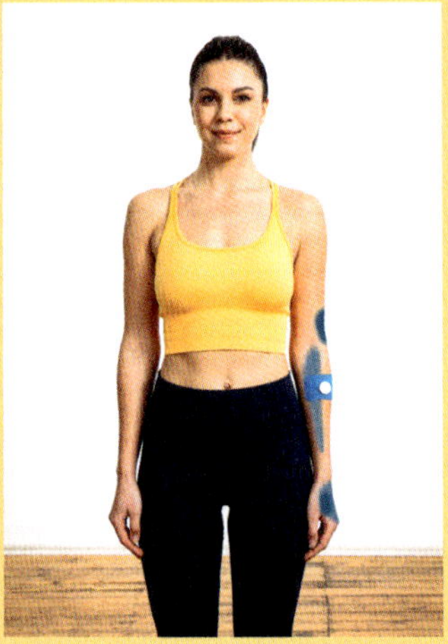

Bringen Sie den Triggerknopf am Triggerpunkt des *Musculus brachioradialis* an.

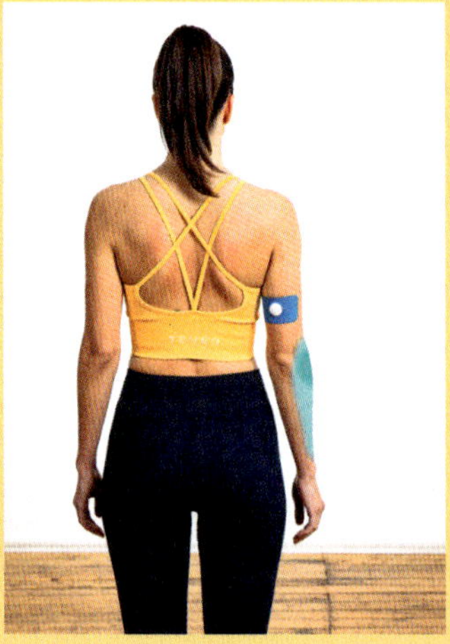

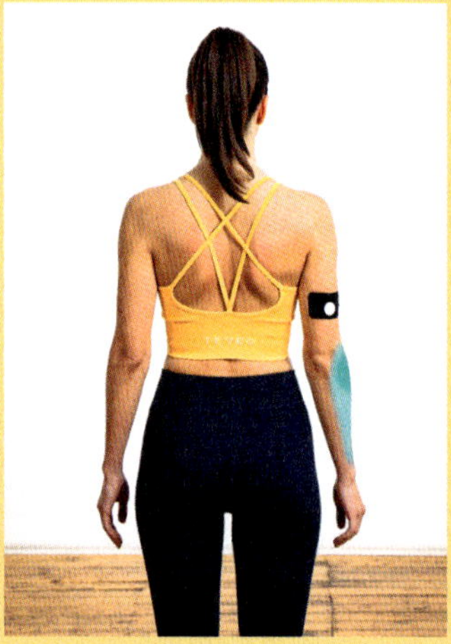

Bringen Sie den Triggerknopf am Triggerpunkt 1 und 2 des *Musculus triceps brachii* an.

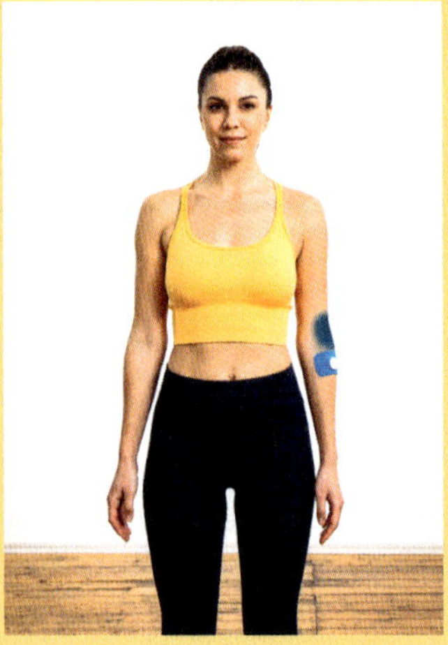

Bringen Sie den Triggerknopf am Triggerpunkt des *Musculus supinator* an.

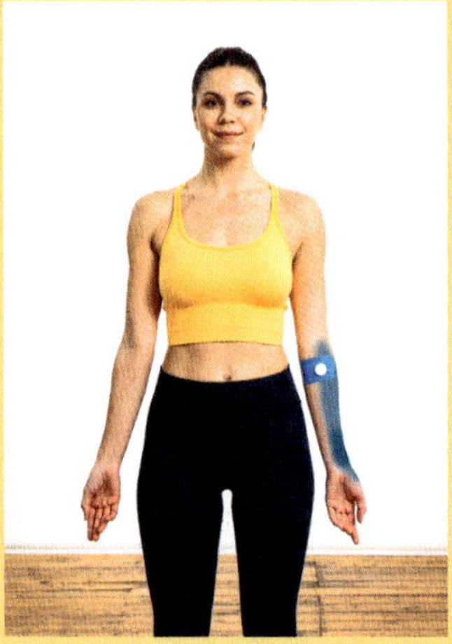

Bringen Sie den Triggerknopf am Triggerpunkt des *Musculus pronator teres* an.

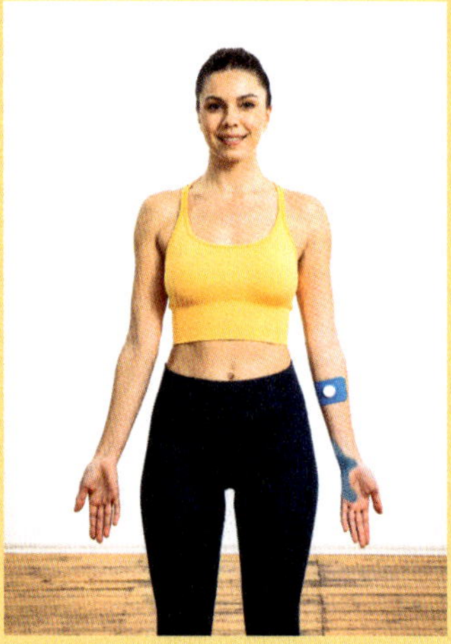

Bringen Sie den Triggerknopf am Triggerpunkt des *Musculus flexor carpi ulnaris* an.

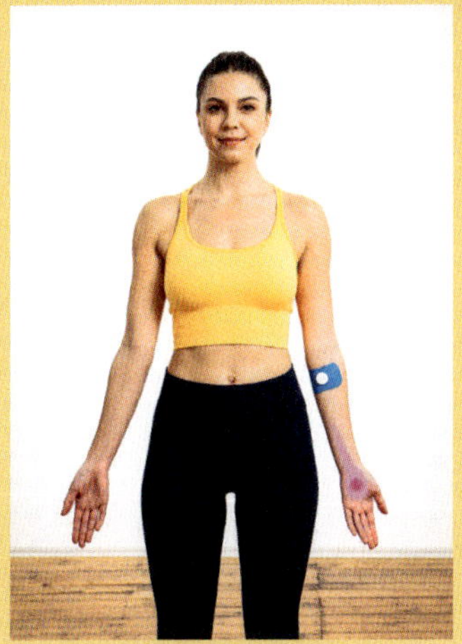

Bringen Sie den Triggerknopf am Triggerpunkt des *Musculus palmaris longus* an.

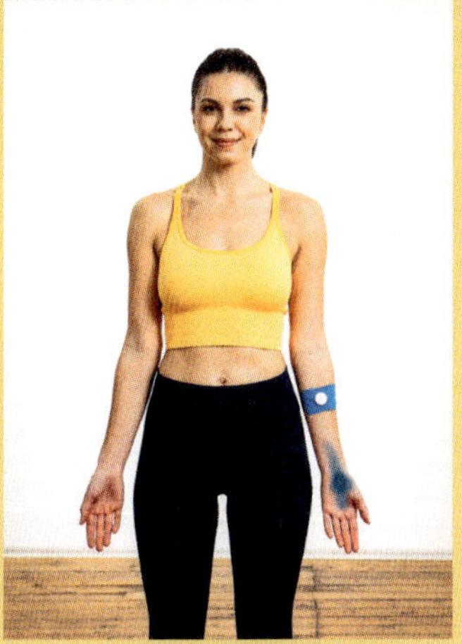

Bringen Sie den Triggerknopf am Triggerpunkt des *Musculus flexor carpi radialis* an.

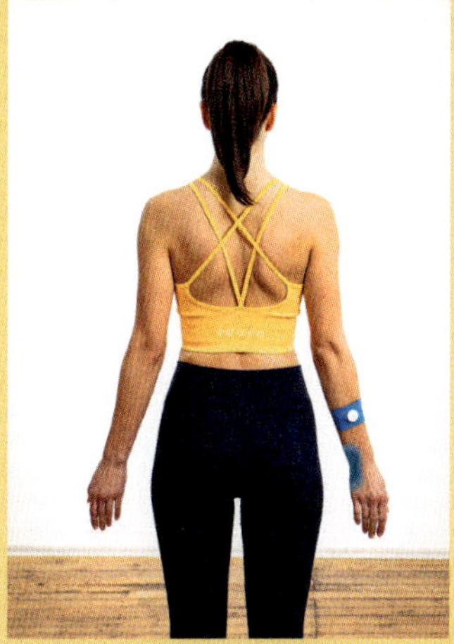

Bringen Sie den Triggerknopf am Triggerpunkt des *Musculus extensor carpi ulnaris* an.

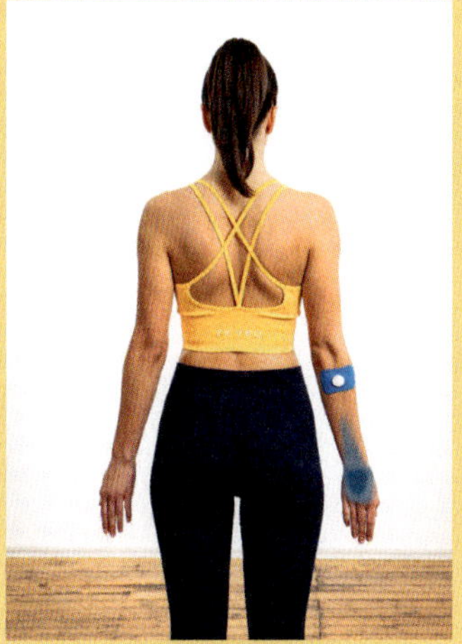

Bringen Sie den Triggerknopf am Triggerpunkt des *Musculus extensor carpi radialis brevis* an.

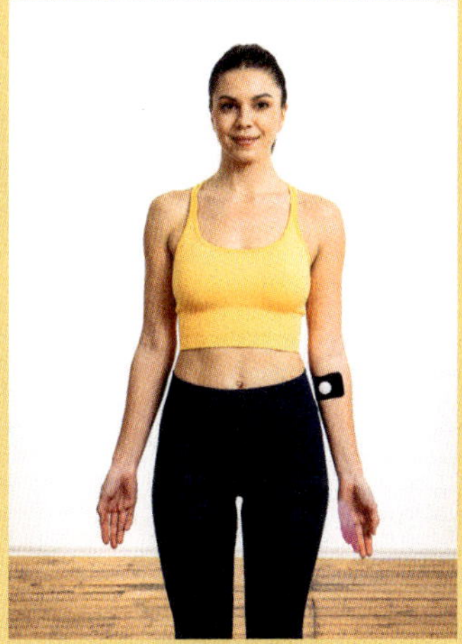

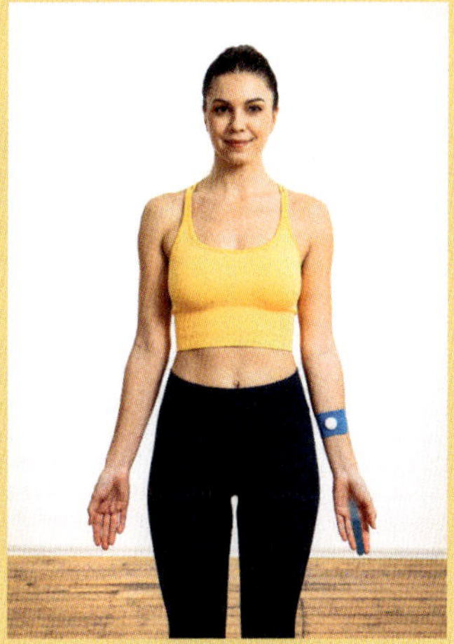

Bringen Sie den Triggerknopf an den Triggerpunkten des *Musculus flexor digitorum superficialis* an.

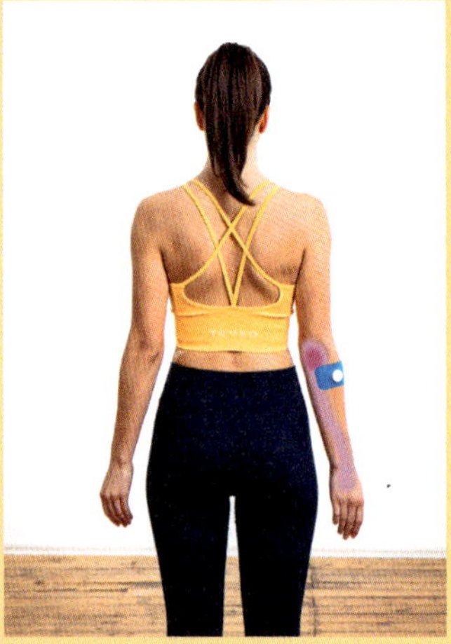

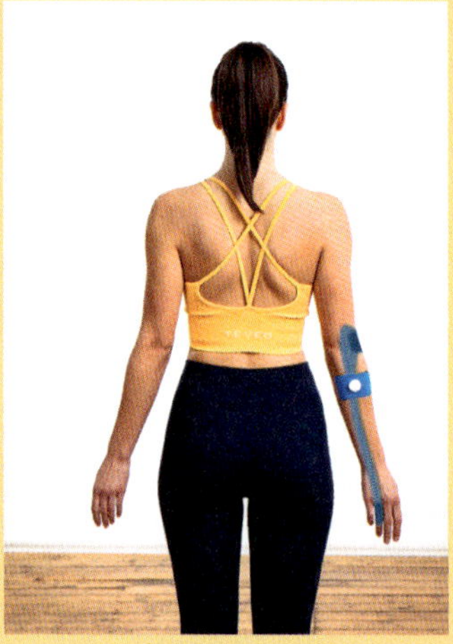

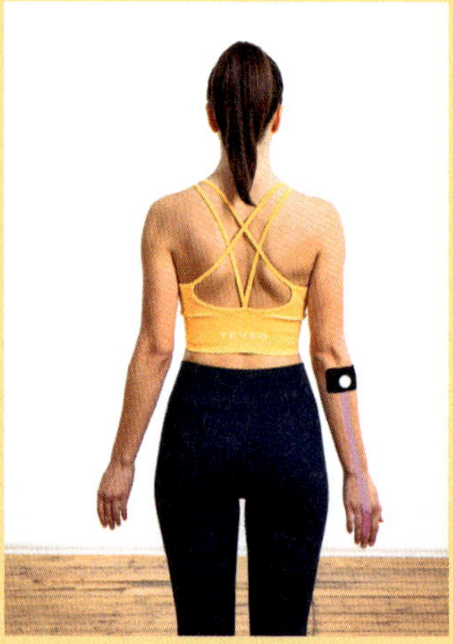

Bringen Sie den Triggerknopf am Triggerpunkt des *Musculus extensor carpi radialis longus* an.

Bringen Sie den Triggerknopf an den Triggerpunkten 1 und 2 des *Musculus extensor digitorum* an.

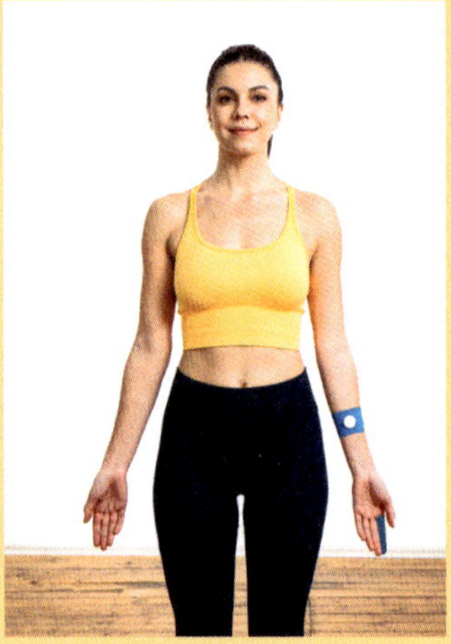

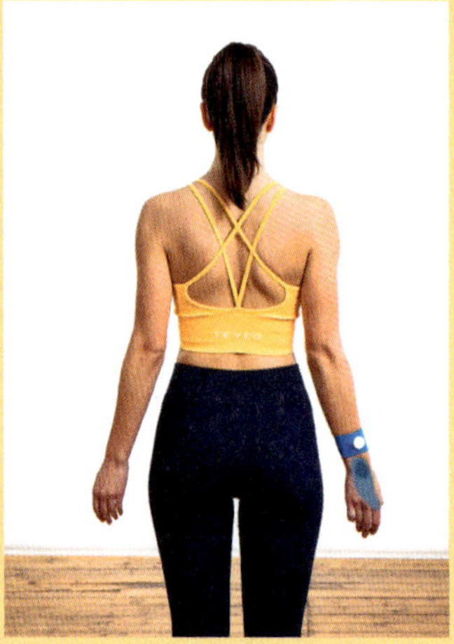

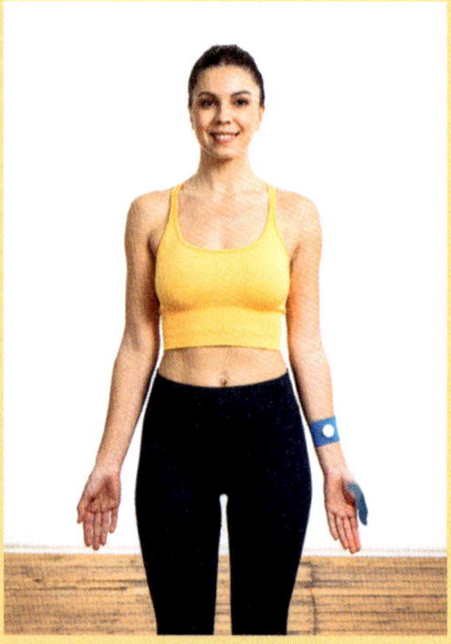

Bringen Sie den Triggerknopf am Triggerpunkt des *Musculus flexor digitorum profundus* an.

Bringen Sie den Triggerknopf am Triggerpunkt des *Musculus extensor indicis* an.

Bringen Sie den Triggerknopf am Triggerpunkt des *Musculus flexor pollicis longus* an.

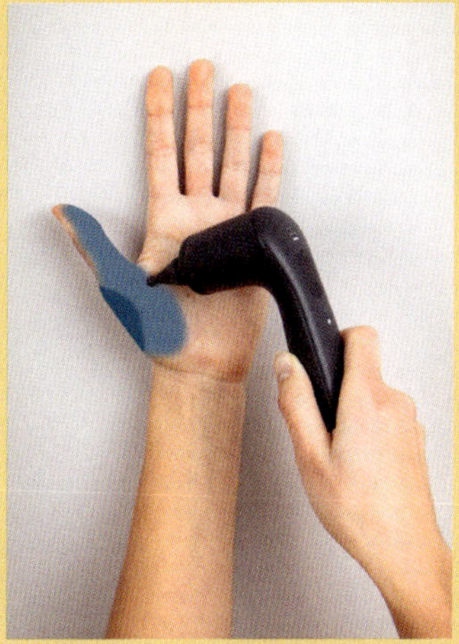

Setzen Sie das Schallwellengerät auf dem Triggerpunkt des *Musculus adductor pollicis* an.

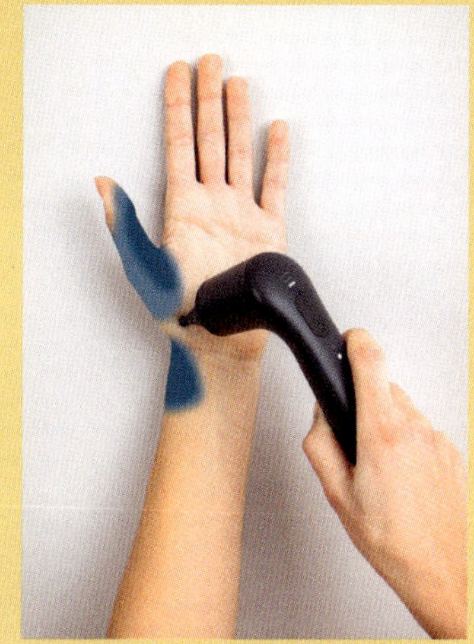

Setzen Sie das Schallwellengerät auf dem Triggerpunkt des *Musculus opponens pollicis* an.

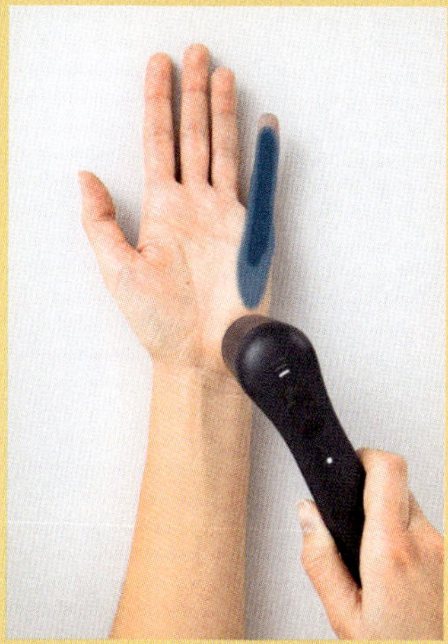

Setzen Sie das Schallwellengerät auf dem Triggerpunkt des *Musculus abductor digiti minimi* an.

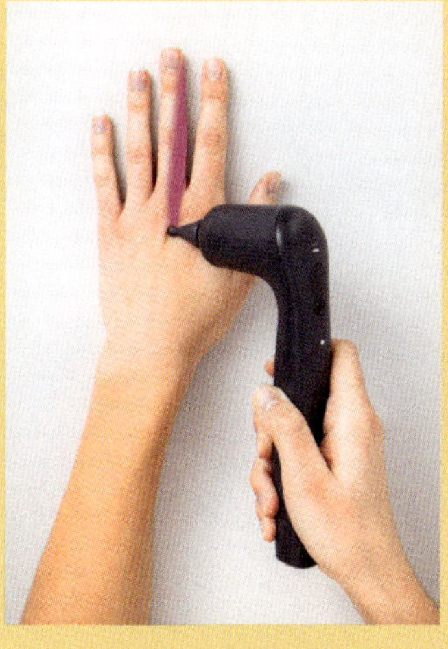

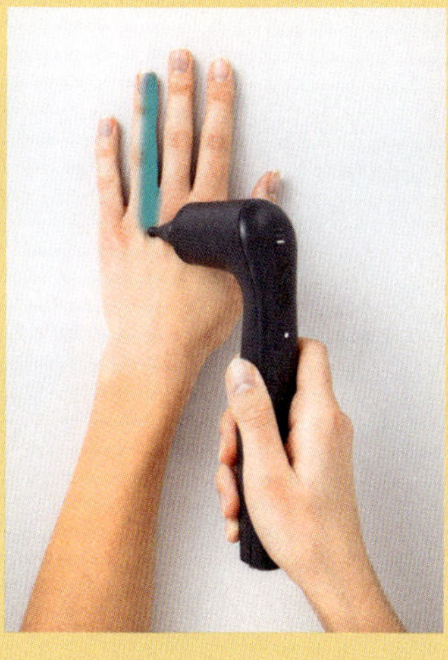

Setzen Sie das Schallwellengerät auf den Triggerpunkten der *Musculi interossei dorsales* an.

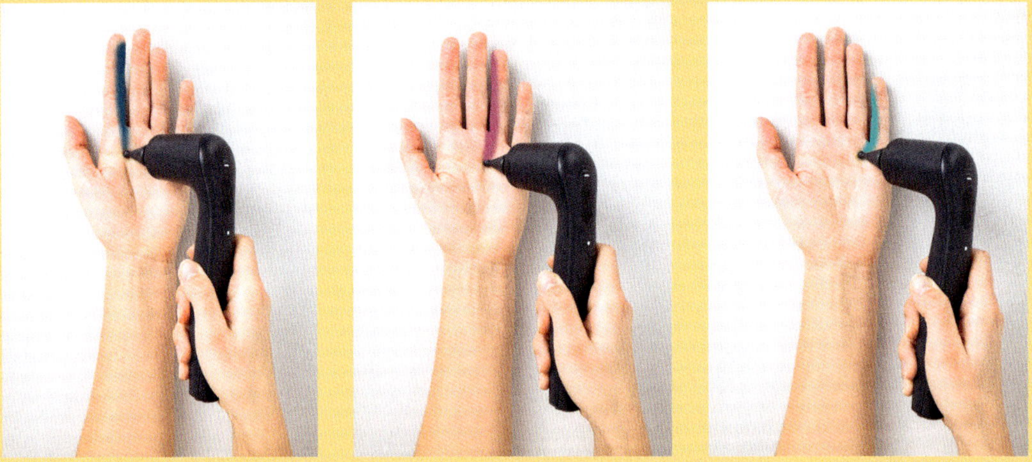

Setzen Sie das Schallwellengerät auf den Triggerpunkten der *Musculi interossei palmares* an.

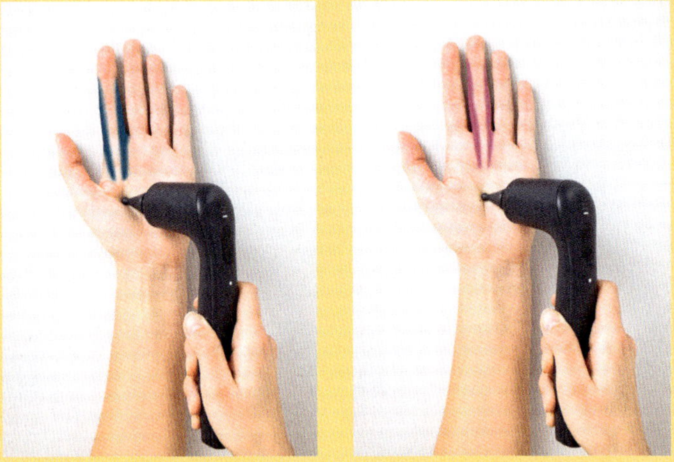

Setzen Sie das Schallwellengerät auf den Triggerpunkten *der Musculi lumbricales* an.

Massagering für Finger und Handgelenk

Durch die selbstständig durchgeführte Massage mit dem ArthroRoller® werden Akupressurpunkte an den Fingern stimuliert und so die Durchblutung gefördert. Dadurch wird das Gewebe weicher, Narben werden abgehärtet und durch die entstehende Wärme kommt es zu einem wohltuenden, entspannenden Gefühl.

HINWEIS

Empfohlen wird eine Massage von 1 Minute pro Finger und Handgelenk. Führen Sie die Bewegung des Massagerings rhythmisch und mit einem kontrollierten Druck aus, um ein Abdrücken der Blutgefäße zu vermeiden.

Übung mit dem kleinen und großen Massagering

1. Rollen Sie den kleinen Massagering über die Finger und bewegen Sie ihn vom Fingerendglied bis zum Fingergrundglied.
2. Rollen Sie den großen Massagering über das Handgelenk.

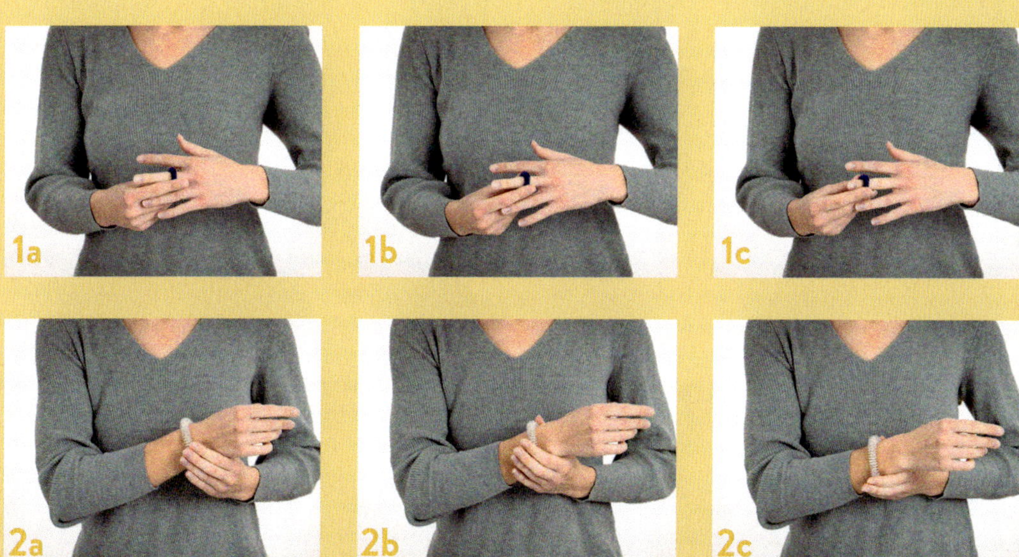

Yoga für Finger, Hand und Handgelenk

Die Verbindung von Körper und Geist spielt beim Yoga eine ganz besondere Rolle, denn Yoga ist eine Kombination aus geschmeidigen Bewegungsausführungen, Kraft, Mobilisation und Entspannung. Eine gezielte Dehnung und Kräftigung der Muskulatur sorgt für eine gute Durchblutung und Verbesserung der Bewegungswahrnehmung.

HINWEIS

Bei den Yogaübungen handelt es sich um eine Bewegungsabfolge. Nehmen Sie sich daher bitte etwas Zeit und gehen Sie die Übungen einzeln, Schritt für Schritt, durch. Verinnerlichen Sie die Abfolge und führen Sie danach die Übungen hintereinander durch. Achten Sie trotz Entspannung auf Ihre Körperspannung, vor allem in den Armen. Mit ein bisschen Übung wird die Abfolge zu einem flüssigen Bewegungsablauf und die Konzentration auf die Atmung wird Ihnen leichterfallen.

Nehmen Sie für die folgenden Übungen eine entspannte Sitzposition auf einer Yogamatte ein, wenn es für Sie etwas bequemer ist, erhöht zu sitzen, können Sie sie auf einen Yogablock oder einfach auf ein Kissen setzen. Achten Sie auf einen aufrechten Oberkörper und eine feste Körpermitte. Legen Sie beide Arme auf den Oberschenkeln ab. Die Ellenbogen befinden sich in leichter Beugung, die Unterarme in Auswärtsdrehung und die Hände sind leicht geöffnet. Konzentrieren Sie sich für einen Moment auf Ihre Atmung. Nutzen Sie das mehrmalige tiefe Ein- und Ausatmen für die Entspannung.

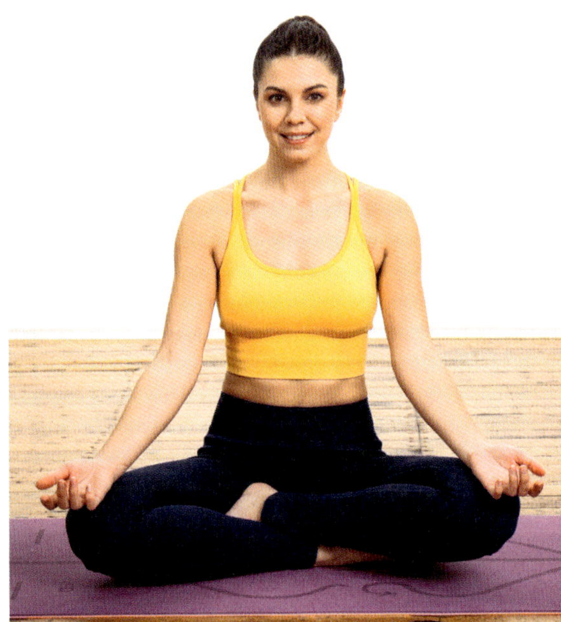

Fingeryoga

FLOW 1

1. Beugen Sie die Ellenbogen so weit wie möglich und schließen Sie beide Hände zu einer Faust.
2. Öffnen und schließen Sie Ihre Hände jeweils 10-mal langsam hintereinander. Achten Sie beim Öffnen der Hände auf eine maximale Fingerstreckung und ein Abspreizen der Langfinger.
3. Führen Sie beide Hände vor dem Oberkörper zusammen. Die Langfinger greifen ineinander. Die Oberarme liegen nicht am Körper an. Die Ellenbogen sind mindestens 90 Grad gebeugt.
4. Führen Sie eine langsame wellenförmige Bewegung durch, indem Sie die Arme heben und senken sowie die Handgelenke beugen und strecken.
5. Wiederholen Sie die wellenförmige Bewegung 10-mal hintereinander. Konzentrieren Sie sich auf eine korrekte und langsame Ausführung.

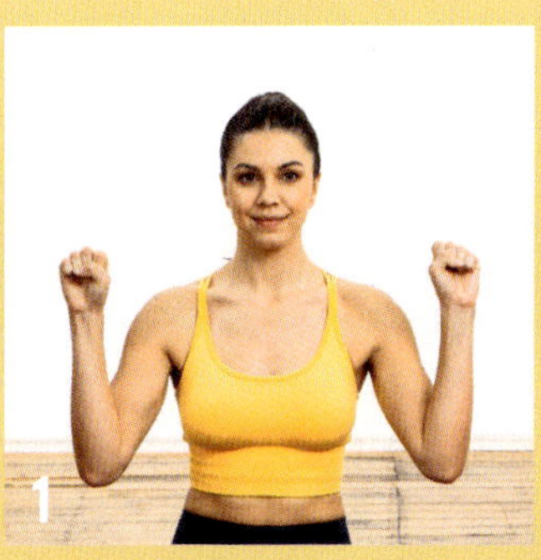

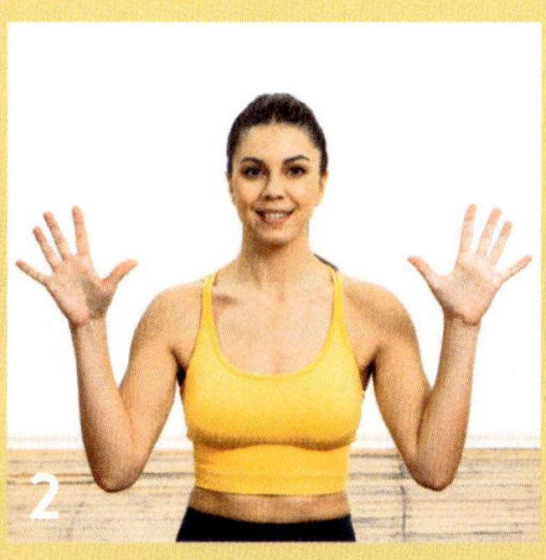

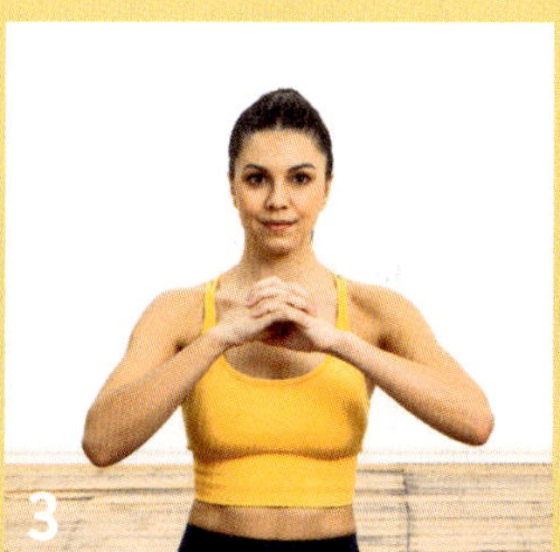

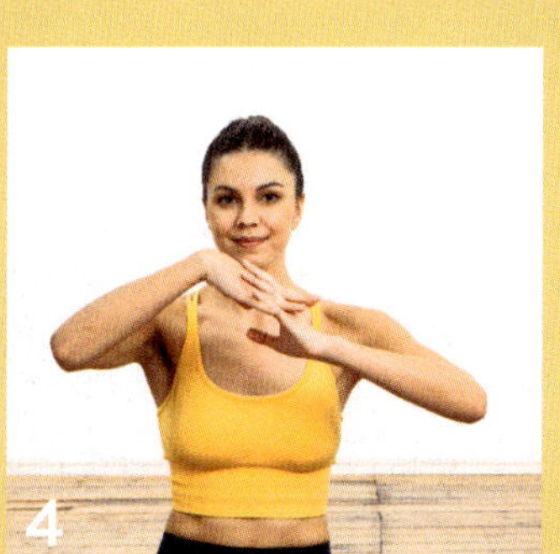

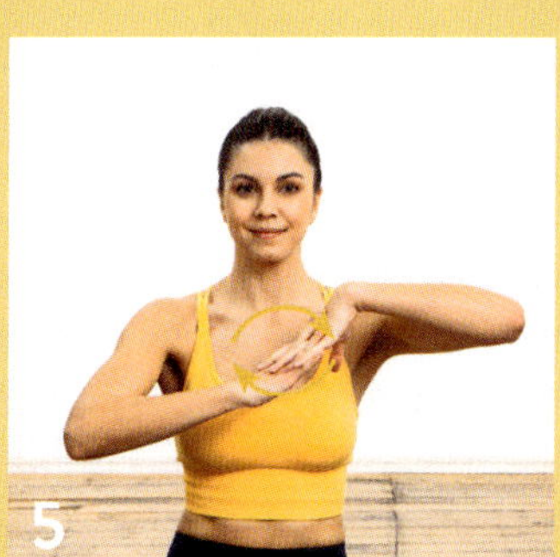

Weiterführung nächste Seiten

6. Öffnen Sie die linke Hand. Strecken und spreizen Sie die Finger. Berühren Sie mit dem rechten Zeigefinger das Endglied des linken Zeigefingers und dehnen Sie ihn in Streckung. Achten Sie bei der Dehnung auf eine Gesamtstabilität des Fingers.
7. Berühren Sie mit dem rechten Zeigefinger das Endglied des linken Mittelfingers und dehnen Sie ihn in Streckung.
8. Berühren Sie mit dem rechten Zeigefinger das Endglied des linken Ringfingers und dehnen Sie ihn in Streckung.
9. Berühren Sie mit dem rechten Zeigefinger das Endglied des linken Kleinfingers und dehnen Sie ihn in Streckung.
10. Berühren Sie mit dem rechten Zeigefinger das Endglied des linken Daumens und dehnen Sie ihn in Streckung.

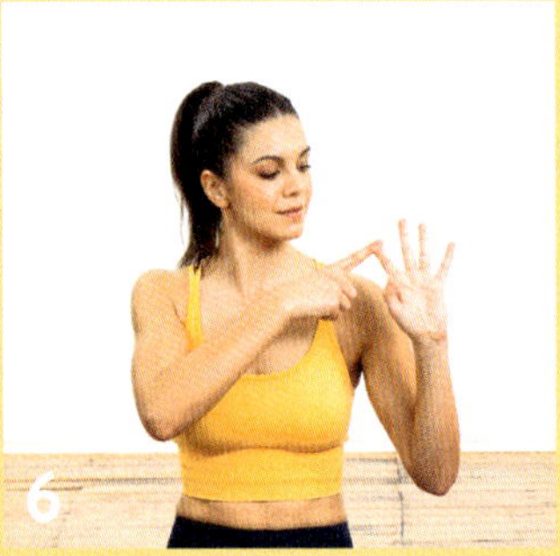

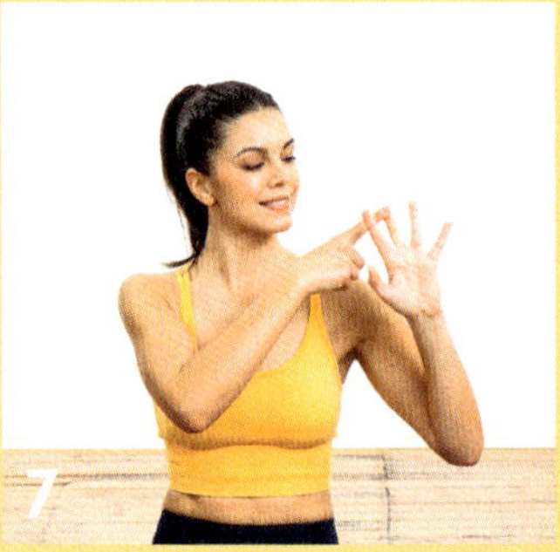

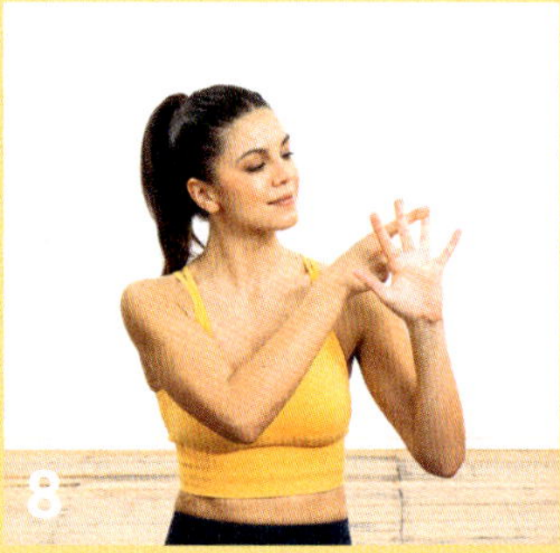

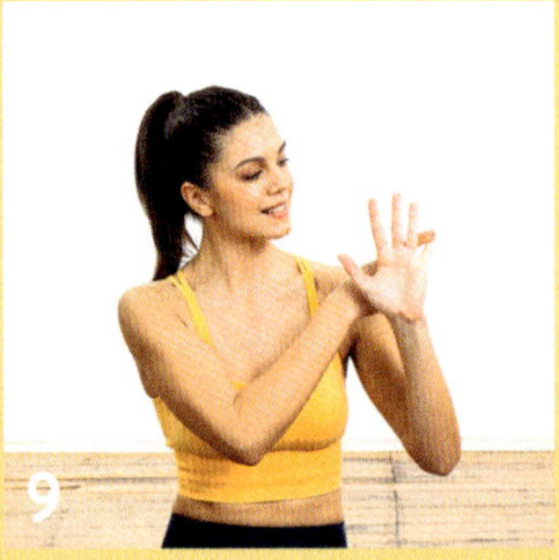

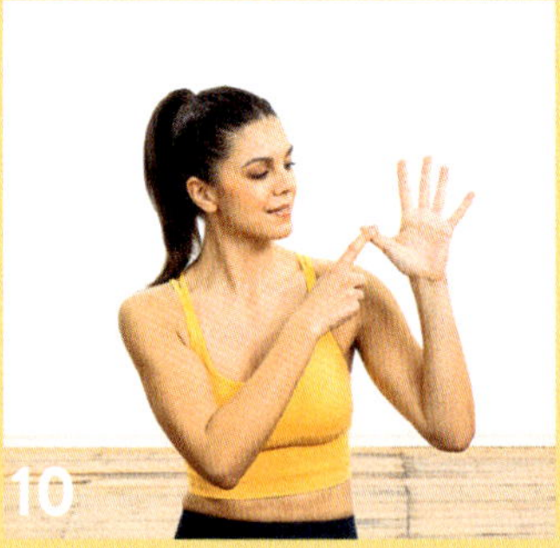

11. Öffnen Sie die rechte Hand. Strecken und spreizen Sie die Finger. Berühren Sie mit dem linken Zeigefinger das Endglied des rechten Zeigefingers und dehnen Sie ihn in Streckung. Achten Sie bei der Dehnung auf eine Gesamtstabilität des Fingers.
12. Berühren Sie mit dem linken Zeigefinger das Endglied des rechten Mittelfingers und dehnen Sie ihn in Streckung.
13. Berühren Sie mit dem linken Zeigefinger das Endglied des rechten Ringfingers und dehnen Sie ihn in Streckung.
14. Berühren Sie mit dem linken Zeigefinger das Endglied des rechten Kleinfingers und dehnen Sie ihn in Streckung.
15. Berühren Sie mit dem linken Zeigefinger das Endglied des rechten Daumens und dehnen Sie ihn in Streckung.

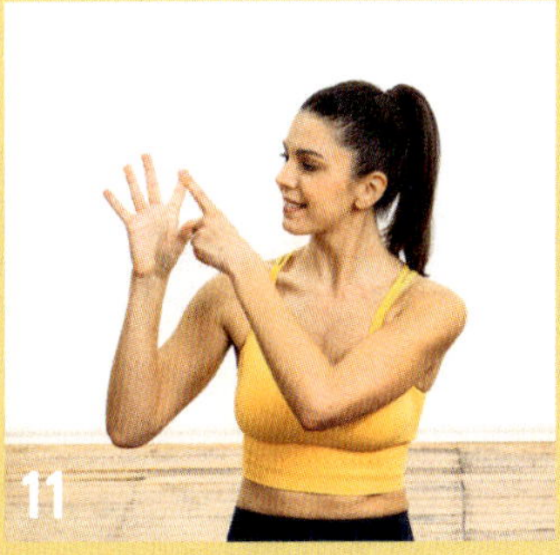

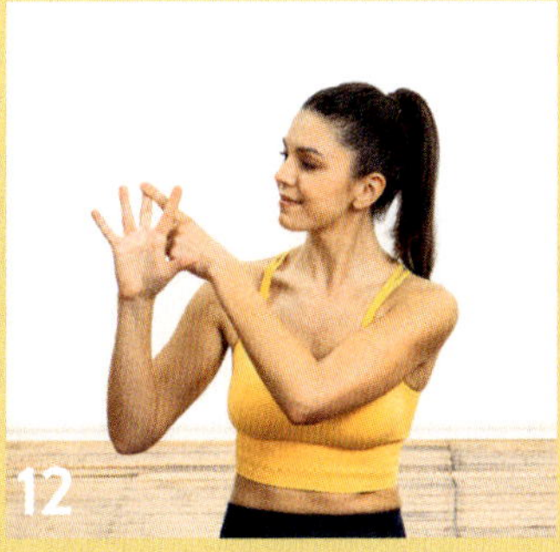

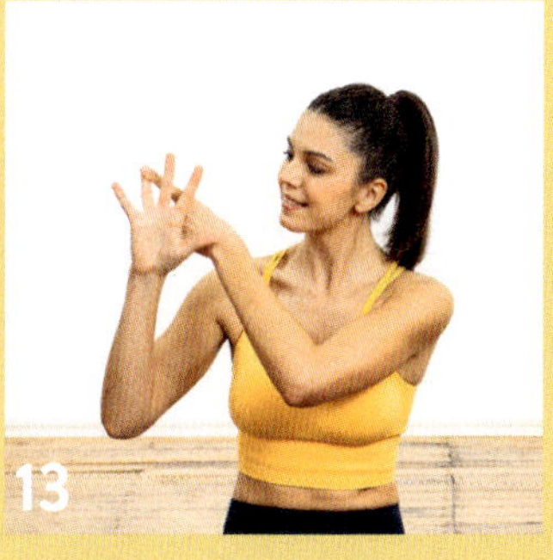

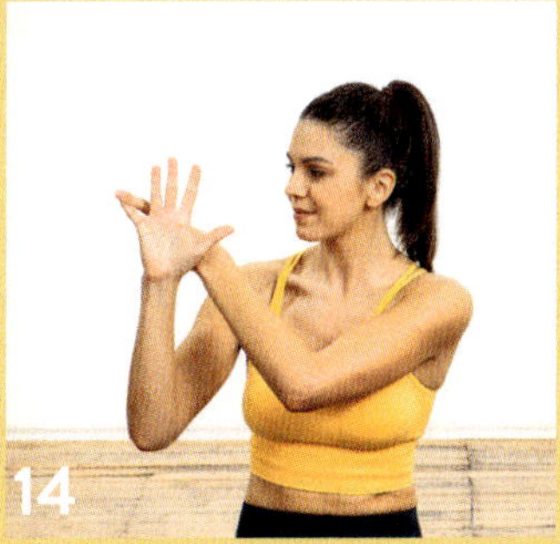

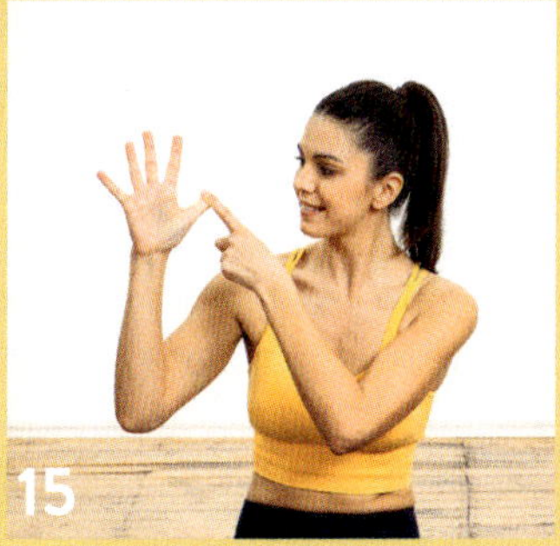

Faustyoga

FLOW 2

1. Kommen Sie in einen neutralen und für Sie angenehmen Sitz. Beugen Sie die Ellenbogen so weit wie möglich und öffnen Sie beide Hände. Strecken Sie die Langfinger und führen Sie sie aneinander. Die Daumen werden abgespreizt.
2. Beugen Sie die getreckten Langfinger in den Grundgelenken bis 90 Grad.
3. Beugen Sie die Langfinger so weit wie möglich. Achten Sie auf die 90-Grad-Beugung in den Grundgelenken. Die Daumen werden weiterhin abgespreizt.
4. Verriegeln Sie beide Hände mit den Daumen zur Faust und beugen Sie maximal Ihr Handgelenk.

Wiederholungen: Führen Sie die Schritte langsam 10-mal hintereinander durch.

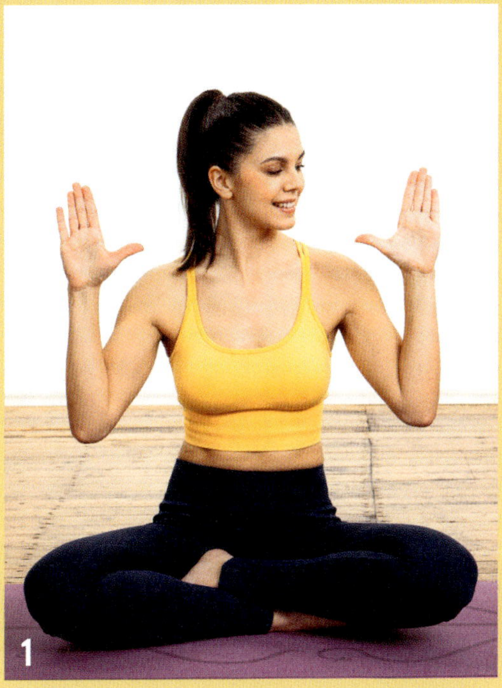
1

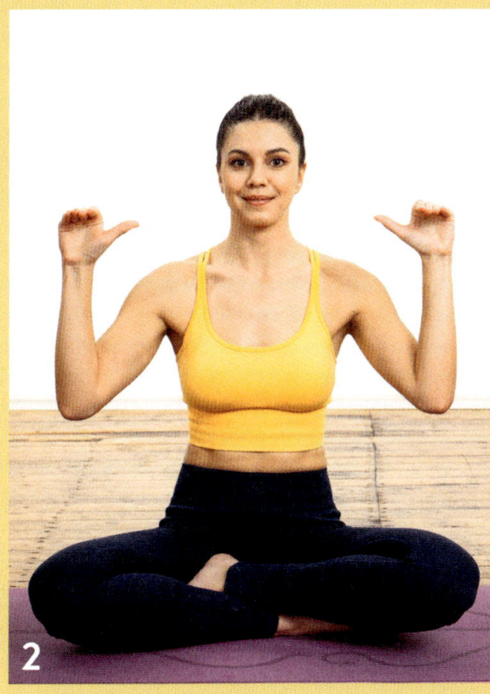
2

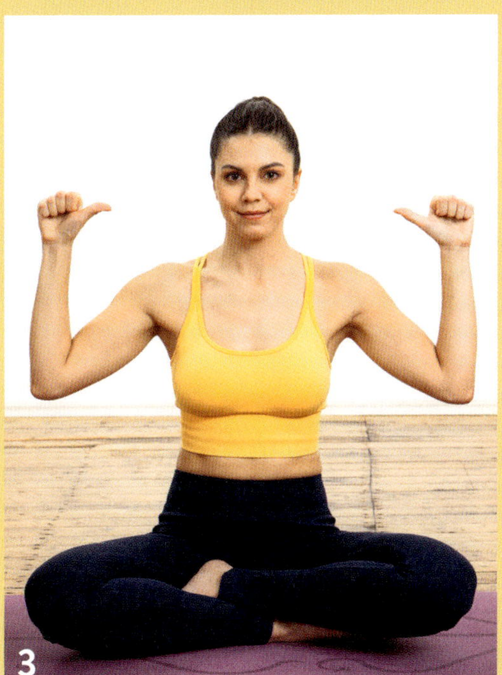
3

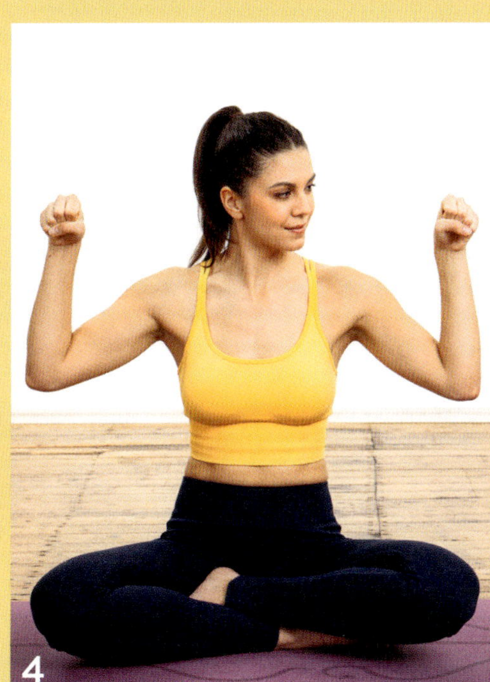
4

Geschmeidige Handgelenke

FLOW 3

1. Bleiben Sie in der sitzenden Position von Yogaübung 1. Beugen Sie maximal die Handgelenke. Achten Sie auf die Streckung der Langfinger und Daumen.
2. Bringen Sie die Handgelenke in die Nullstellung.
3. Strecken Sie maximal die Handgelenke.

Wiederholungen: Führen Sie die Schritte langsam 10-mal hintereinander durch.

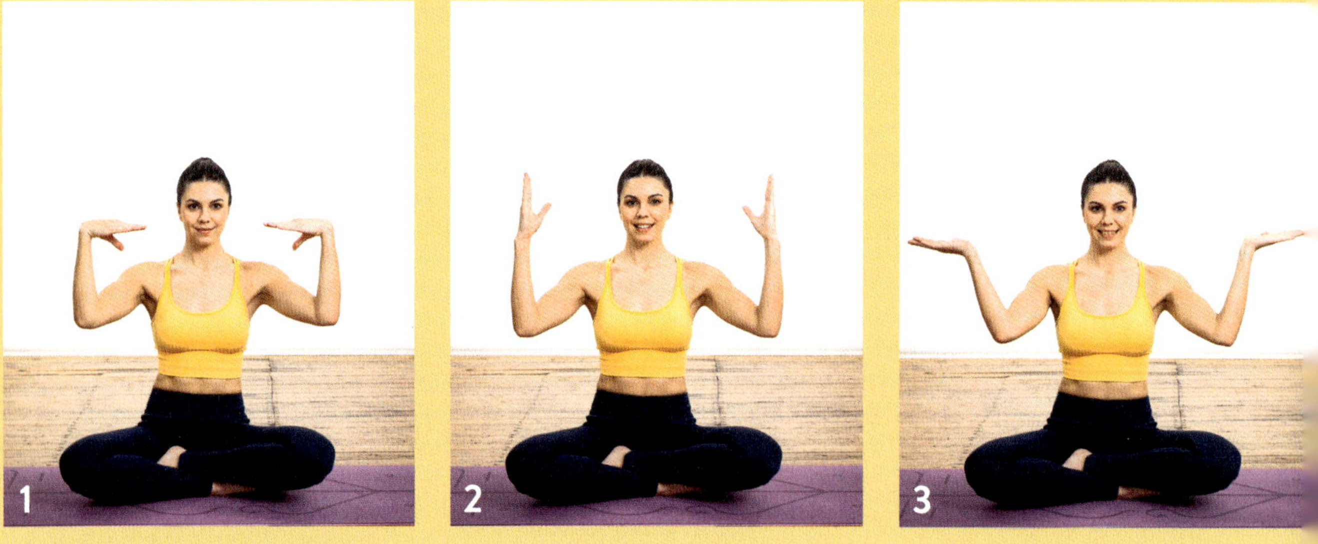

Spannung aufbauen

FLOW 4

1. Heben Sie den linken Arm seitlich im Schultergelenk bis zu 90 Grad an und beugen Sie den Ellenbogen. Der Unterarm befindet sich in Einwärtsdrehung und das Handgelenk in Nullstellung. Schließen Sie die Hand zur Faust und verriegeln Sie diese mit dem Daumen. Heben Sie den rechten Arm seitlich vom Oberkörper ab und beugen Sie den Ellenbogen. Der Unterarm befindet sich in Einwärtsdrehung und das Handgelenk in Streckung. Die Langfinger sind gestreckt und werden aneinandergeführt. Der Daumen wird abgespreizt.
2. Drücken Sie mit der linken Hand in Fauststellung gegen die Handinnenfläche der rechten Hand. Atmen Sie 5-mal langsam tief ein und aus. Halten Sie die Spannung im gesamten Oberkörper.

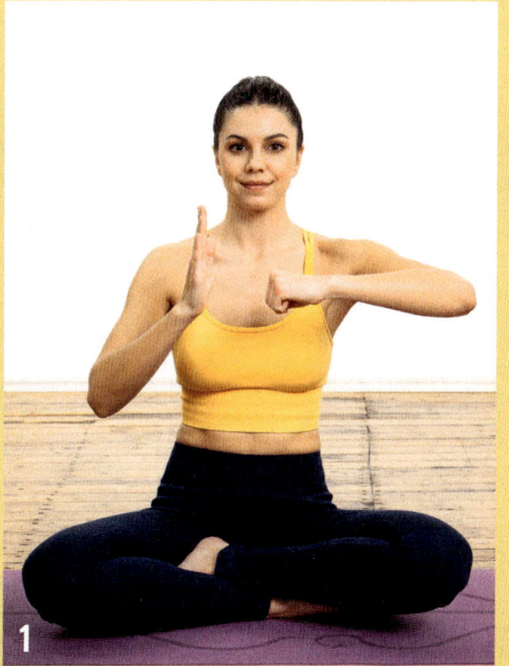
1

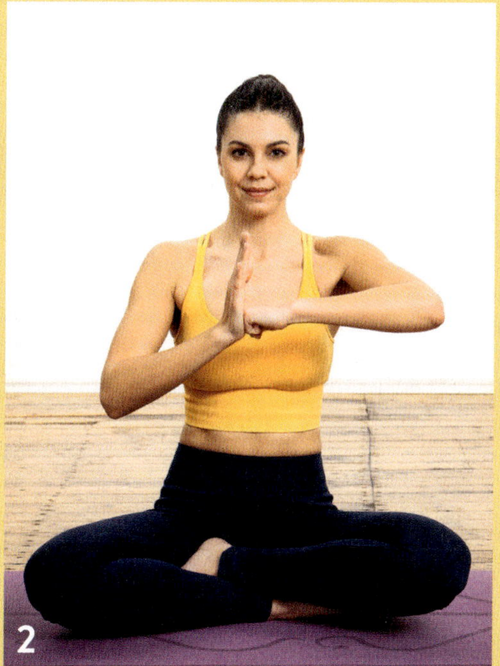
2

An- und Entspannung im Wechsel

FLOW 5

1. Heben Sie den rechten Arm seitlich im Schultergelenk bis zu 90 Grad an und beugen Sie den Ellenbogen. Der Unterarm befindet sich in Einwärtsdrehung und das Handgelenk in Nullstellung. Schließen Sie die Hand zur Faust und verriegeln Sie diese mit dem Daumen.
2. Heben Sie den linken Arm seitlich vom Oberkörper ab und beugen Sie den Ellenbogen. Der Unterarm befindet sich in Einwärtsdrehung und das Handgelenk in Streckung. Die Langfinger sind gestreckt und werden aneinandergeführt. Der Daumen wird abgespreizt. Drücken Sie mit der rechten Hand in Fauststellung gegen die Handinnenfläche der linken Hand. Atmen Sie 5-mal langsam tief ein und aus. Halten Sie die Spannung im gesamten Oberkörper.
3. Lockern Sie Ihre Hände. Führen Sie Schüttelbewegungen aus.
4. Legen Sie beide Arme auf den Oberschenkeln ab. Die Ellenbogen befinden sich in leichter Beugung, die Unterarme in Auswärtsdrehung und die Hände sind leicht geöffnet.
5. Schließen Sie Ihre Augen und konzentrieren Sie sich zunächst auf die zusammenführende Bewegung von Daumen- und Zeigefingerbeere.
6. Berühren Sie dann mit der Fingerbeere des Daumens die Fingerbeere des Mittelfingers.
7. Anschließend berühren Sie mit der Fingerbeere des Daumens die Fingerbeere des Ringfingers.
8. Und schließlich berühren Sie mit der Fingerbeere des Daumens die Fingerbeere des Kleinfingers.
9. Öffnen Sie Ihre Augen und verbleiben Sie noch eine kurze Zeit in der Ausgangsposition. Konzentrieren Sie sich noch einmal auf Ihre Atmung und genießen Sie die Entspannung.

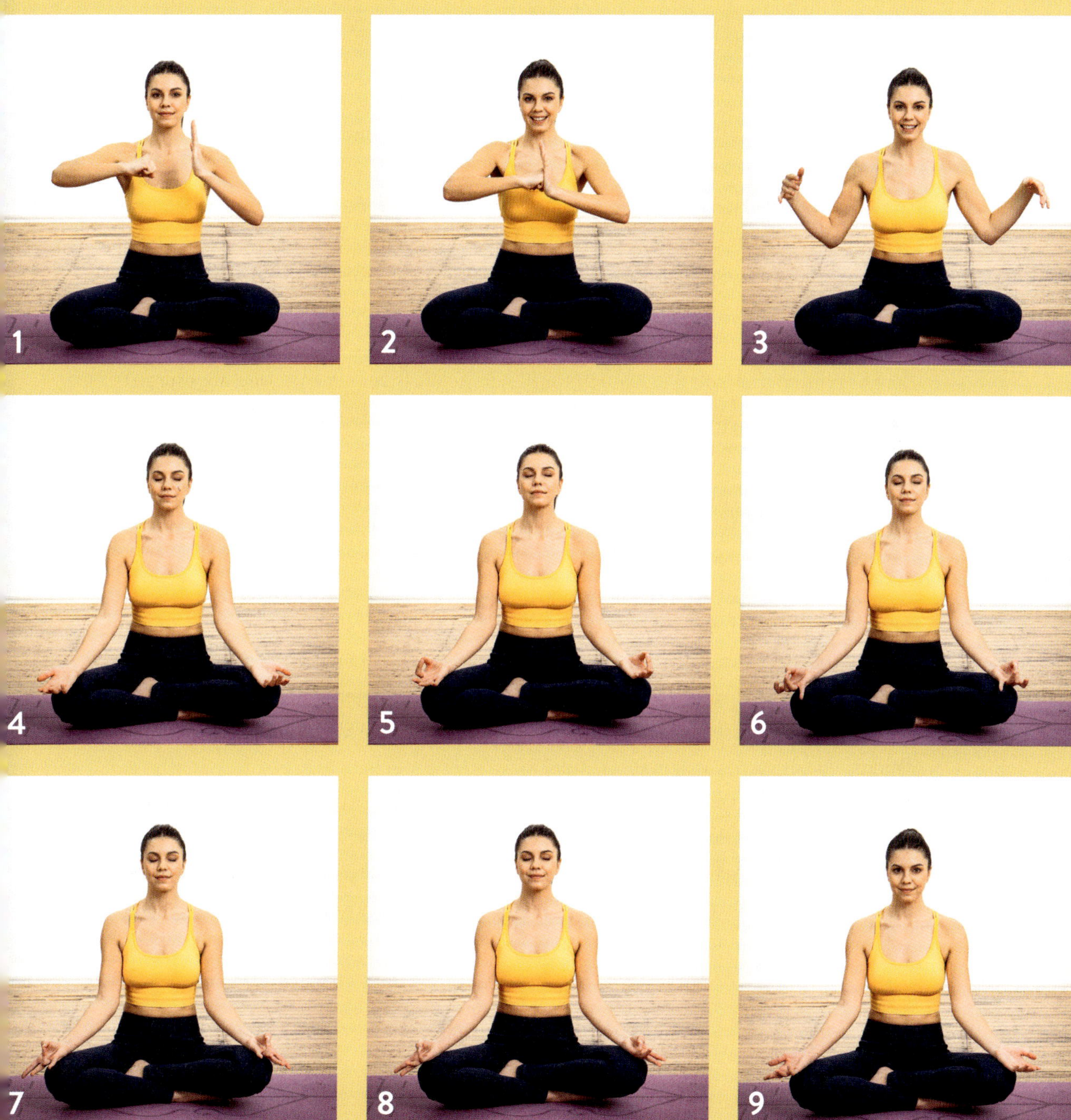
1
2
3
4
5
6
7
8
9

Feinmotorik und Geschicklichkeit

Die feinmotorischen Fähigkeiten unserer Hände sind im Alltag sehr wichtig. Je präziser eine Aufgabe, umso wichtiger wird das Zusammenspiel von Daumen, Zeigefinger, Mittelfinger und Kleinfinger. Der aktive Einsatz unserer Hände bis ins hohe Alter ist die Voraussetzung für deren Erhalt der Feinmotorik und Geschicklichkeit. Sie können die Feinmotorik mittels unterschiedlicher Medien trainieren, die jeder von uns zu Hause hat: mit einem Handtuch oder ein paar Kugeln.

Handtuch zusammenschieben

1. Fixieren Sie die Handtuchenden mit dem Daumen und den Langfingern und nehmen Sie das Handtuch mit beiden Händen auf.
2. Breiten Sie das Handtuch mit Kraft nach vorne aus und achten dabei darauf, dass der Daumen und die Langfinger es weiterhin gut festhalten.
3. Platzieren Sie Ihre Hände körpernah auf dem Handtuch, die Handinnenflächen zeigen nach unten. Die Handgelenke schließen mit der Tischkante ab. Die Unterarme befinden sich in maximaler Einwärtsdrehung und die Finger sind gestreckt.
4. Die Handgelenke bleiben in ihrer Position. Durch die Beugung der Langfinger wird das Handtuch langsam zusammengeschoben.
5. Drücken Sie das zusammengeschobene Handtuch mit den Langfingern und Daumen kraftvoll zusammen. Die Handgelenke wieder körpernah an der Tischkante platzieren.
6. Durch schnelles Strecken der Langfinger wird das Handtuch wieder nach vorne in die Ausgangsposition geschoben.

Wiederholungen: Wiederholen Sie diesen Vorgang 3-mal hintereinander.

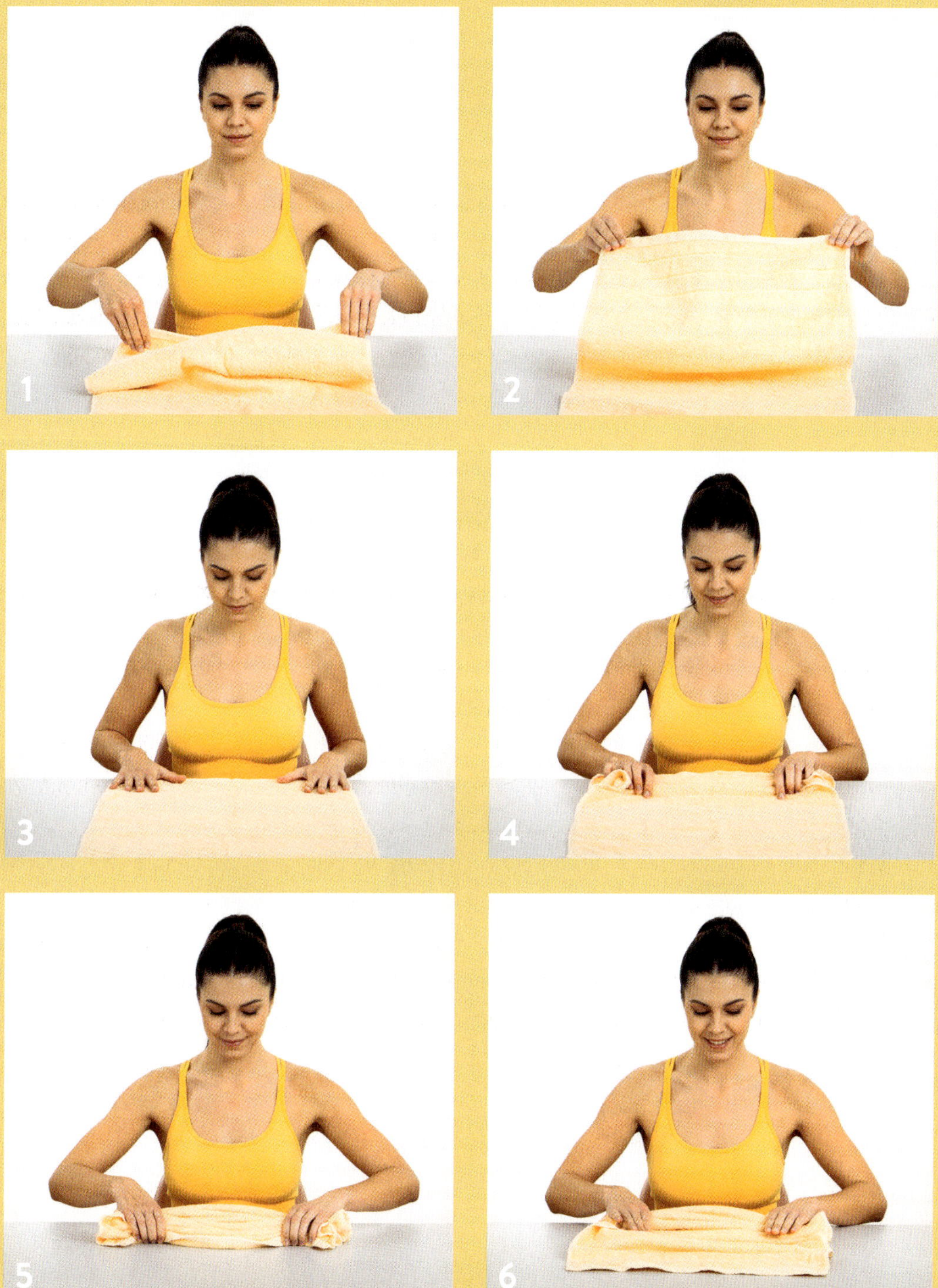
1
2
3
4
5
6

Kugeln sammeln

ÜBUNG 1

1. Nehmen Sie eine Kugel mit Daumen und Zeigefinger auf.
2. Drehen Sie den Unterarm so weit auswärts, dass Sie die Kugel in der Handinnenfläche ablegen können.
3. Umschließen Sie die Kugel mit den Langfingern und verriegeln Sie mit dem Daumen die Hand zur Faust.
4. Versuchen Sie die Kugel durch selektive Fingerbewegungen wieder aus der Hohlhand zu holen. Legen Sie die Kugel wieder mit Daumen und Zeigefinger ab.
5. Nehmen Sie jede Kugel einzeln mit Daumen und Zeigfinger auf. Sammeln Sie so viele Kugeln wie möglich in der Hand. Legen Sie die Kugeln wieder einzeln mit Daumen und Zeigefinger ab. Konzentrieren Sie sich, damit Ihnen keine Kugel aus der Hand fällt.

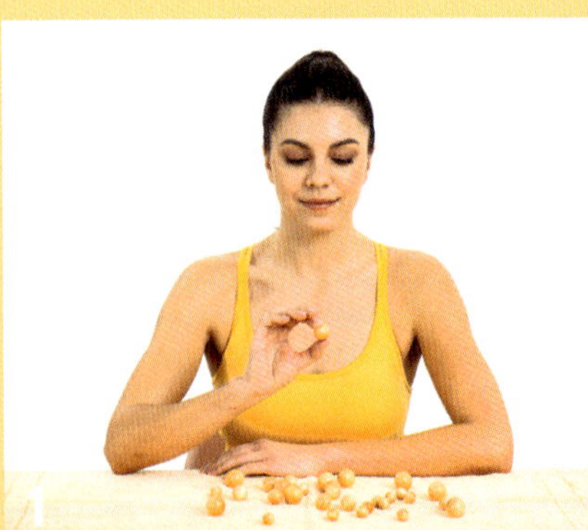

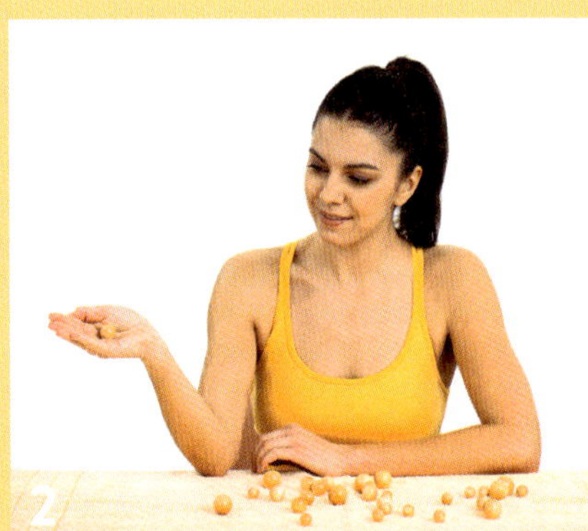

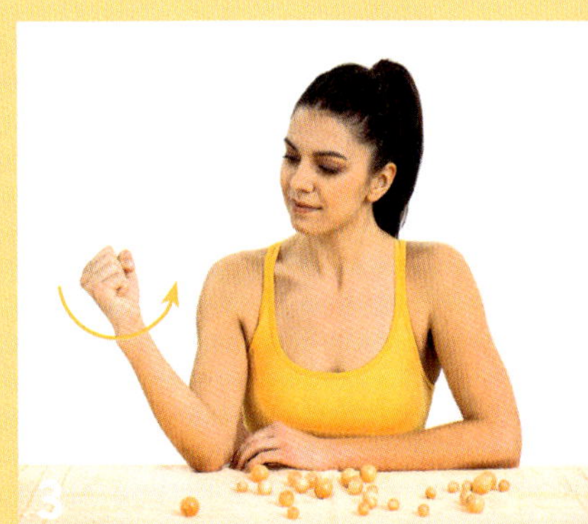

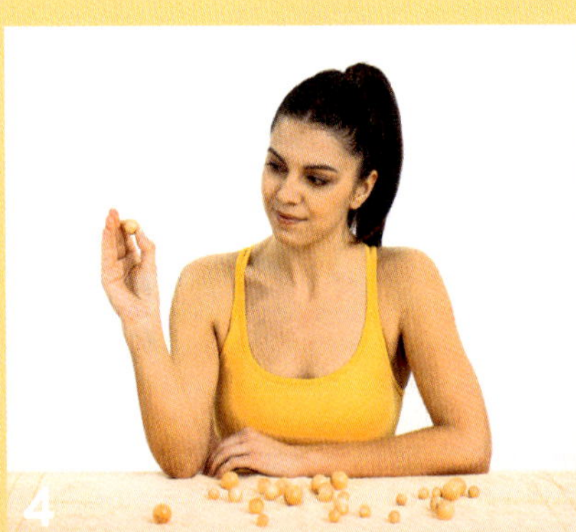

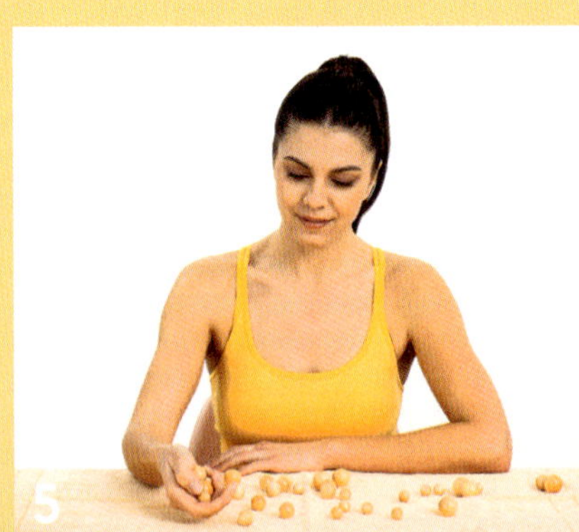

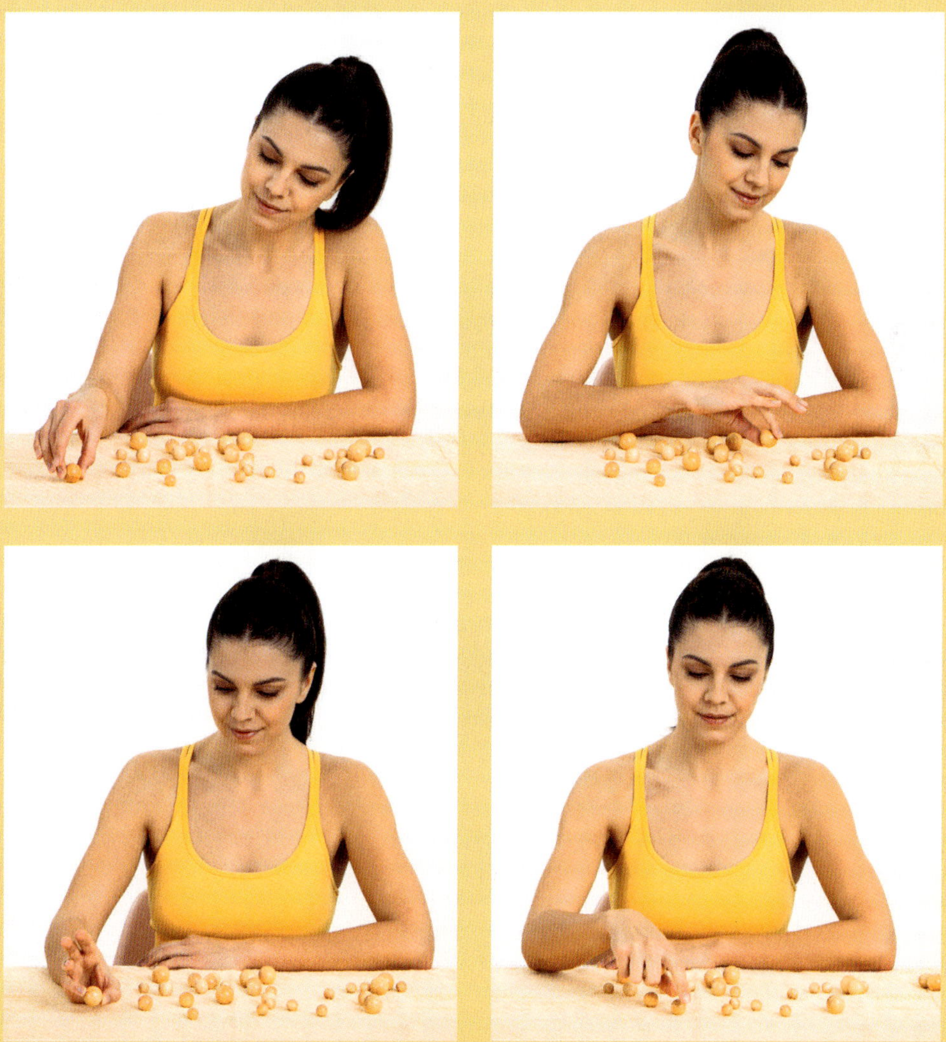

Führen Sie Schritt 1 und 2 mit dem Mittelfinger, Ringfinger und Kleinfinger durch.

Kugeln sammeln

ÜBUNG 2

1. Der Unterarm befindet sich in Einwärtsdrehung. Die Langfinger sind gestreckt und voneinander abgespreizt. Klemmen Sie eine Kugel zwischen den Zeige- und Mittelfinger und nehmen Sie sie auf.
2. Heben Sie die Kugel von der Tischfläche ab.
3. Drehen Sie den Unterarm in maximale Auswärtsdrehung.
4. Legen Sie die Kugel wieder möglichst kontrolliert auf der Tischfläche ab.

Wiederholungen: Führen Sie die Übung ebenfalls mit den Fingerzwischenräumen von Mittel- und Ringfinger sowie von Ring- und Kleinfinger durch.

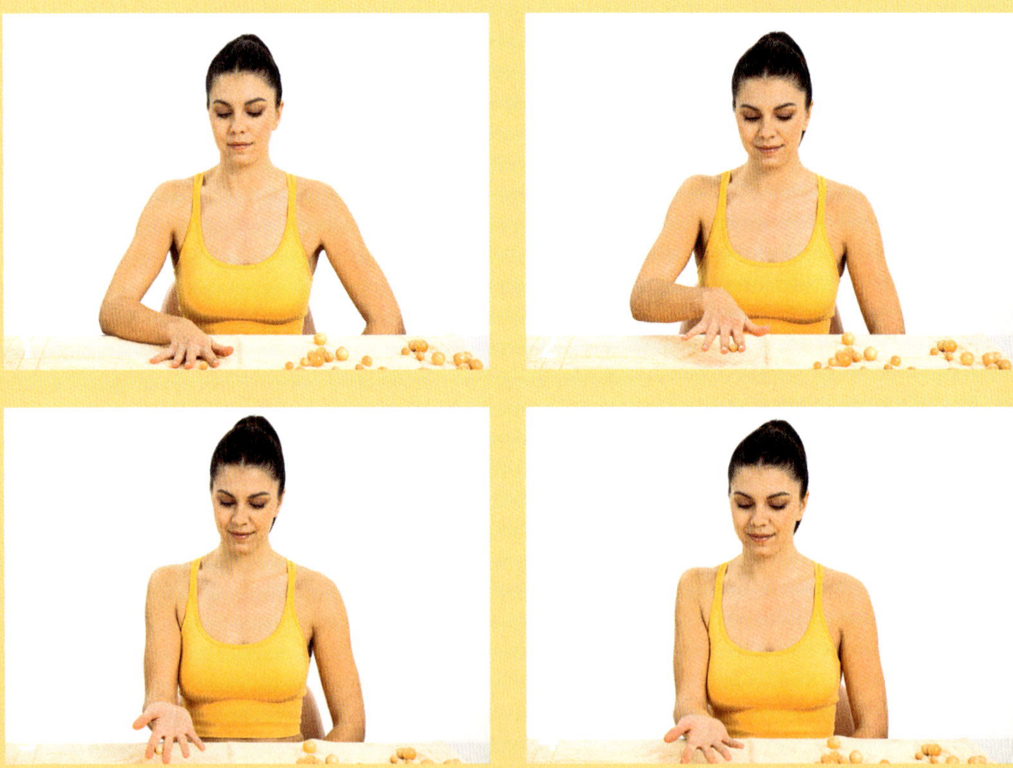

Kugeln sammeln

ÜBUNG 3

1. Der Unterarm befindet sich in Einwärtsdrehung. Die Langfinger sind gestreckt und voneinander abgespreizt.
2. Nehmen Sie nacheinander jeweils eine Kugel in dem Fingerzwischenraum von Daumen und Zeigefinger, Zeigefinger und Mittelfinger, Mittelfinger und Ringfinger sowie Ringfinger und Kleinfinger auf.
3. Heben Sie die Kugeln von der Tischfläche ab.
4. Legen Sie nun die Kugeln nacheinander, beginnend mit der Kugel zwischen Ringfinger und Kleinfinger, wieder auf der Tischfläche ab.

Wiederholungen: Um die Geschicklichkeit beider Hände zu fördern, führen Sie alle Übungen mit der linken und der rechten Hand durch.

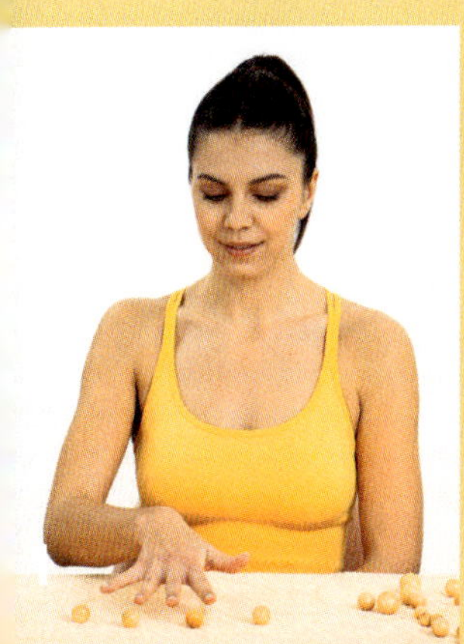

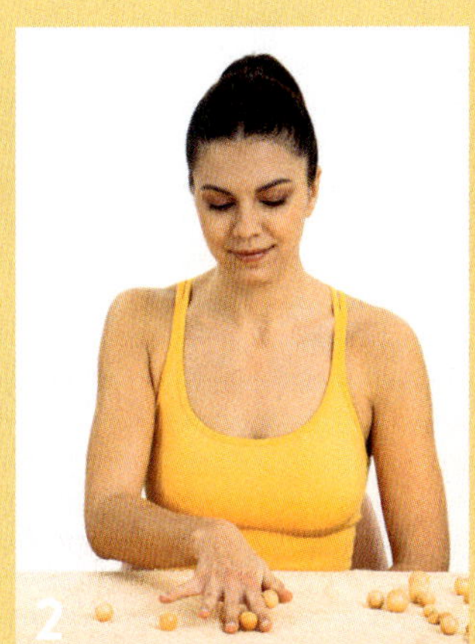

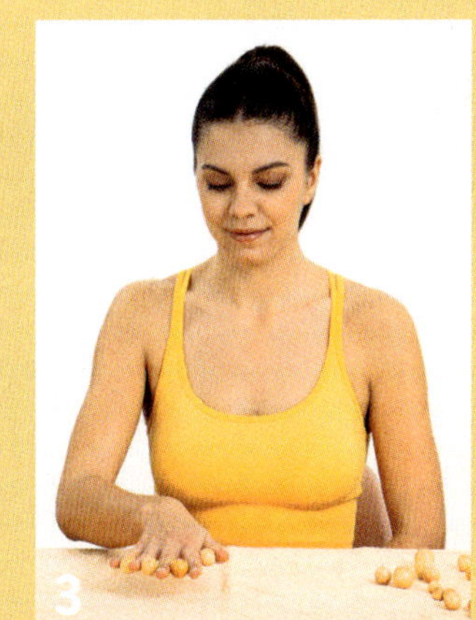

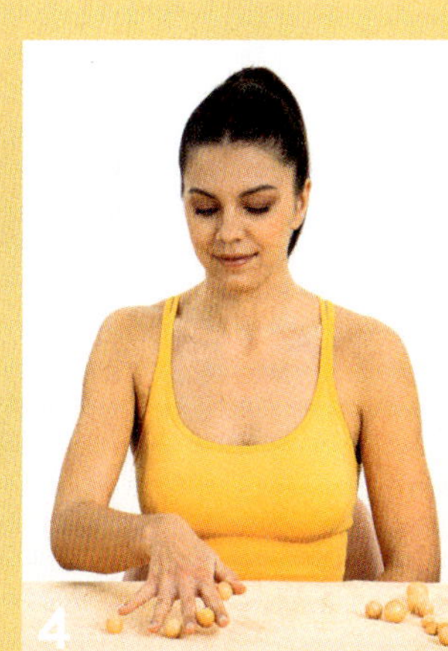

Handkraft

Auch die Kraft Ihrer Hände will trainiert werden. Achten Sie bei allen Übungen mit Krafteinsatz bitte auf physiologische Bewegungsausführungen und stabilisieren Sie Ihre Hand- und Fingergelenke. Geben Sie am Anfang nicht gleich Vollgas! Eine gelenkschonende und muskelgeführte Bewegung ist mehr wert als Spitzenwerte bei der Handkraftmessung.

Übungen mit Knete

1. Kneten Sie die Knetmasse zu Beginn einmal richtig gut durch. Das bereitet zum einen die Knete, aber auch Ihre Hände auf die weiteren Schritte vor. Falls Sie dabei eine Unterstützungsfläche benötigen, können Sie die Knete wie einen Teig auf dem Tisch durchkneten.
2. Teilen Sie die Knete in zwei Teile. Die linke und die rechte Hand sind dabei gleichermaßen aktiv. Nutzen Sie den Zweipunktgriff oder Dreipunktgriff, um die Knete zu teilen. Die zwei Stücke sollten gleich groß sein.
3. Rollen Sie die Knete mit beiden Händen gleichmäßig aus. Achten Sie auf Krafteinsatz, Kraftausdauer, Druckdosierung, Koordination und ein gleichzeitiges Ausrollen mit beiden Händen.
4. Drücken Sie abwechselnd die Knetrolle zusammen, zunächst mit Daumen und Zeigefinger.
5. Anschließend mit Daumen und Mittelfinger.
6. Dann mit Daumen und Ringfinger.
7. Und schließlich mit Daumen und Kleinfinger.

HINWEIS

Diese Übung fordert Ihre Konzentration: Achten Sie stets auf die gleichzeitige Durchführung beider Hände und darauf, dass Sie links und rechts mit etwa gleich viel Kraft zudrücken.

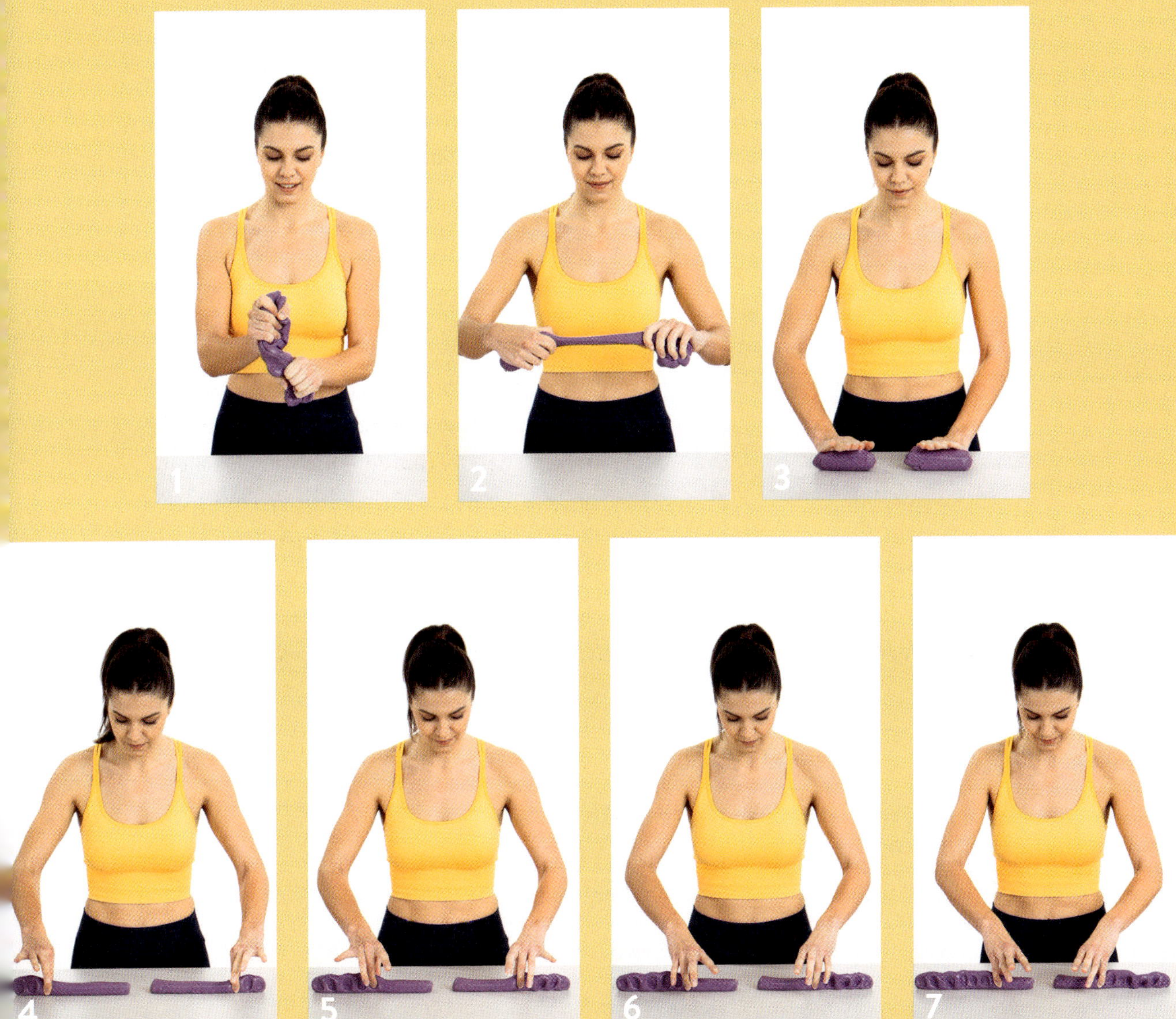
1
2
3
4
5
6
7

Übung mit Wäscheklammer

1. Drücken Sie die Klammer 3- bis 5-mal mit dem Endglied von Daumen und Zeigefinger zusammen. Führen Sie die Bewegung langsam und konzentriert durch. Vermeiden Sie ein ruckartiges Öffnen der Klammer. Die Klammer sollte im gleichen Verhältnis geschlossen und geöffnet werden.
2. Die gleiche Bewegung führen Sie nun mit Daumen und Mittelfinger durch.
3. Anschließend mit Daumen und Ringfinger.
4. Schließlich mit Daumen und Kleinfinger.

HINWEISE

Diese Aufgabe bedarf etwas Übung. Achten Sie bei der Ausführung auf die Gesamtstabilität ihrer Finger.

Um die Fingerkraft beider Hände zu verbessern, führen Sie alle Übungen mit der linken und der rechten Hand durch.

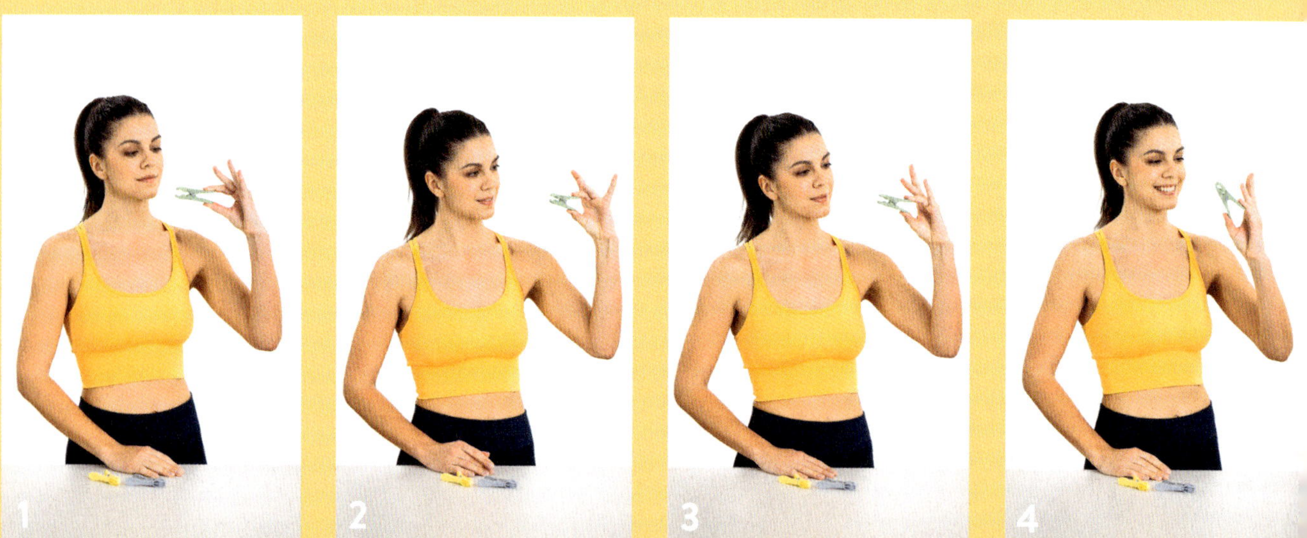

Übung mit flexiblem Stab

ÜBUNG 1

1. Sitzen Sie sicher, aufrecht und entspannt. Die Beine sind hüftgelenksbreit geöffnet und die Füße stehen parallel zueinander. Die Schultern locker lassen.
2. Heben Sie beide Arme im Schultergelenk nach vorne an. Die Ellenbogen befinden sich in leichter Beugung und die Unterarme in Auswärtsdrehung. Umfassen Sie den Übungsstab mit beiden Händen im Zylindergriff auf Brusthöhe.
3. Biegen Sie die Enden des Übungstabs kräftig mit beiden Händen nach unten und halten Sie für 5 tiefe Atemzüge die Spannung.
4. Bewegen Sie den Übungsstab langsam wieder in die Ausgangsposition. Vorsicht! Unterschätzen Sie nicht den Widerstand des Übungsstabs.

Wiederholungen: 1 Satz mit 10 Wiederholungen
Pause: 30 bis 60 Sekunden Pause

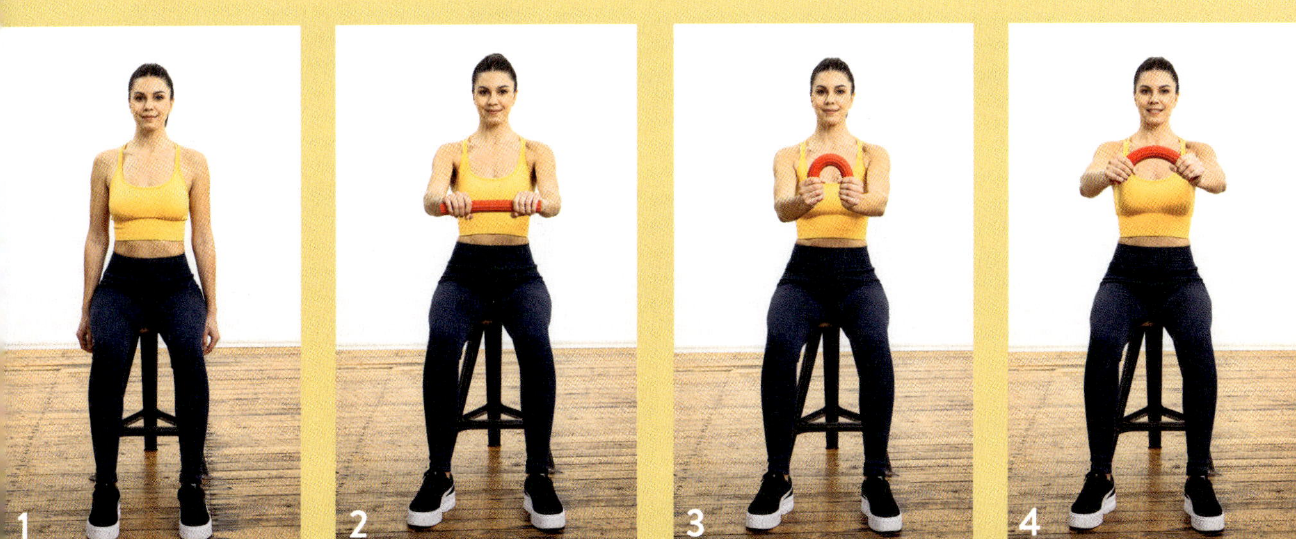

Übung mit flexiblem Stab

ÜBUNG 2

1. Heben Sie beide Arme im Schultergelenk nach vorne an. Die Ellenbogen befinden sich in leichter Beugung und die Unterarme in Einwärtsdrehung. Umfassen Sie den Übungsstab mit beiden Händen im Zylindergriff auf Brusthöhe.
2. Biegen Sie die Enden des Übungstabs kräftig mit beiden Händen nach oben und halten Sie für 5 tiefe Atemzüge die Spannung.
3. Bewegen Sie den Übungsstab langsam wieder in die Ausgangsposition. Vorsicht! Unterschätzen Sie nicht den Widerstand des Übungsstabs.

Wiederholungen: 1 Satz mit 10 Wiederholungen
Pause: 30 bis 60 Sekunden Pause

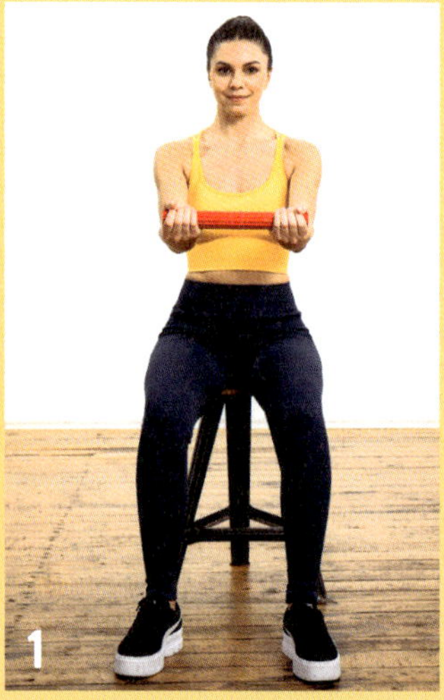

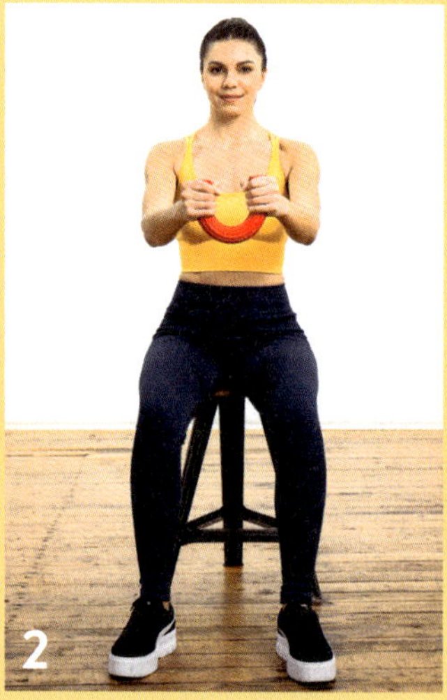

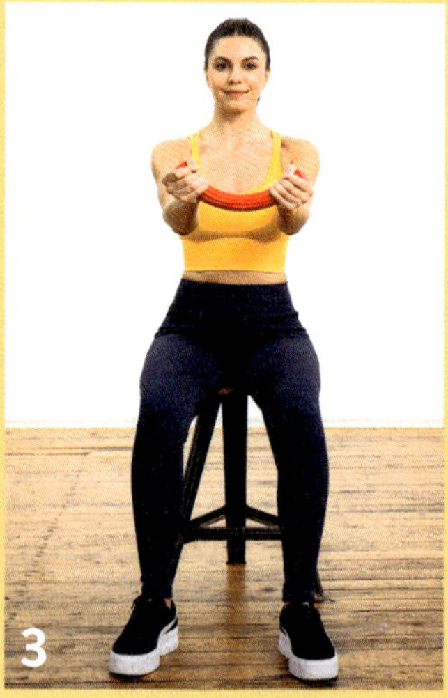

Übung mit flexiblem Stab

ÜBUNG 3

1. Heben Sie beide Arme im Schultergelenk nach vorne an. Die Ellenbogen befinden sich in leichter Beugung, der linke Unterarm in Einwärtsdrehung und der rechte Unterarm in Auswärtsdrehung. Umfassen Sie den Übungsstab mit beiden Händen im Zylindergriff auf Brusthöhe.
2. Biegen Sie mit der rechten Hand das Ende des Übungstabs kräftig nach oben. Die linke Hand verbleibt in der Ausgangsposition. Halten Sie für 5 tiefe Atemzüge die Spannung.
3. Bewegen Sie den Übungsstab langsam wieder in die Ausgangsposition. Vorsicht! Unterschätzen Sie nicht den Widerstand des Übungsstabs.
4. Biegen Sie mit der linken Hand das Ende des Übungstabs kräftig nach unten. Die rechte Hand verbleibt in der Ausgangsposition. Halten Sie für 5 tiefe Atemzüge die Spannung und bringen Sie den Übungsstab langsam wieder in die Ausgangsposition.

Wiederholungen: 1 Satz mit 10 Wiederholungen
Pause: 60 Sekunden Pause zwischen den Wiederholungen zwischen den Wiederholungen

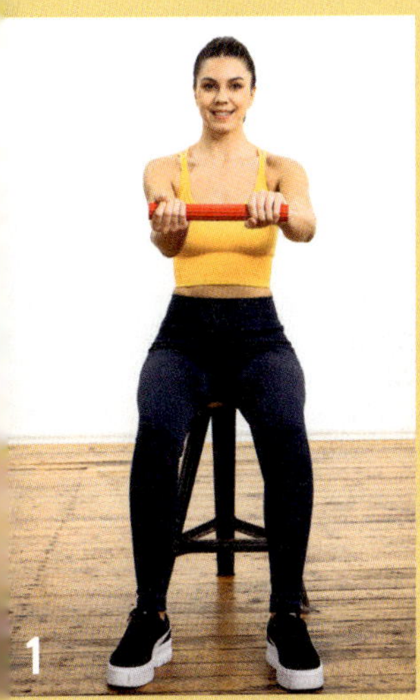

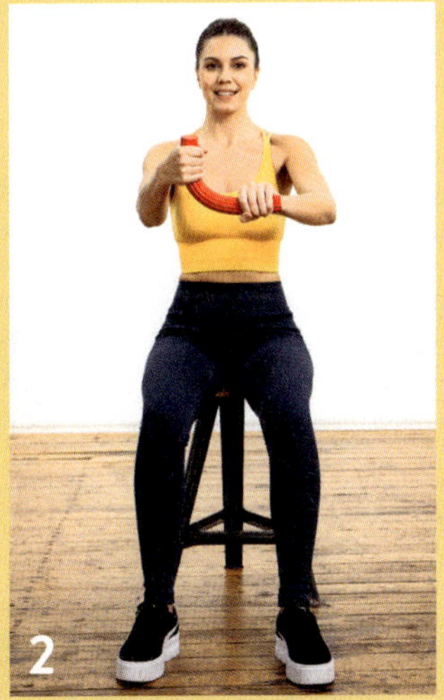

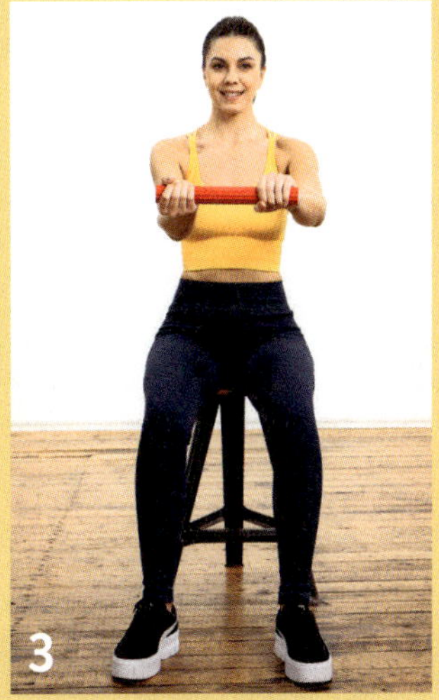

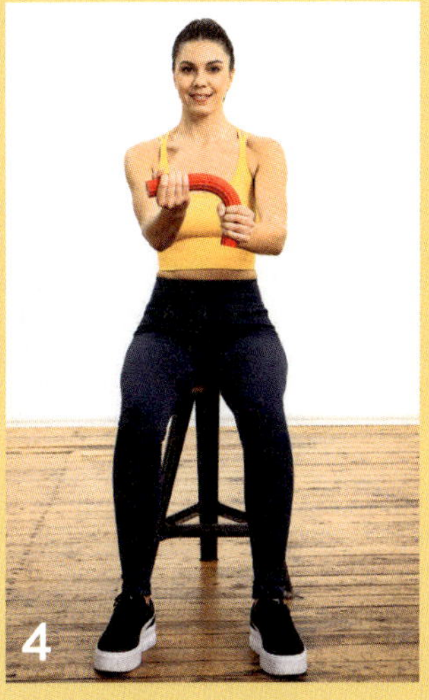

Übung mit flexiblem Stab

ÜBUNG 4

1. Heben Sie beide Arme im Schultergelenk nach vorne an. Die Ellenbogen befinden sich in leichter Beugung, der linke Unterarm in Auswärtsdrehung und der rechte Unterarm in Einwärtsdrehung. Umfassen Sie den Übungsstab mit beiden Händen im Zylindergriff auf Brusthöhe.
2. Biegen Sie mit der linken Hand das Ende des Übungstabs kräftig nach oben. Die rechte Hand verbleibt in der Ausgangsposition. Halten Sie für 5 tiefe Atemzüge die Spannung.
3. Bewegen Sie den Übungsstab langsam wieder in die Ausgangsposition. Vorsicht! Unterschätzen Sie nicht den Widerstand des Übungsstabs.
4. Biegen Sie mit der rechten Hand das Ende des Übungstabs kräftig nach unten. Die linke Hand verbleibt in der Ausgangsposition. Halten Sie für 5 tiefe Atemzüge die Spannung und bringen Sie den Übungsstab langsam wieder in die Ausgangsposition.

Wiederholungen: 1 Satz mit 10 Wiederholungen
Pause: 60 Sekunden Pause zwischen den Wiederholungen

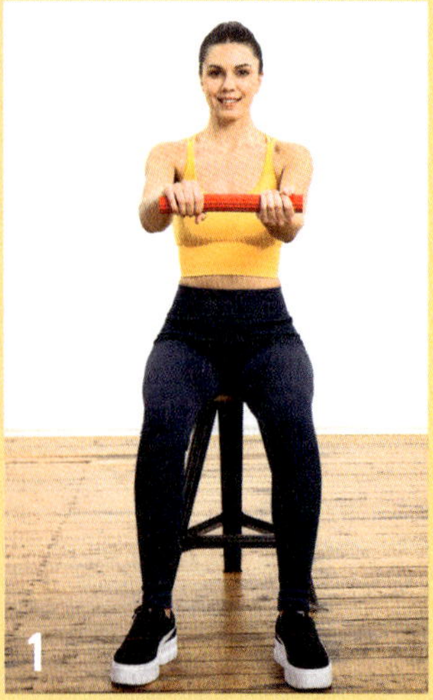

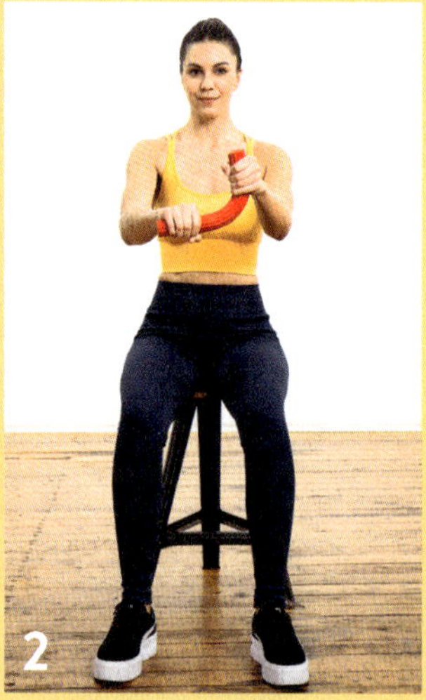

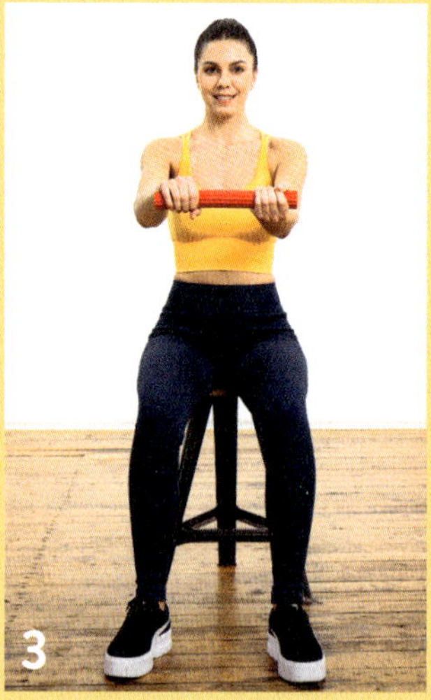

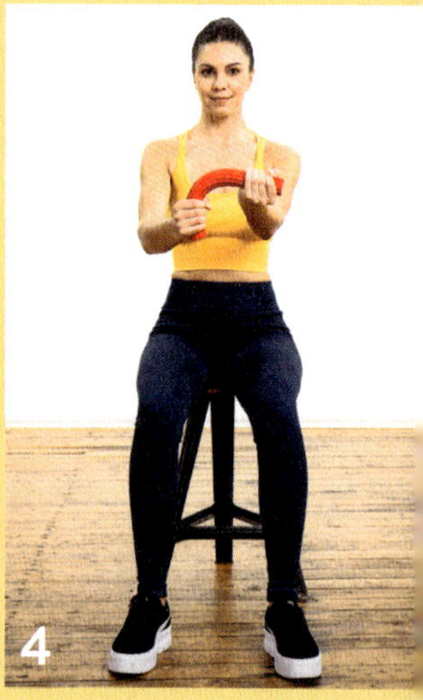

Auswringen

1. Nehmen Sie einen nassen Waschlappen mit beiden Händen auf und wringen Sie ihn aus. Führen Sie dabei eine entgegengesetzte Drehbewegung mit der linken und der rechten Hand aus. Wechseln Sie zwischendurch die Drehrichtung der Hände. Das Auswringen ist eine Kombinationsbewegung, bestehend aus der Ein- und Auswärtsdrehung im Unterarm, der Handgelenksbeugung und -streckung sowie der Fingerbeugung und -streckung.
2. Greifen Sie den Waschlappen mit beiden Händen und positionieren Sie ihn mit der linken in der rechten Hand. Versuchen Sie nur mit der rechten Hand so viel Wasser wie möglich aus dem Lappen zu drücken. Wiederholen Sie den Vorgang mit der linken Hand.

Wiederholungen: 5 Sätze
Pause: 30 bis 60 Sekunden Pause zwischen den Sätzen

HINWEIS

Wenn Ihnen diese Übung schwerfällt, bleiben Sie zunächst nur bei Schritt 1. Nach und nach können Sie sich an die einhändige Ausführen herantasten.

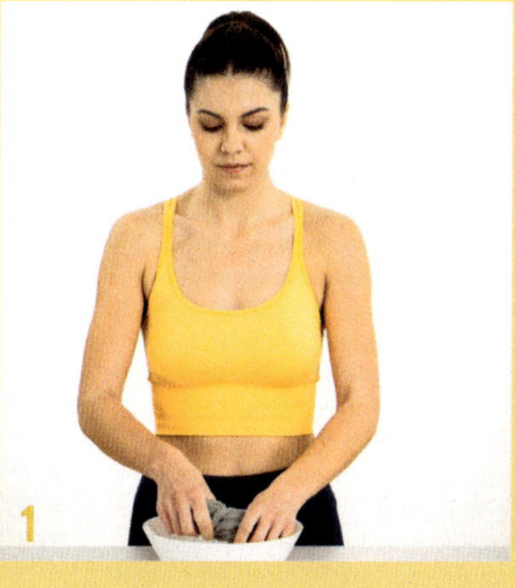

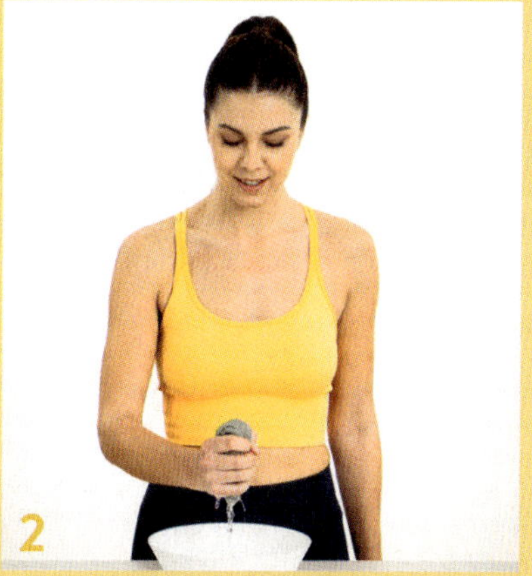

WELLNESS FÜR DIE HÄNDE

Um den Händen Gutes zu tun und sie für ihren ständigen Einsatz im Alltag zu belohnen, kann man ihnen neben einem Trainingsprogramm auch wohltuende Mini-Spa-Anwendungen verpassen. Mit wenig Aufwand lassen sich so großartige Effekte erzielen, denn auf diese Weise können die Muskeln, Sehnen und Bänder noch besser An- und Verspannungen loswerden, was sich auch positiv auf den Erfolg der Übungen auswirkt. Denn wer trainiert, braucht auch Regenerationsphasen – das gilt für die Hände genauso wie für Ihr Ganzkörper-Workout im Fitnessstudio.

Wärme und Kälte – thermische Anwendungen für gesunde Hände

Wärme- und Kälteanwendungen sind erholsam für die Hände: Wärme tut gut, weil sie verkrampfte Muskeln löst und bei verspannten Muskeln und Gelenken auch schmerzlindernd wirkt. Wenn eine Entzündung vorliegt, ist eine Kälteanwendung ideal, weil sie Entzündungen lindert und diese abschwellen lässt.

Paraffinbad

Eine sehr beliebte Anwendung ist eine Wärmeanwendung mit dem Paraffinbad. Die Hände werden in das flüssige Wachs getaucht. Durch mehrmaliges Eintauchen wird die Haut mit dünnen Wachsschichten überzogen, welche die wohlige Wärme speichern. Um den Wärmeeffekt zu verlängern, wird die Hand danach in Folie eingewickelt und zusätzlich in ein Handtuch eingeschlagen. Diese thermische Anwendung hat eine Tiefenwirkung auf Gewebe, Muskulatur und Gelenke. Die Durchblutung und der Stoffwechsel werden angeregt, die Muskulatur entspannt, Schmerzen gelindert und die Haut gepflegt.

Kirschkernkissen

Kirschkerne, gefüllt in Baumwollsäckchen, können als Wärme- oder Kälteanwendung genutzt werden. Kirschkernkissen haben eine hohe Speicherkraft. Sie können sie im Gefrierfach lagern oder in der Mikrowelle oder im Backofen erwärmen.

Kohlensäurebad

Bei dieser Form der thermischen Anwendung wird das medizinische Badesalz in Form von zwei Komponenten im warmen oder kühlen Wasser aufgelöst. Zu empfehlen ist eine etwas größere Wanne, damit der komplette Unterarm und die Hand darin Platz finden. Die aufsteigenden Kohlensäurebläschen haben eine wohltuende Wirkung und erinnern an ein Bad im Whirlpool. Es handelt sich nicht nur um eine passive Maßnahme. Sie können im Wasser verschiedene Bewegungsübungen für das Handgelenk und die Fingergelenke durchführen, um den Stoffwechsel und die Durchblutung zusätzlich zu unterstützen.

Materialbäder

Sie können sich ganz einfach Ihre eigenen Materialbäder für zu Hause zusammenstellen. Linsen, Reis oder Rapssamen im Rohzustand eignen sich besonders gut für die Nutzung solcher Bäder. Füllen Sie die Materialien in entsprechend große verschließbare Gefäße ab. Sie entscheiden, ob Sie ein kühles, warmes oder normal temperiertes Materialbad nutzen wollen. Materialbäder dienen der thermischen Anwendung und bieten zusätzlich ein Sensibilitätstraining. Ein Wechsel der Materialien fördert zusätzlich die Wahrnehmung, die durch den thermischen Effekt ebenso verstärkt wird.

HILFSMITTEL, DIE DAS LEBEN LEICHTER MACHEN

Wenn sich Veränderungen an den Händen einstellen, egal aus welchem Grund, sollte man nicht zögern, ergonomische Hilfsmittel einzusetzen. Es macht keinen Sinn, sofort seine Lebensgewohnheiten der aktuellen aktiven Handfunktion anzupassen. Das Erste, was dann nämlich passieren wird, ist die Entwicklung eines Vermeidungsverhaltens. Die Nutzung von Hilfsmitteln ist keineswegs ein Zeichen von Schwäche und Hilfsbedürftigkeit, sondern vielmehr der Schritt zurück in die Selbstständigkeit im Alltag. Es gibt eine Vielzahl an Hilfsmitteln, die Belastungen an der Hand und den Fingern reduzieren, mit deren Hilfe Sie wieder die Freude zurückgewinnen können, Ihre Hände einzusetzen.

Jeder kennt den Moment, wenn man eine Flasche aufdrehen möchte und der Widerstand des Verschlusses nicht überwunden werden kann. Der Schlüssel, der im Schloss steckt, sich aber nicht drehen lässt. Das Arbeiten mit der Gartenschere, wenn die Kraftausdauer einfach nicht ausreicht und die Gelenke anfangen zu schmerzen. Es gibt sehr viele Tätigkeiten, die unsere Hände belasten, wo wir schon vor der Ausführung wissen, wie unangenehm die Bewegung sein wird. Zudem ist es nicht immer möglich, Bewegungen ergonomisch auszuführen. Das liegt nicht unbedingt an der Handgröße, Fingerlänge oder Beweglichkeit. Unser Alltag verlangt des Öfteren einen erhöhten Kraftaufwand. Der Einsatz ergonomischer Hilfsmittel entlastet hierbei die Gelenke durch die reduzierte Kraft, die aufgebracht werden muss. Fehlhaltungen werden korrigiert und Griffmuster physiologisch umgesetzt.

Die vielen kleinen Alltagshelfer müssen anfangs bewusst in den Alltag integriert werden, sonst landen sie in irgendeiner Schublade oder im Regal, nach dem Motto »Es geht auch ohne«. Man muss sich einmal richtig damit auseinandersetzen und den Mehrwert erkennen. Eines der größten Hindernisse, die mir als Therapeutin oft berichtet werden, ist die Scham davor, damit gesehen zu werden. Doch eigentlich ist die unphysiologische und schmerzhaft aussehende Bewegungsausführung viel auffälliger. Die Vorteile der Nutzung von Hilfsmitteln überwiegen, und vor allem werden es Ihre Hände Ihnen danken, wenn Sie sie dadurch unterstützen. Gewohnte Bewegungen können wieder sicherer ausgeführt werden. Die Greifform wird stabiler, die einzelnen Gelenke können physiologisch positioniert werden. Muskulär werden Veränderungen spürbar durch die korrekte Kraftübertragung und die Senkung des Muskeltonus der fehlbeanspruchten Muskulatur.

Hilfsmittel im Alltag können sein:

- Schuhlöffel
- Rollbretter zum Bewegen schwerer Gegenstände
- Rollkoffer
- ergonomische Stifte und Schreibhilfen
- Schlüsselorganizer
- Schlüsseldrehhilfe
- E-Book-Reader

- Greifhilfen angelegt am Griff zum Beispiel von Besteck oder Zahnbürste
- Tubenentleerer (manuell oder elektrisch)

Vielleicht helfen Ihnen folgende Gadgets im Haushalt:

- Deckelöffner für Schraubverschlüsse
- elektrischer Dosenöffner
- Drehverschlussöffner für Flaschen
- ergonomische Tragegriffe für Einkaufsbeutel, Taschen oder Getränkepacks
- Sägemesser mit unterschiedlichen Schneidelängen
- Federbügelscheren
- Tischstützscheren
- Griffverdickungen mit unterschiedlichen Durchmessern für Besteck
- Tetrapack-Halter
- Antirutschfolien
- Spültuchpresse
- Wischsysteme mit besonderen Griffen

Bei der Gartenarbeit könnten Sie unterstützen:

- Schaufel und Grabegabel mit ergonomisch geformten und abgewinkelten Handgriffen
- kleine akkubetriebene Gartengeräte
- Griffverstärkte Gartenscheren

Beispiele für Hilfsmittel bei Bürotätigkeiten:

- ergonomische Tastatur
- vertikale Computermaus
- Handballenauflagen
- Sitz- und Steharbeitsplatz
- verstellbarer Schreibtischstuhl

GEZIELTE PROGRAMME ZUM VORBEUGEN, BEHANDELN, HEILEN UND STÄRKEN

Karpaltunnelsyndrom

Übung	Körperbereich/Methode	Wiederholungen	Seite
Aktive Mobilisation	Schultergelenk	2 Sätze mit 10 Wdh.	114
	Ellenbogengelenk	2 Sätze mit 10 Wdh.	126
	Unterarm	2 Sätze mit 10 Wdh.	127
	Handgelenk	2 Sätze mit 10 Wdh. pro Seite	128
	Fingergrundgelenke, Fingermittelgelenke, Fingerendgelenke	2 Sätze mit 10 Wdh. pro Seite	132
Aktive Mobilisation	Sehnengleiten	2 Sätze mit 3 Wdh.	142
Nervenmobilisation	Mobilisation des Mittelnervs	10 Wdh.	152
Muskelentspannung	Akupressurmatte	15 bis 30 Minuten	160
	Vibrationstherapie	insgesamt 10 bis 20 Minuten	162
Faszientraining	Faszienrolle	1 bis 3 Minuten	164
	kleine Faszienrolle	1 bis 3 Minuten	168
Feinmotorik und Geschicklichkeit	Kugeln sammeln	10 bis 15 Minuten	190
Handkraft	Übungen mit Knete	10 bis 15 Minuten	194
	Übung mit Wäscheklammer	10 bis 15 Minuten	196
Entspannung	Yoga	komplettes Programm	178
Thermische Anwendungen			202

Ulnarisrinnensyndrom

Übung	Körperbereich/Methode	Wiederholungen	Seite
Aktive Mobilisation	Schultergelenk	2 Sätze mit 10 Wdh.	114
	Ellenbogengelenk	2 Sätze mit 10 Wdh.	126
	Unterarm	2 Sätze mit 10 Wdh.	127
	Handgelenk	2 Sätze mit 10 Wdh. pro Seite	128
	Fingergrundgelenke, Fingermittelgelenke, Fingerendgelenke	2 Sätze mit 10 Wdh. pro Seite	132
Aktive Mobilisation	Sehnengleiten	2 Sätze mit 3 Wdh.	142
Nervenmobilisation	Mobilisation des Speichennervs	10 Wdh.	154
Muskelentspannung	Akupressurmatte	15 bis 30 Minuten	160
	Vibrationstherapie	insgesamt 10 bis 20 Minuten	162
Faszientraining	Faszienrolle	1 bis 3 Minuten	164
	kleine Faszienrolle	1 bis 3 Minuten	168
Feinmotorik und Geschicklichkeit	Kugeln sammeln	10 bis 15 Minuten	192
Handkraft	Übungen mit Knete	10 bis 15 Minuten	194
Entspannung	Yoga	komplettes Programm	178
Thermische Anwendungen			202

Radialistunnelsyndrom

Übung	Körperbereich/Methode	Wiederholungen	Seite
Aktive Mobilisation	Schultergelenk	2 Sätze mit 10 Wdh.	114
	Ellenbogengelenk	2 Sätze mit 10 Wdh.	126
	Unterarm	2 Sätze mit 10 Wdh.	127
	Handgelenk	2 Sätze mit 10 Wdh. pro Seite	128
	Fingergrundgelenke, Fingermittelgelenke, Fingerendgelenke	2 Sätze mit 10 Wdh. pro Seite	132
Aktive Mobilisation	Sehnengleiten	2 Sätze mit 3 Wdh.	142
Nervenmobilisation	Mobilisation des Speichennervs	10 Wdh.	156
Muskelentspannung	Akupressurmatte	15 bis 30 Minuten	160
	Vibrationstherapie	insgesamt 10 bis 20 Minuten	162
Faszientraining	Faszienball	1 bis 3 Minuten	169
Feinmotorik und Geschicklichkeit	Handtuch zusammenschieben	3 Wdh.	188
Handkraft	Übungen mit Knete		194
Entspannung	Yoga	komplettes Programm	178
Thermische Anwendungen			202

Schnappfinger / Tendovaginitis de Quervain

Übung	Körperbereich/Methode	Wiederholungen	Seite
Aktive Mobilisation	Handgelenk	2 Sätze mit 10 Wdh. pro Seite	128
Aktive Mobilisation	Fingergrundgelenke, Fingermittelgelenke, Fingerendgelenke	2 Sätze mit 10 Wdh. pro Seite	132
Aktive Mobilisation	Sehnengleiten	2 Sätze mit 3 Wdh.	142
Dehnung	Beugerkette	Dehnung halten in jeder Position für 5 tiefe Atemzüge	146
	Kombinierte Dehnung Beuge- und Strecksehnen	3 Wdh. pro Seite Dehnung am Ende für 3 tiefe Atemzüge halten	148
Muskelentspannung	Vibrationstherapie	insgesamt 10 bis 20 Minuten	162
Faszientraining	kleine Faszienrolle	1 bis 3 Minuten	168

Daumensattelgelenksarthrose

Übung	Körperbereich/Methode	Wiederholungen	Seite
Aktive Mobilisation	Handgelenk	2 Sätze mit 10 Wdh. pro Seite	128
Muskelentspannung	Vibrationstherapie	insgesamt 10 bis 20 Minuten	162
Feinmotorik und Geschicklichkeit	Kugeln sammeln	10 bis 15 Minuten	190

Rheumatoide Arthritis

Übung	Körperbereich/Methode	Wiederholungen	Seite
Aktive Mobilisation	Schultergelenk	2 Sätze mit 10 Wdh.	114
	Ellenbogengelenk	2 Sätze mit 10 Wdh.	126
	Unterarm	2 Sätze mit 10 Wdh.	127
	Handgelenk	2 Sätze mit 10 Wdh. pro Seite	128
	Fingergrundgelenke, Fingermittelgelenke, Fingerendgelenke	2 Sätze mit 10 Wdh. pro Seite	132
Aktive Mobilisation	Sehnengleiten	2 Sätze mit 3 Wdh.	142
Muskelentspannung	Akupressurmatte	15 bis 30 Minuten	160
	Vibrationstherapie	insgesamt 10 bis 20 Minuten	162
Feinmotorik und Geschicklichkeit	Handtuch zusammenschieben	3 Wdh.	188
	Kugeln sammeln	10 bis 15 Minuten	190
Thermische Anwendungen			202

Heberden-Arthrose und Bouchard-Arthrose

Übung	Körperbereich/Methode	Wiederholungen	Seite
Aktive Mobilisation	Fingergrundgelenke, Fingermittelgelenke, Fingerendgelenke	2 Sätze mit 10 Wdh. pro Seite	132
Aktive Mobilisation	Sehnengleiten	2 Sätze mit 3 Wdh.	142
Feinmotorik und Geschicklichkeit	Kugeln sammeln	10 bis 15 Minuten	192

Gicht

Übung	Körperbereich/Methode	Wiederholungen	Seite
Muskelentspannung	Akupressurmatte	15 bis 30 Minuten	160
	Vibrationstherapie	insgesamt 10 bis 20 Minuten	162
Entspannung	Yoga	komplettes Programm	178
Thermische Anwendungen			202

Dupuytren'sche Kontraktur

Übung	Körperbereich/Methode	Wiederholungen	Seite
Aktive Mobilisation	Handgelenk	2 Sätze mit 10 Wdh. pro Seite	128
	Fingergrundgelenke, Fingermittelgelenke, Fingerendgelenke	2 Sätze mit 10 Wdh. pro Seite	132
Aktive Mobilisation	Sehnengleiten	2 Sätze mit 3 Wdh.	142
Dehnung	Beugerkette	Dehnung halten in jeder Position für 5 tiefe Atemzüge	146
	Kombinierte Dehnung Beuge- und Strecksehnen	3 Wdh. pro Seite, Dehnung am Ende für 3 tiefe Atemzüge halten	148
Muskelentspannung	Vibrationstherapie	insgesamt 10 bis 20 Minuten	162
Faszientraining	kleine Faszienrolle	1 bis 3 Minuten	168
Muskelentspannung	Massagering für Finger		177

Infektionen

Übung	Körperbereich/Methode	Wiederholungen	Seite
Aktive Mobilisation	Ellenbogengelenk	2 Sätze mit 10 Wdh.	126
	Unterarm	2 Sätze mit 10 Wdh.	127
	Handgelenk	2 Sätze mit 10 Wdh. pro Seite	128
	Fingergrundgelenke, Fingermittelgelenke, Fingerendgelenke	2 Sätze mit 10 Wdh. pro Seite	132
Aktive Mobilisation	Sehnengleiten	2 Sätze mit 3 Wdh.	142

Frakturen

Übung	Körperbereich/Methode	Wiederholungen	Seite
Aktive Mobilisation	Schultergelenk	2 Sätze mit 10 Wdh.	114
	Ellenbogengelenk	2 Sätze mit 10 Wdh.	126
	Unterarm	2 Sätze mit 10 Wdh.	127
	Handgelenk	2 Sätze mit 10 Wdh. pro Seite	128
	Fingergrundgelenke, Fingermittelgelenke, Fingerendgelenke	2 Sätze mit 10 Wdh. pro Seite	132
Aktive Mobilisation	Sehnengleiten	2 Sätze mit 3 Wdh.	142
Muskelentspannung	Akupressurmatte	15 bis 30 Minuten	160
	Vibrationstherapie	insgesamt 10 bis 20 Minuten	162
	Triggerpunktbehandlung		171
Faszientraining	Faszienrolle	1 bis 3 Minuten	164
	kleine Faszienrolle	1 bis 3 Minuten	168
	Faszienball	1 bis 3 Minuten	169
Feinmotorik und Geschicklichkeit	Kugeln sammeln	10 bis 15 Minuten	190
Handkraft	Übungen mit Knete	10 bis 15 Minuten	194
	Übung mit Wäscheklammer	10 bis 15 Minuten	196
	Übung mit flexiblem Stab	1 Satz mit 10 Wdh.	197
	Auswringen	3 bis 5 Wdh.	201
Entspannung	Yoga	komplettes Programm	178
Thermische Anwendungen			202

Mausarm und Handy- oder Smartphone-Daumen

Übung	Körperbereich/Methode	Wiederholungen	Seite
Aktive Mobilisation	Schultergelenk	2 Sätze mit 10 Wdh.	114
	Ellenbogengelenk	2 Sätze mit 10 Wdh.	126
	Unterarm	2 Sätze mit 10 Wdh.	127
	Handgelenk	2 Sätze mit 10 Wdh. pro Seite	128
	Fingergrundgelenke, Fingermittelgelenke, Fingerendgelenke	2 Sätze mit 10 Wdh. pro Seite	132
Aktive Mobilisation	Sehnengleiten	2 Sätze mit 3 Wdh.	142
Nervenmobilisation	Mobilisation des Mittelnervs, Ellennerv, Speichennerv	10 Wdh.	152
Muskelentspannung	Akupressurmatte	15 bis 30 Minuten	160
	Vibrationstherapie	insgesamt 10 bis 20 Minuten	162
	Triggerpunktbehandlung		171
Faszientraining	Faszienrolle	1 bis 3 Minuten	164
	kleine Faszienrolle	1 bis 3 Minuten	168
	Faszienball	1 bis 3 Minuten	169
Feinmotorik und Geschicklichkeit	Kugeln sammeln	10 bis 15 Minuten	190
Handkraft	Übungen mit Knete	10 bis 15 Minuten	194
	Übung mit Wäscheklammer	10 bis 15 Minuten	196
Muskelentspannung	Massagering für Finger		177
Entspannung	Yoga	komplettes Programm	178
Thermische Anwendungen			202

KAPITEL

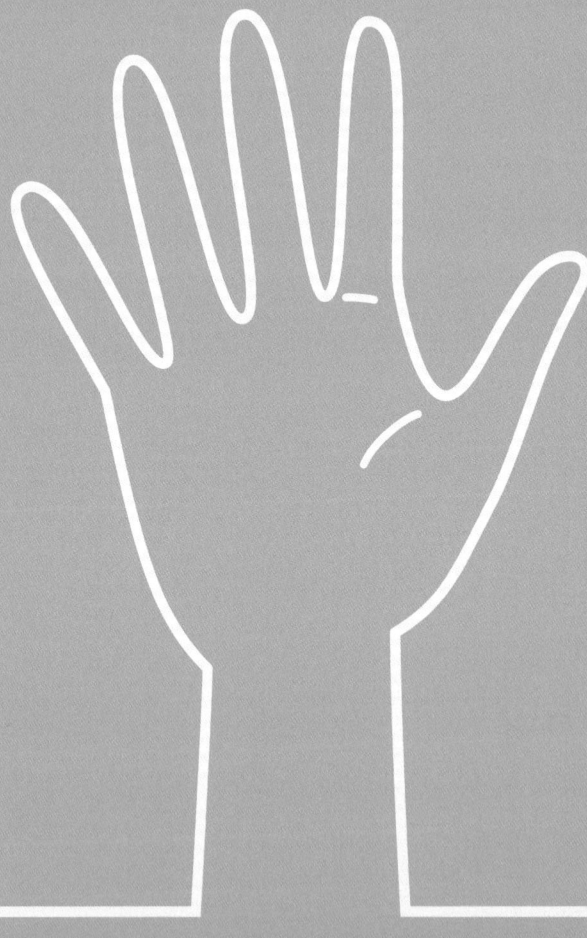

WENN ES NICHT OHNE DIE EXPERTEN GEHT

HANDTHERAPIE, ERGOTHERAPIE UND PHYSIOTHERAPIE

Ergotherapie und Physiotherapie sind zwei wichtige und nicht wegzudenkende Fachbereiche. Es handelt sich um zwei eigenständige Bereiche, die sich aber sehr gut als Team in einer Spezialisierungsrichtung zusammenfinden. Besonders in der Handtherapie bieten beide Fachbereiche die notwendigen Maßnahmen, um Betroffene optimal unterstützen zu können. Vielen Menschen ist die Physiotherapie ein Begriff, mit der Ergotherapie sieht es da schon ganz anders aus. Wenn der Arzt oder die Ärztin eine Verordnung zum Beispiel für das Heilmittel der motorisch-funktionellen Behandlung ausstellt, sind viele Patienten und Patientinnen erst einmal irritiert und vielleicht sogar verunsichert, weil es keine bekannten Begriffe sind, die gleich in Verbindung mit einer Behandlung gebracht werden. In der Physiotherapie ist die Bezeichnung eindeutiger. Auf der Verordnung steht entweder manuelle Therapie, manuelle Lymphdrainage, Krankengymnastik oder eine klassische Massage. Die Vorstellung über die Behandlung ist eine ganz andere als im Fachbereich Ergotherapie, weil viele Menschen diesen Bereich (noch) nicht gut kennen. Ergotherapeuten haben ein sehr großes Einsatzgebiet und eines davon ist die Handtherapie. In diesem Bereich können beide Fachbereiche, Ergotherapie und Physiotherapie, wunderbar zusammengebracht werden und Kompetenzen entsprechend der Symptomatik oder Verletzung zum Einsatz gebracht werden.

Physiotherapie

Die Physiotherapie arbeitet funktionsorientiert. Das bedeutet, dass mit gezielten manuellen Techniken und Übungen an der Funktion der entsprechenden Struktur gearbeitet wird, wie zum Bespiel am Ellenbogen- und Handgelenk. Die Gelenke werden mobilisiert und trainiert, um das funktionelle Bewegungsausmaß zu verbessern. Die auf Betroffene abgestimmten Übungsprogramme und der gezielte Kraftaufbau helfen dabei, die natürliche Funktions- und Leistungsfähigkeit wiederherzustellen. Dazu können neben Kräftigungsübungen auch Massage- und Lockerungstechniken gehören.

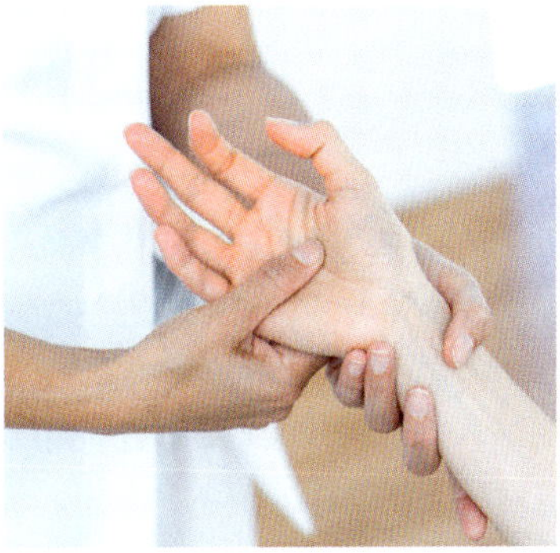

In der Physiotherapie wird durch direktes Einwirken oder Stimulieren das Gewebe adressiert.

Ergotherapie

In der Ergotherapie wird handlungsorientiert gearbeitet. Das heißt, das erreichte Bewegungsausmaß und die zurückgewonnene Funktionalität der oberen Extremität wird in den Alltag transferiert. Hier dreht sich alles um die Aktivitäten des täglichen Lebens. Über ein funktionelles Training wird Betroffenen die Alltagshandlung nähergebracht und letztendlich aktiv umgesetzt. Das oberste Ziel ist die Selbstständigkeit im Alltag. Dieses Ziel wird in mehrere kleine Zwischenziele gegliedert und Teilschritte werden gemeinsam erarbeitet. Nach einer Fraktur am Unterarm mit eingeschränkter Drehfähigkeit kann beispielsweise das Waschen von Gesicht und Haaren ein Teilschritt zum Erreichen der Selbstständigkeit in den eigenen vier Wänden sein.

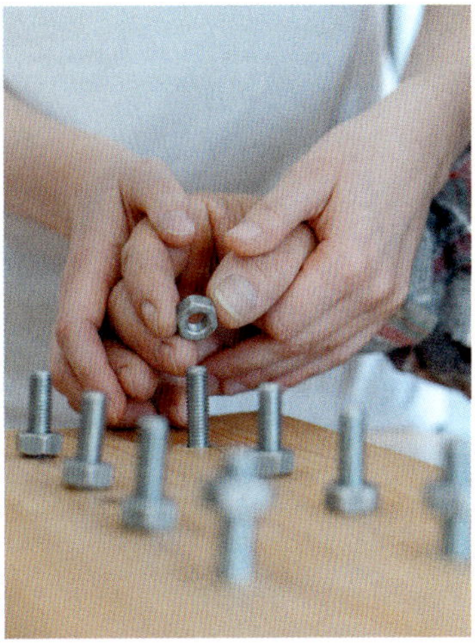

In der Ergotherapie wird an alltäglichen Bewegungen gearbeitet und somit die Selbstständigkeit in den Fokus gestellt.

Handtherapie

Die Handtherapie ist eine Spezialisierungsrichtung. Der Name verrät es auch hier, es dreht sich alles um die Hand. Der Fokus liegt aber auf der ganzheitlichen Behandlung des Körpers. Es gibt so viele Stellschrauben, die gedreht werden können oder müssen, um die Handfunktion zu verbessern und bestenfalls wieder vollständig herstellen zu können. Hinter der Handtherapie steckt eine spezielle Ausbildung, die den Ergotherapeuten und Physiotherapeuten das entsprechende Fachwissen über die komplette obere Extremität vermittelt. Bei den Betroffenen erfolgt gleich von Anfang an eine gezielte Behandlung, ohne viel Zeit zu verlieren.

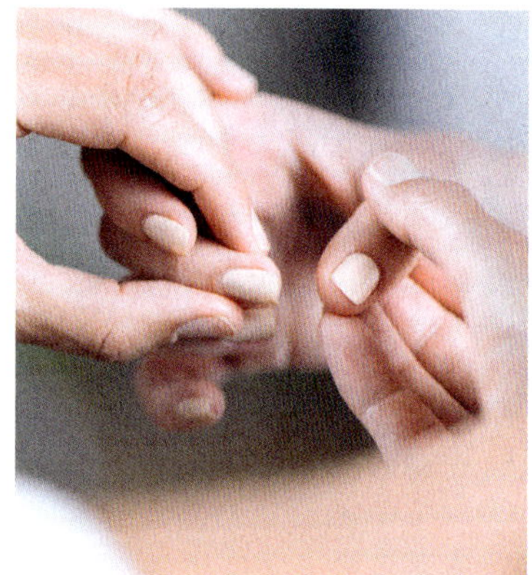

Die Zusammenarbeit zwischen Handtherapeutin und Betroffenen ist echtes Teamwork.

Warum ist eine Spezialisierungsrichtung so wichtig für meine Handgesundheit? Jede Spezialisierung hat ihre Berechtigung. Die Vorteile liegen eindeutig auf der Hand: Betroffene profitieren von den Erfahrungen des Fachpersonals. Die Herangehensweisen und Versorgungsmöglichkeiten von Handtherapeuten unterscheiden sich deutlich von der Grundausbildung zum Ergotherapeuten und Physiotherapeuten. Wichtig für Handtherapeuten ist die Routine einer professionellen Behandlung und die interdisziplinäre Zusammenarbeit, die im Bereich einer Spezialisierungsrichtung sehr zielführend ist. Es handelt sich um ein ganz anderes Netzwerk als in einer normalen Ergo- oder Physiotherapiepraxis. Die Hand spielt in der Handtherapie die Hauptrolle. Jede Hand ist anders, auch wenn es sich um ähnliche Verletzungsmuster handelt. Als Handtherapeutin oder -therapeut entwickelt man über die Jahre ein gewisses Gefühl für die anatomischen Strukturen und ihre Veränderungen in den unterschiedlichen Heilungsphasen. Es gibt keine starr festgelegten Behandlungsabfolgen, sondern individuell auf die Betroffenen abgestimmte Therapieinhalte. Ein weiterer Vorteil ist die Vielfalt an Qualifikationen, welche die Qualität der Behandlung spürbar steigert – aus diesem Grund sind Sie bei einem Spezialisten mit Ausbildung zur Handtherapie im wahrsten Sinne des Wortes in den besten Händen.

Interdisziplinäre Zusammenarbeit

Die interdisziplinäre Zusammenarbeit im Bereich der Handtherapie spielt eine sehr wichtige Rolle. Eine fachübergreifende Kommunikation zwischen den unterschiedlichen Fachbereichen bietet Patientinnen und Patienten das bestmögliche Behandlungsangebot. Jeder Bereich kann das Fachwissen und die unterschiedlichen Denkweisen in seine Vorgehensweise miteinbeziehen und gemeinsam werden Probleme analysiert und Lösungsansätze gefunden.

Wer gehört alles zum interdisziplinären Team in der Handtherapie und Handchirurgie?
Ein Team besteht aus:

- Ergotherapeuten und Physiotherapeuten mit Zusatzqualifikationen
- Fachärzten (Handchirurgen, Unfallchirurgen, plastische Chirurgen, Orthopäden, Dermatologen, Anästhesisten, Schmerztherapeuten, Neurologen, Psychologen und viele mehr)
- Orthopädietechnikern

Die zentrale Rolle des Therapeuten

Die Handtherapie ist eine besondere Spezialisierungsrichtung. Die Arbeit an der Hand schafft von Anfang an eine enge Beziehung zwischen behandelnder und behandelter Person, sodass die Therapeutin oder der Therapeut sehr schnell die zentrale Rolle und somit auch die Verantwortung für das Behandlungsergebnis übernimmt. Die Behandlung von Beschwerden an der Hand bis hin zu komplexen Handverletzungen ist eine Aufgabe, die nicht halbherzig erfolgen sollte. Betroffene sollten in dieser Zeit daher die Therapie nach den Vorgaben ihrer Therapeutin oder ihres Therapeuten durchführen und auch deren Ratschläge beachten, sodass man sich gemeinsam über jedes erreichte Ziel freuen kann. Das ist natürlich nicht immer einfach, besonders wenn Behandlungsphasen über mehrere Monate bis Jahre andauern. Von beiden Seiten wird viel Vertrauen verlangt, daher sollte die Chemie zwischen beiden Seiten stimmen. Betroffene sollten versuchen, sich so schnell wie möglich auf die Behandlung einzulassen. Nicht jeder Schritt scheint am Anfang verständlich und sinnvoll und daher ist Vertrauen die beste Basis für jede erfolgreiche Therapie. Ein weiterer wichtiger Baustein ist die Motivation. Es wird immer Höhen und Tiefen geben, jedoch sollten die Höhen überwiegen und die Lust, jeden Tag an der Funktionalität der Hand zu arbeiten, gesteigert werden.

THERAPEUTISCHE MÖGLICHKEITEN VOR EINER OPERATION AUSSCHÖPFEN

Bevor eine Operation an der Hand in Betracht gezogen wird, sollten alle therapeutischen Möglichkeiten der Handtherapie ausgeschöpft werden. Ein unvollständiger Faustschluss nach einer längeren Phase der Ruhigstellung bedeutet nicht immer gleich, dass eine Lösung der verklebten Sehnen an Unterarm und Hand stattfinden muss. Nicht jede Symptomatik muss operativ versorgt werden und der Weg zum Experten lohnt sich in jedem Fall. Mit der Expertise von Handtherapeuten in Zusammenarbeit mit Handchirurgen ist meist sehr viel an Funktionalität aus den Händen herauszuholen, was man vorher nie geglaubt hätte. Nicht umsonst gibt es diese Fachbereiche. Begeben Sie sich in die Hände von Fachpersonal und versuchen Sie gemeinsam, das Mögliche an Restfunktion oder sogar eine vollständige Funktionsfähigkeit wiederherzustellen. Dazu ist es auch wichtig, unsere Hände zu pflegen und zu aktivieren. In diesem Bereich haben Sie die Möglichkeit, sehr viel selbst zu tun, wie beispielsweise die Übungen aus Kapitel 4 durchzuführen.

Es gibt ganz unterschiedliche therapeutische Behandlungsangebote in der Handtherapie, die je nach Beschwerdebild, Stärken und Schwächen und Zielsetzung angepasst werden und individuell gestaltet werden können:

- Intensive manuelle Therapie aller Gelenke der oberen Extremität zur Verbesserung der passiven und aktiven Beweglichkeit
- Lymphaktivierende Maßnahmen zur Entstauung und Bewegungsverbesserung an der Hand und den Fingern
- Weichteilbehandlung an Unterarm und Hand mittels manueller Techniken
- Funktionelle Narbenmobilisation und Narbenmassage
- Funktionstraining
- Alltags- und berufsorientiertes Training
- Wahrnehmungstraining

- Sensibilisierung und Desensibilisierung
- Imaginäres Training und Spiegeltherapie
- Herstellung statischer und dynamischer Schienen aus Thermoplast
- Prothesentraining (mechanische und myoelektrische Prothesen)
- Hilfsmittelberatung und Hilfsmittelherstellung
- Kinesiologisches Tapen

Was kann ich selbst tun?

Die Redewendung »Wer rastet, der rostet« bewahrheitet sich immer wieder. Jeder hat es selbst in der Hand. Wir sollten nicht auf den Zeitpunkt warten, bis die ersten unangenehmen Symptome an unseren Händen auftreten. Nehmen Sie sich die Zeit und trainieren Sie Ihre komplette obere Extremität. Geben Sie Ihren Händen nicht nur ein Theraband oder eine Hantel in die Hand! Das allein hilft unseren Händen nicht, sondern das Augenmerk liegt auf der Kräftigung des Oberarms. Unsere Hände brauchen physiologisch ausgeführte Bewegungen, die wir gut in unser Sportprogramm integrieren können. Der Erhalt des maximalen Bewegungsausmaßes aller Gelenke des Arms ist völlig ausreichend für den Erhalt der Selbstständigkeit im Alltag. Natürlich können alle Bewegungsübungen auch mit Gewichten unterstützt werden. Achten Sie jedoch am Anfang auf eine korrekte Ausführung und Kontinuität, bevor Sie mit dem Kraftaufbau beginnen. Der Aufbau unserer Hände ist komplex und feingliedrig und genauso sollten wir auch den Trainingsplan gestalten.

Schauen Sie sich dazu die Übungen in Kapitel 4 nicht nur an, sondern führen Sie diese bitte auch regelmäßig aus.

WANN IST EINE OP UNUMGÄNGLICH?

Leider gibt es unterschiedliche Grunderkrankungen und zahlreiche Verletzungsmechanismen, für die eine ärztliche Betreuung unbedingt notwendig ist. Eine Operation lässt sich nicht vermeiden, wenn anatomische Strukturen aufgrund von Schädigungen durch traumatische Ereignisse beeinträchtigt sind oder wenn immer wiederkehrende Belastungen Einschränkungen im aktiven Einsatz der Hand verursachen – zum Beispiel sind der Riss der Strecksehne beim Bettenmachen oder der Beugesehne durch einen Schnitt mit dem Küchenmesser Verletzungen, die schnellstmöglich von einem Handchirurgen versorgt werden müssen, sodass eine Operation eventuell nicht umgangen werden kann. Es gibt zwei Varianten von Operationen. Bei unvorhersehbaren Verletzungen an der Hand mit dringender anschließender operativer Versorgung ist eine Vorbereitung nicht möglich. Bei geplanten Operationen kann man sich auf den Eingriff vorbereiten und etwas für einen positiven Heilungsverlauf tun.

Doch es gibt einiges, was Sie vor einer OP tun können, um den anschließenden Heilungsverlauf positiv zu beeinflussen. Dazu gehören:

- Eine gesunde eiweißreiche Ernährung
- Versorgung mit ausreichend Flüssigkeit, am besten Wasser
- Ein ausgeglichener Vitaminhaushalt:
    - Vitamin C: Kollagenproduktion und Wundheilung
    - Vitamin A: Zellneubildung und Hautgesundheit
    - Vitamin D: Immunfunktion und Knochengesundheit
- Versorgung mit Mineralstoffen und Spurenelementen:
    - Zink: Proteinsynthese, Teilung von Bindegewebe und Hautzellen
    - Kupfer: Festigung von Kollagen
    - Calcium: unterstützt die Wundheilung
- Reduzierung des Nikotin- und Alkoholkonsums
- Reduzierung von Stress (zum Beispiel Beruf, Pflege von Angehörigen, finanzielle Sorgen)

NACH DER OP: WARUM IST EINE FRÜHFUNKTIONELLE NACHBEHANDLUNG SO WICHTIG?

Die frühfunktionelle Nachbehandlung ist das A und O in der Handtherapie und der Handrehabilitation. Für viele Betroffene scheint es anfangs etwas widersprüchlich. Es hat eine Operation stattgefunden und die Wunde wird nur durch Nahtmaterial zusammengehalten. Warum soll es sinnvoll sein, gleich mit der Behandlung zu beginnen? Es muss doch erst einmal alles heilen. Das sind natürlich nachvollziehbare Bedenken.

Doch an der Hand ist alles etwas anders. Der komplexe Aufbau von Hand und Fingern ist abhängig von der Mobilisation entsprechend der Nachbehandlungsschemata. Um das OP-Ergebnis zu erhalten, muss gehandelt werden. Eine Ruhigstellung ist in vielen Fällen der Auslöser für weitere Komplikationen, meist an Strukturen, die von der Verletzung nicht betroffen waren. Einblutungen entlang der Sehnen führen beispielsweise zu Verklebungen, die später zu aktiven Bewegungseinschränkungen führen.

Zusammenarbeit mit Therapeuten

Eine frühfunktionelle Nachbehandlung besteht aus einer passiven und aktiven Mobilisation, um die Gleitfähigkeit und Ansteuerung der Sehnen aufrechtzuerhalten. Hier ist Zusammenarbeit gefragt. Die Therapeutin oder der Therapeut mobilisiert alle betroffenen und angrenzenden Gelenke und führt aktive Bewegungen unter fachmännischer Anleitung durch. Alle Bewegungen werden an die Wundsituation angepasst. Bei auftretenden Wundheilungsstörungen wird zeitnah reagiert und die Behandlung im interdisziplinären Team besprochen.

SCHON GEWUSST?

Abhängig davon, welche Art der Erkrankung oder Verletzung der Hand, Finger oder Handgelenke bei Ihnen vorliegt, unterscheidet man verschiedene Belastungsgrade, bei denen eventuell Schienen und auch andere unterstützende Maßnahmen zum Einsatz kommen.

- **Ruhigstellung:** Die Ruhigstellung dient als Akutmaßnahme, um betroffene Bereiche an der oberen Extremität für einen gewissen Zeitraum zu entlasten, Schmerzen zu reduzieren und die Wundheilung zu stabilisieren. Je nach Verletzung und Versorgung variiert die Art der Ruhigstellung. Sie kann in Form einer Lagerungsschiene, Bandage, Orthese, Cast- oder Tapeanlage erfolgen.
- **Teilbelastung:** Eine Teilbelastung erlaubt Bewegung. Durch die reduzierte Belastung werden Knochen, Gelenke, Muskeln und Sehnen geschont. Die Funktion der betroffenen Extremität wird erhalten und eine Überbelastung vermieden.
- **Vollbelastung:** Es liegen keine Limitierungen von Bewegung und Belastung vor.

Schienenherstellung nach Maß

Eine Besonderheit in der Handtherapie ist die Herstellung von statischen und dynamischen Schienen aus thermoplastischem Material. Dabei ist die Fertigung von Schienen eine Spezialisierungsrichtung im Fachbereich Ergotherapie und Bestandteil der Ausbildung, da für eine korrekte Versorgung Erfahrung und Weiterbildungen auf diesem Gebiet notwendig sind. Die Anfertigung der Schiene erfolgt zusammen mit den Betroffenen, sodass diese jeden Schritt selbst mit begleiten – vom Schnittmuster bis zur Anlage der fertigen Schiene.

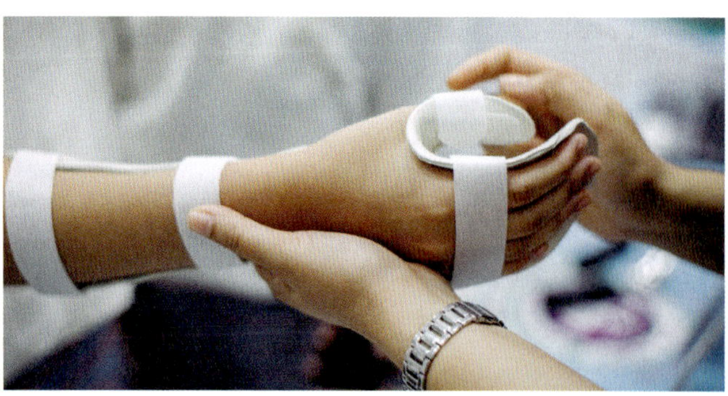

Eine Schiene wird maßgeschneidert, denn nur wenn sie wirklich passt, kann sie helfen.

Schienen dienen der Stabilisierung und Unterstützung der Hand, Finger und Handgelenke. Sie können den Bereich ruhigstellen, entlasten und Schmerzen lindern. Zudem stützen sie die Gelenke und korrigieren eventuell vorhandene Fehlstellungen. Schienen unterstützen den Heilungsprozess also maßgeblich, um ihn optimal zu unterstützen und voranzubringen.

Was kann ich selbst machen?

In der ersten Therapieeinheit wird der Behandlungsplan besprochen und eine Einweisung in die eventuelle Schienenversorgung gegeben. Um die Herangehensweisen des Therapeuten besser zu verstehen, wird es einen Einblick in die Anatomie und die Belastungsgrade der Hand geben. Das Wichtigste in dieser Phase ist Geduld! Verlangen Sie nicht gleich einen Marathon von Ihrer frisch operierten Hand. Eine unnötige Ruhigstellung und ein Nichtgebrauch ist auch nicht der richtige Weg! Das gesunde Mittelmaß muss gefunden werden, wobei es hier von Ihrer Seite aus wichtig ist, die Behandlung anzunehmen und dem Therapieplan bestmöglich zu folgen. So gelingt es, dass sich in Zusammenarbeit mit Ihrer Therapeutin oder Ihrem Therapeuten auf jeden Fall der richtige Weg für Ihre Handgesundheit findet.

ES LIEGT IN IHRER HAND

Ich hoffe, ich konnte Ihnen einen Einblick in das Wunderwerk Hand geben. Jede Hand hat ihre funktionellen und anatomischen Besonderheiten, die sie zu etwas Einzigartigem machen. Durch meine berufliche Laufbahn als Handtherapeutin dreht sich mein Arbeitsalltag schon seit 15 Jahren rund um die Hand. Die langjährige Berufserfahrung im Bereich Handtherapie und Handrehabilitation ermöglicht mir das Aneignen von Wissen und das Sammeln von Erfahrungen, welche die Grundlage für eine Spezialisierungsrichtung liefern.

Nach der Berufsausbildung zur staatlich anerkannten Ergotherapeutin entschloss ich mich, mich berufsbegleitend zur zertifizierten Handtherapeutin an der AfH-Akademie für Handrehabilitation ausbilden zu lassen. Eine sehr zeitintensive Phase, da zeitgleich der Aufbau der Hand-Aktiv GmbH, einer Praxis für Ergotherapie und Physiotherapie im Nikolaizentrum Leipzig, mit dem Schwerpunkt Handtherapie im Vordergrund stand. Schon damals zeigten sich die

Vorteile der interdisziplinären Zusammenarbeit. Die enge Verbindung zwischen Handtherapie und Handchirurgie ist ein Gewinn für jede Nachbehandlung am Betroffenen. Ich hatte das Glück, eine sehr gute handchirurgische Schule im eigenen Haus genießen zu dürfen. Leider wird die Handchirurgie noch bis heute sehr stiefmütterlich behandelt, dabei gehören diese zwei Fachbereiche einfach zusammen. Ich persönlich bin froh, als Handtherapeutin arbeiten zu dürfen. Viele, die mich kennen, wissen um meine unermüdliche Energie und Motivation für das Thema Hand. Die Funktionalität der Hand fasziniert mich seit dem ersten Tag und so entstand auch der HFT-Handfunktionstest nach Wittich. Die Hand verdient nicht nur mehr Aufmerksamkeit, sondern auch ein vollumfängliches Assessment, um die Leistungsfähigkeit nachzuweisen. Es sind viele Jahre vergangen bis zur Anerkennung als Medizinprodukt. Ich freue mich, zusammen mit dem Team HandWerk Test- und Therapietechnik eG die Handtherapie ein Stück weiter nach vorne zu bringen und alle Fachbereiche im Gesundheitswesen, die sich mit der Behandlung und Versorgung der oberen Extremität befassen, zu unterstützen.

Jeder trägt die Verantwortung für seine eigene Handgesundheit selbst. Es ist niemals zu spät für neue Gewohnheiten, um diese im eigenen Alltag zu platzieren. Wie für alle körperlichen Aktivitäten muss auch für die Hand das Bewusstsein verändert werden. Warten Sie nicht auf den Moment, in dem die ersten Beschwerden Ihren Alltag negativ beeinflussen, sondern sorgen Sie schon jetzt für ein Wohlbefinden und eine lang anhaltende Beweglichkeit und Geschicklichkeit Ihrer Hände. Wie bei jedem anderem Fitnessprogramm werden Sie auch an Ihren Händen schnell positive Veränderungen spüren.

ANHANG

SACHREGISTER

ÜBUNGSREGISTER

Gezielte Programme gegen Schmerzen

BILDNACHWEIS

Umschlagabbildung: Shutterstock/Marish, Pranch, tibori, Valedi (Vorderseite), Bettina Theisinger (Rückseite)
Alle Fotos von Bettina Theisinger, außer:
Seite 7: Adobe Stock/fizkes
Seite: 8, 60, 74, 110, 216 Shutterstock/tibori
Seite 11, 19, 91 (o.): Adobe Stock/Alila Medical Media
Seite 12: Adobe Stock/ Oleksandr Pokusai
Seite 13: Adobe Stock/Matthieu
Seite 14, 15, 17, 18, 25, 28, 29, 31, 37: Adobe Stock/Sebastian Kaulitzki
Seite 20, 90 (li.): Adobe Stock/designua
Seite 22, 23: Adobe Stock/gritsalak
Seite 32: Adobe Stock/Studioindigo
Seite 34: Adobe Stock/Aldona
Seite 35: Adobe Stock/logo3in1
Seite 38: Adobe Stock/New Africa
Seite 39: Adobe Stock/Pavel
Seite 40: Adobe Stock/la vector
Seite 41: Adobe Stock/ONYXprj
Seite 54: Adobe Stock/ISO101 (o.), Mangostar (Mi.), A Stockphoto (u.)
Seite 55: Adobe Stock/Parilov (o.), Sataporn (Mi.), kkolosov (u.)
Seite 56: Adobe Stock/Andrey Popov(o.), Jasmina (Mi.) Alexey Rotanov (u.)
Seite 57: Adobe Stock/Suphansa (o.), v_sot (Mi.), malkovkosta (u.)
Seite 62: Adobe Stock/cwa
Seite 72, 73: Birk Poßecker
Seite 77, 78, 79, 81, 82, 85, 87, 97, 104: Adobe Stock/Pepermpron
Seite 84: Adobe Stock/Jo Panuwat D
Seite 88: Adobe Stock/elenabsl
Seite 89: Adobe Stock/eddows
Seite 90: Adobe Stock/Janis (re.)
Seite 91: Adobe Stock/toeytoey (u.)
Seite 93: Adobe Stock/Jacques Hugo (o., u.), Valentina (Mi.)
Seite 94: Adobe Stock/Diliara (o.), uday (u.)
Seite 95: Adobe Stock/perfectmatch
Seite 96: Adobe Stock/Artemida-psy
Seite 98: Adobe Stock/zhukovvvlad
Seite 99: Adobe Stock/Inna
Seite 102: Adobe Stock/gubernat
Seite 105: Adobe Stock/kanpisut
Seite 106: Adobe Stock/alexander132
Seite 108: Adobe Stock/twinsterphoto
Seite 219: Adobe Stock/ WavebreakmediaMicro (o.), Kzenon (u.)
Seite 220: Adobe Stock/Microgen
Seite 226: Adobe Stock/nateejindakum
Seite 235: privat

ÜBER DIE AUTORIN

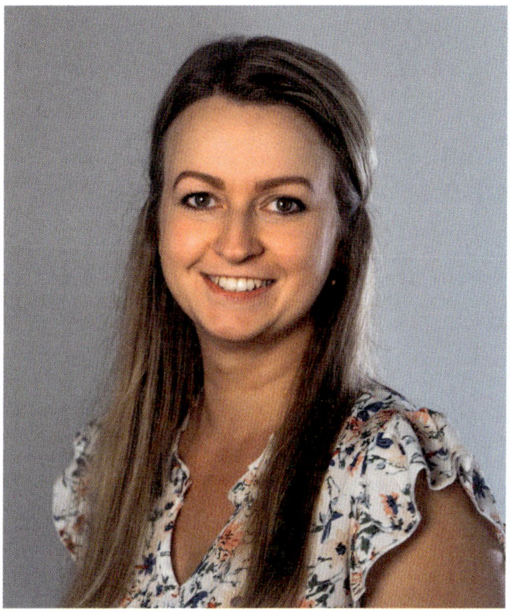

Melanie Wittich ist zertifizierte Ergo- und Handtherapeutin mit dem Schwerpunkt auf Handtherapie und -rehabilitation. Sie leitet die Hand-Aktiv GmbH im Nikolaizentrum Leipzig und Zwickau-Planitz. Ihr Ziel ist, Betroffenen dabei zu helfen, ihre Handfunktion durch Mobilisation und Aktivität wiederzuerlangen und somit schmerzfrei zu werden und zu bleiben. Dafür hat sie auch den »Handfunktionstest nach Wittich«, ein standardisiertes ganzheitliches Testverfahren zur Austestung der funktionellen Leistungsfähigkeit der Hände, entwickelt.

DANK

Die Möglichkeit, ein Buch schreiben zu dürfen, bekommt man nicht so oft im Leben. Als ich damals die Anfrage vom riva Verlag erhielt, war ich sehr überrascht und musste die Mail zweimal lesen. Ich habe mich sehr über diese Möglichkeit gefreut und gleichzeitig war ich überfordert mit der Entscheidung. Ein Dank an all meine Vertrauenspersonen, die mir die Entscheidung leicht gemacht haben. Ein Buch zu schreiben, in dem ich Ihnen mein erlerntes und erarbeitetes Wissen und die damit verbundene Leidenschaft meines Berufes weitergeben kann, war eine neue Herausforderung.

Ein besonderes Dankeschön geht an meinem Ehemann, der mir in der intensiven Zeit des Schreibens und der vielen Projekte drum herum Freiräume zum Luftholen geschaffen hat. Uns verbinden nicht nur viele gemeinsame Jahre des Zusammenseins, sondern auch die Hand spielt eine wichtige Rolle in unserem Leben. Wir nannten es damals Glück im Unglück, als mein Mann sich eine Handverletzung zugezogen hatte. In der eigenen Familie haben solche Vorkommnisse nochmals eine ganz andere Bedeutung. Wir haben die Zeit bestens zusammen gemeistert und durch intensive Therapieeinheiten eine sehr gute Handfunktion erzielen können. Wer hat schon das Glück, in solch einem Moment eine Handtherapeutin als Frau zu haben?

Ich möchte mich mit dem Sachbuch *Gesunde Hände im Handumdrehen* recht herzlich für Ihr Interesse bedanken. Ich würde mich freuen, wenn die Inhalte des Buches Platz in Ihrem Alltag finden. Nehmen Sie sich Zeit für sich selbst und schenken Sie Ihren Händen volle Aufmerksamkeit. Schaffen Sie Ihre persönliche Routine und versuchen Sie, Symptomen vorzubeugen und eventuell auftretende Beschwerden zu lindern. In diesem Sinne: Fangen Sie schon heute damit an – Ihre Hände werden es Ihnen danken!

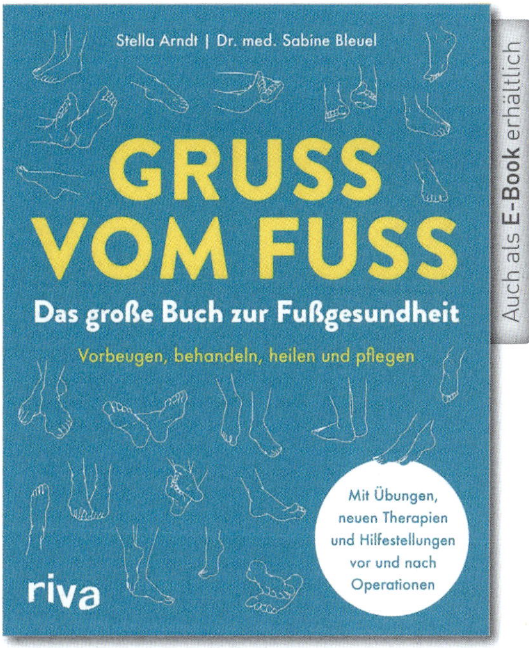

256 Seiten
25,00 € (D) | 25,80 € (A)
ISBN 978-3-7423-2065-0

Stella Arndt
Dr. med. Sabine Bleuel

Gruß vom Fuß

Das große Buch zur Fußgesundheit. Vorbeugen, behandeln, heilen und pflegen. Mit Übungen, neuen Therapien und Hilfestellungen vor und nach Operationen

Die Füße sind ein Wunderwerk der Natur. Jeden Tag müssen sie Höchstleistungen vollbringen. Wie selbstverständlich gehen wir davon aus, dass sie immer funktionieren. Sie rücken erst dann in unser Bewusstsein, wenn sie anfangen wehzutun. Fußprobleme können sich zudem auf den ganzen Körper auswirken. Deshalb ist eine ganzheitliche Betrachtung wichtig. Gemeinsam zeigen Physiotherapeutin Stella Arndt und Fußchirurgin Dr. med. Sabine Bleuel, wie man seine Füße richtig pflegt, welche Methoden man selbst anwenden kann, um Beschwerden vorzubeugen und zu lindern, was die Füße nach einer Operation brauchen, wenn diese nicht mehr vermeidbar ist, aber auch, was Diabetes mit Fußproblemen zu tun hat. Mit diesem Wissen kann man seinen Füßen zukünftig die Aufmerksamkeit schenken, die sie verdienen, und wieder schmerzfrei durchs Leben gehen.

riva

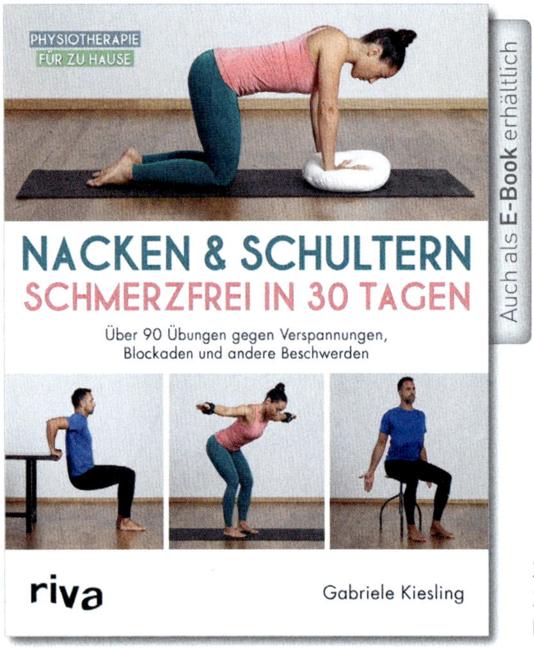

208 Seiten
20,00 € (D) | 20,60 € (A)
ISBN 978-3-7423-2295-1

Gabriele Kiesling

Nacken & Schultern – schmerzfrei in 30 Tagen

Über 90 Übungen gegen Verspannungen, Blockaden und andere Beschwerden

Verspannte Schultern, schmerzender Nacken, der ganze Körper fühlt sich steif an und die Beweglichkeit ist eingeschränkt? Mit dem 30-Tage-Programm von Gabriele Kiesling kann man aktiv dagegen vorgehen! Die erfahrene Physiotherapeutin gibt einfache, aber effektive Übungspläne für zu Hause an die Hand, mit denen man sich Schritt für Schritt von Nacken- und Schulterschmerzen befreien kann. Sie zeigt die besten Maßnahmen und Übungen, um die Nackenhaltung grundsätzlich zu verbessern, Beschwerden vorzubeugen und den Nacken- und Schulterbereich langfristig zu stärken, wie zum Beispiel Cupping-, Pressur- und Tapingtechniken, um myofasziale Strukturen zu lösen, und mobilisierende, dehnende und kräftigende Übungen. Ganz einfach in nur vier Wochen die Beweglichkeit wieder herstellen und endlich ohne Schmerzen leben.

riva